JN108763

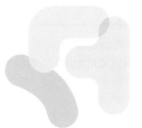

NURSINGRAPHICUS **EX**

ナーシング・グラフィカEX

疾患と看護 ⑨

女性生殖器

MC メディカ出版

「メディカAR」の使い方

「メディカ AR」アプリを起動し，マークのある図をスマートフォンやタブレット端末で映すと，飛び出す画像や動画，アニメーションを見ることができます．

アプリのインストール方法 　　🔍 メディカ AR 　　で検索

お手元のスマートフォンやタブレットで，App Store（iOS）もしくは Google Play（Android）から，「メディカ AR」を検索し，インストールしてください（アプリは無料です）．

アプリの使い方

①「メディカAR」アプリを起動する

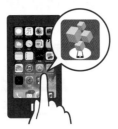

※カメラへのアクセスを求められたら，「許可」または「OK」を選択してください．

②カメラモードで，マークがついている 図 を映す

⬇

コンテンツが表示される

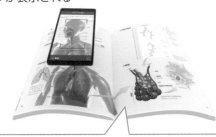

⭕ 正しい例	❌ 誤った例

 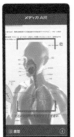 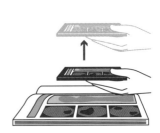

ページが平らになるように本を置き，マークのついた図とカメラが平行になるようにしてください．

マークのついた図を画面に収めてください．マークだけを映しても正しく再生されません．

読み取りにくいときは，カメラをマークのついた図に近づけてからゆっくり遠ざけてください．

正しく再生されないときは
・連続してARコンテンツを再生しようとすると，正常に読み取れないことがあります．
・不具合が生じた場合は，一旦アプリを終了してください．
・アプリを終了しても不具合が解消されない場合は，端末を再起動してください．

※アプリを使用する際は，Wi-Fi等，通信環境の整った場所でご利用ください．
※iOS，Android の機種が対象です．動作確認済みのバージョンについては，下記サイトでご確認ください．
※ARコンテンツの提供期間は，奥付にある最新の発行年月日から4年間です．

マークのついた図を読み取れないときや，関連情報・お問い合わせ先等は，下記 URL または右記の二次元バーコードからサイトをご確認ください．
https://www.medica.co.jp/topcontents/ng_ar/

　女性生殖器の疾患や病態を理解するためには，まず，女性特有の臓器の解剖と生理機能を正しく理解することに始まります．女性生殖器は妊娠分娩という生殖を担う臓器であるため，内分泌系を中心に免疫系や神経系にまたがる多様で精密な機能ネットワークをもつ一方，疾患としては良性腫瘍，悪性腫瘍，感染症，形態異常など多様な疾患が存在します．さらに，妊娠関連疾患や不妊症などの女性特有の病気があるので，必要な知識量は非常に多く，効率的な学習が重要となります．

　女性のライフステージは女性ホルモンの影響を受けて進んでいきます．また，ライフイベントにも女性ホルモンが大きく関与しています．ホルモンの過剰・過少分泌は女性生殖器の乳房，子宮，卵巣ばかりでなく，全身，特にメンタルヘルスにも支障を来します．対象は，月経開始以降の思春期から閉経前後の更年期，老年期と幅広く，対象の年代によっては成長，学業，就業，妊娠にも影響を及ぼします．また，妻，母親，会社員など家庭や社会で担う役割が増えるほど，疾病がもたらす影響は大きくなります．WHO（世界保健機関）では，リプロダクティブヘルスを「生殖に関するあらゆる過程において，ただ単に疾病や障害が存在しないだけではなく，身体的，精神的，社会的に健全な状態」と定義し，性と生殖に関する健康と権利を確保し，女性が心身ともに健康で暮らすことを唱えています．

　本書では，3部構成で支援のありかたについて記載しています．第1部では，症候，検査・治療と診断を受ける女性への看護について，看護者が支援すべきことについてまとめました．

　第2部では，まず頻度の高い症状に関連する疾患を概説し，次に各臓器別の疾患や健康課題を詳説した上で，臨床で注目されている不妊症や更年期疾患，性に関連する課題などを取り上げ，実地医療に即した項目立てにしました．女性のライフステージと社会の中での立場を理解し，生殖器の疾患を抱えた女性が心身ともに充実した生活を送るための支援を，検査・治療に対する援助の視点，心理的支援，退院後の生活支援などを中心にまとめています．また，女性自身が自分に合った対処方法を見いだし，自身の健康を管理できるよう支援する，健康教育の視点も含めた看護のありかたを記載しています．

　第3部では，各ライフステージ別に罹患率の高い疾患を事例に挙げ，アセスメン

トの視点，看護目標，看護計画，看護の実際を記載しました．

　本書では，実際に看護教育に携わる教員に執筆をお願いし，必要十分でかつ理解しやすい記述をコンセプトに作成しました．必ずや，学生や教員の皆さまの期待に応えるものと思います．また，臨床で看護を実践されている看護師・助産師の方には，知識のアップデートの教材として十分に活用していただける内容となっています．看護教育，臨床の実践の場でぜひともご活用ください．

苛原　稔

渡邊浩子

NURSINGRAPHICUS EX

疾患と看護❾
女性生殖器

CONTENTS

AR コンテンツ

1 女性生殖器疾患を学ぶための基礎知識

3 婦人科・乳腺科で行われる診察・検査と看護 ………………… 37

編集・執筆

編 集

苫原　稔　　いらはら　みのる
徳島大学名誉教授

渡邊　浩子　　わたなべ　ひろこ
大阪大学大学院医学系研究科保健学専攻教授

執 筆（掲載順）

安井　敏之　　やすい　としゆき
徳島大学大学院医歯薬学研究部生殖・更年期医療学分野教授
2章

松浦　幸恵　　まつうら　ゆきえ
徳島大学大学院医歯薬学研究部生殖・更年期医療学分野助教
2章

東　敬次郎　　あずま　けいじろう
徳島文理大学保健福祉学部看護学科教授・助産学専攻科長
3章1・2節

寺内　桃子　　てらうち　ももこ
京都民医連中央病院副看護部長
3章1・2節

濵田　信一　　はまだ　しんいち
四国中央病院健康管理センター健康管理科部長
3章3節，4章6節

鎌田　正晴　　かまだ　まさはる
徳島検診クリニック副院長，四国中央病院名誉院長
3章3節，4章6節

松﨑　政代　　まつざき　まさよ
東京医科歯科大学大学院保健衛生学研究科看護先進科学専攻教授
3章3節，9章1〜3節

金井　誠　　かない　まこと
信州大学医学部保健学科教授
3章4節，4章1〜5節

小原　久典　　こばら　ひさのり
信州大学医学部附属病院産科婦人科講師
3章4節，4章1〜5節

小笹　由香　　おざさ　ゆか
東京医科歯科大学大学院保健衛生学研究科准教授
3章4節，8章2節

林　みずほ　　はやし　みずほ
大阪大学医学部附属病院緩和医療センター看護師長
4章1・5節

師岡　友紀　　もろおか　ゆき
武庫川女子大学看護学部・大学院看護学研究科教授
4章2節，7章3〜5節，15章

荒尾　晴惠　　あらお　はるえ
大阪大学大学院医学系研究科保健学専攻教授
4章3・4・6節，9章4節

原田　美由紀　　はらだ　みゆき
東京大学大学院医学系研究科産婦人科学准教授
5章

茅島　江子　　かやしま　きみこ
元 秀明大学看護学部長
5章

金子　政時　　かねこ　まさとき
宮崎大学大学院看護学研究科教授
6章

杉浦　絹子　　すぎうら　きぬこ
西南女学院大学助産別科教授
6章

塩田　敦子　　しおた　あつこ
香川大学医学部医学科健康科学教授
7章

白石　三恵　　しらいし　みえ
大阪大学大学院医学系研究科保健学専攻教授
7章1・2・6節，14章

草薙　康城　　くさなぎ　やすき
愛媛県立医療技術大学名誉教授，
つばきウイメンズクリニック
8章

渡邊　浩子　　わたなべ　ひろこ
大阪大学大学院医学系研究科保健学専攻教授
8章1・3節, 12章1節

小林　範子　　こばやし　のりこ
北海道大学病院婦人科講師
9章

佐川　正　　さがわ　ただし
北海道大学名誉教授
9章

辰巳　有紀子　　たつみ　ゆきこ
京都先端科学大学健康医療学部看護学科講師
9章4節

中塚　幹也　　なかつか　みきや
岡山大学学術研究院保健学域教授
10章, 13章

藤井　ひろみ　　ふじい　ひろみ
大手前大学国際看護学部教授
10章, 13章

沖　利通　　おき　としみち
鹿児島大学医学部保健学科成育看護学講座教授
11章

橋村　富子　　はしむら　とみこ
元 豊橋創造大学保健医療学部看護学科准教授
11章

樋口　毅　　ひぐち　つよし
弘前大学大学院保健学研究科看護学領域教授
12章

高間木　静香　　たかまぎ　しずか
弘前大学大学院保健学研究科看護学領域助教
12章

木内　佳織　　きのうち　かおり
大阪大学大学院医学系研究科保健学専攻助教
12章2～4節, 17章

山本　瀬奈　　やまもと　せな
大阪大学大学院医学系研究科保健学専攻准教授
16章

1

女性生殖器疾患を
学ぶための基礎知識

1 ｜ 女性生殖器の構造と機能

女性生殖器の解剖生理
ページ全体に端末をかざしてください

生殖器とは，生殖のために分化した臓器であり，体外から見える外性器と体内の生殖腺を含む内性器から成る．女性の生殖器系には乳房も含まれる．

1 外性器　外性器は外陰とも呼ばれ，恥丘，大陰唇，小陰唇，腟前庭，会陰から成る．

●腟前庭・処女膜
腟前庭は陰核と陰唇小帯の間の小陰唇で囲まれた木の葉形の部位を指し，尿道と腟とが開口している．腟口から腟内に入る部分には処女膜があり，経腟分娩後には痕跡状になる．

●バルトリン腺
腟口の左右側方にバルトリン腺（大前庭腺）があり，小陰唇の内側に開口する．性的興奮により粘液を分泌し，腟口を潤滑にする．

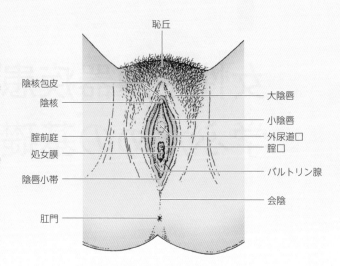

2 内性器　内性器は腟，子宮，卵管，卵巣から成る．

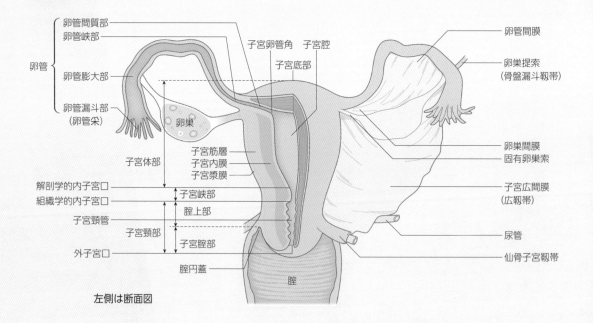

左側は断面図

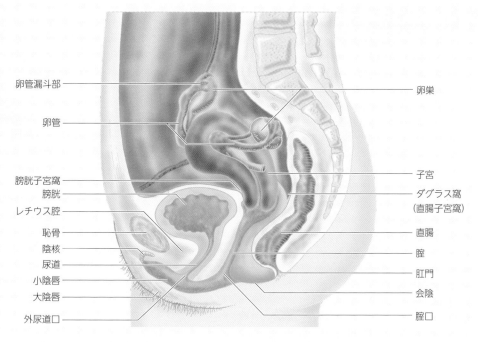

卵管漏斗部

卵管

膀胱子宮窩

膀胱

レチウス腔

恥骨

陰核

尿道

小陰唇

大陰唇

外尿道口

卵巣

子宮

ダグラス窩
（直腸子宮窩）

直腸

腟

肛門

会陰

腟口

●子宮

子宮は膀胱と直腸の間に位置する鶏卵大の臓器で，重量 40 〜 80g，子宮内腔の長さは約 7cm である．子宮壁は子宮内膜，子宮筋層，子宮漿膜の三層構造になっている．胎児は子宮腔内で発育する．

●卵管

卵管は子宮底の左右端から側方に伸びる約 10cm の管状の臓器である．卵管采はラッパのような形で卵を取り込む機能をもつ．通常，受精は膨大部で起こる．卵管の内面は単層の円柱上皮細胞から成り，卵の移動に関わる線毛細胞と，分泌機能をもつ粘膜細胞で構成されている．

●腟

腟は長さが約 8cm で，外陰部と子宮を結んでいる．性交を行う交接器であるとともに，月経血の排出経路でもある．分娩時には産道として胎児の娩出経路にもなる．前方に尿道，後方に直腸がある．

●腟壁

腟壁は重層扁平上皮で覆われ，多数の腟粘膜皺が横走している．腟壁の厚さはエストロゲンの影響を受ける．性成熟女性では，常在菌であるデーデルライン桿菌の作用で酸性に保たれ，病原菌の侵入を防いでいる．

●卵巣

卵巣は，固有卵巣索で子宮と，卵巣提索（骨盤漏斗靱帯）で骨盤壁とつながっている．卵巣の直径は約 3 〜 5cm で，その大きさは年齢により異なる．

卵巣は，生殖細胞である卵（卵子）を保有し，生殖可能な年齢になると，排卵により配偶子である卵を放出する．

●エストロゲン・プロゲステロン

卵巣から分泌されるエストロゲンとプロゲステロンは，総称して女性ホルモンとも呼ばれる．エストロゲンは卵胞から分泌されるため卵胞ホルモンとも呼ばれ，プロゲステロンは排卵後の黄体から分泌されるため黄体ホルモンとも呼ばれる．

エストロゲン：子宮内膜を増殖・肥厚させる．頸管粘液を分泌させる．そのほか，肝臓の LDL 受容体の増加，血管拡張，骨量の維持など全身に作用する．

プロゲステロン：受精卵が着床しやすいように子宮内膜を整える．体温中枢に作用し体温を上昇させる．抗エストロゲン作用をもつ．

③ 骨盤臓器の支持機構

●子宮懸垂装置

子宮の前方を子宮円索（円靱帯），左右を子宮広間膜，後側方を固有卵巣索と卵巣を介して卵巣提索につながり，子宮を保持する．子宮の保持力は子宮支持装置より弱い．

●子宮支持装置

骨盤腔内で子宮の位置を保持するための構造を指し，主に骨盤隔膜・尿生殖隔膜・骨盤底の最外層筋群・子宮傍組織から成る．

●子宮傍組織

子宮支帯と呼ばれる基靱帯，仙骨子宮靱帯，膀胱子宮靱帯と，恥骨膀胱靱帯も含めその間の結合組織をいう．

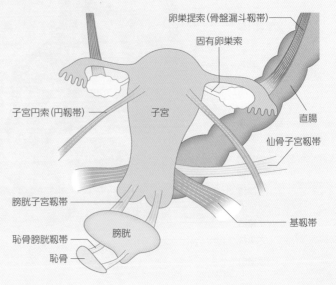

卵巣提索（骨盤漏斗靱帯）
固有卵巣索
子宮円索（円靱帯）
子宮
直腸
仙骨子宮靱帯
膀胱子宮靱帯
基靱帯
恥骨膀胱靱帯
膀胱
恥骨

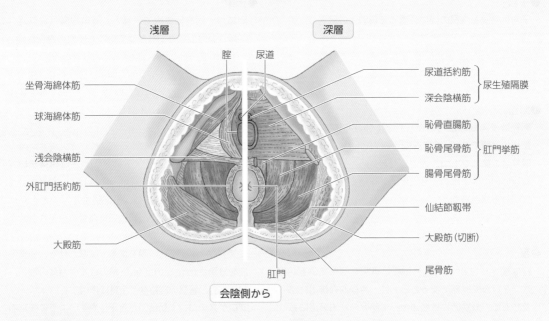

浅層　　　深層

腟　尿道

坐骨海綿体筋
球海綿体筋
浅会陰横筋
外肛門括約筋
大殿筋

尿道括約筋
深会陰横筋 ｝尿生殖隔膜
恥骨直腸筋
恥骨尾骨筋 ｝肛門挙筋
腸骨尾骨筋
仙結節靱帯
大殿筋（切断）
尾骨筋

肛門

会陰側から

●尿生殖隔膜

深会陰横筋，尿道括約筋から成り，尿道と腟を支える．骨盤隔膜より表面側で前方だけにある．

●骨盤底の最外層筋群

球海綿体筋，坐骨海綿体筋，外肛門括約筋，浅会陰横筋

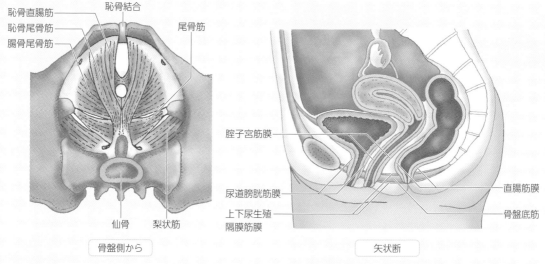

恥骨直腸筋
恥骨尾骨筋
腸骨尾骨筋
恥骨結合
尾骨筋

腔子宮筋膜

尿道膀胱筋膜
上下尿生殖
隔膜筋膜

直腸筋膜

骨盤底筋

仙骨　梨状筋

骨盤側から

矢状断

●骨盤隔膜

肛門挙筋（恥骨直腸筋, 恥骨尾骨筋, 腸骨尾骨筋）と尾骨筋から成り, 骨盤底全体を支える.

●骨盤底筋群

骨盤臓器を支える筋・膜全般を指す.

4 乳 房

乳房は, 一般的に鎖骨下第2肋間から第6肋間に位置する. 脂肪組織と支持組織に取り囲まれた乳腺組織から成る. 乳頭では 15～20 の乳管が開口している. 乳輪ではモントゴメリー腺と呼ばれるアポクリン腺が開口している.

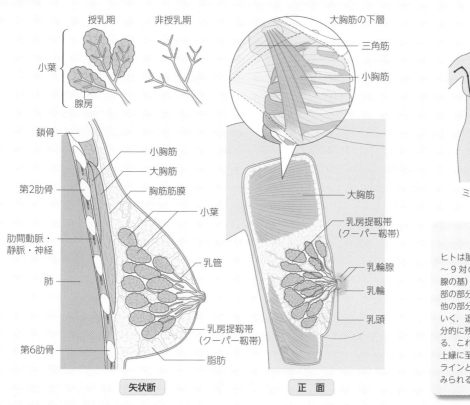

授乳期　非授乳期

小葉

腺房

鎖骨

第2肋骨

肋間動脈・
静脈・神経

肺

第6肋骨

小胸筋
大胸筋
胸筋筋膜

小葉

乳管

乳房提靱帯
（クーパー靱帯）

脂肪

矢状断

大胸筋の下層

三角筋

小胸筋

大胸筋

乳房提靱帯
（クーパー靱帯）

乳輪腺
乳輪
乳頭

正面

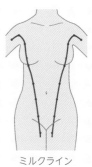

ミルクライン

副 乳

ヒトは胎生初期に左右7～9 対の乳腺元基（乳腺の基）ができるが, 胸部の部分が発達し, その他の部分は退化消失していく. 退化が不完全で部分的に残ると副乳が生じる. これは腋窩から恥骨上縁に至る腺で, ミルクラインと呼ばれる線上にみられる.

●授乳期と非授乳期の乳腺の違い

授乳期は, 乳汁を産生・分泌する乳管の終端になる腺房が発達し, 小葉を形成する.

非授乳期は, 小葉が形成されない乳管のみの状態である.

⑤ 性分化のメカニズム

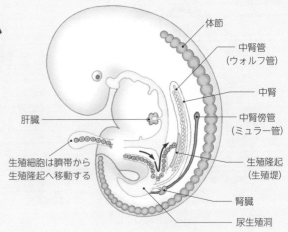

●性腺の分化

胎生3週ごろになると，内胚葉性の卵黄嚢に原始生殖細胞が出現し，胎生5週までに移動して生殖隆起に達する．生殖隆起は原始生殖細胞を含む生殖腺原基となる．その後，SRY遺伝子があれば生殖腺原基は精巣に，なければ卵巣に分化する．

●内性器の発生

胎生5週ごろ，腹膜腔背側の後腹膜に中腎が発生し，中腎輸管（ウォルフ管，中腎管）ができる．次いで中胚葉由来の中腎傍管（ミュラー管）が発生する．

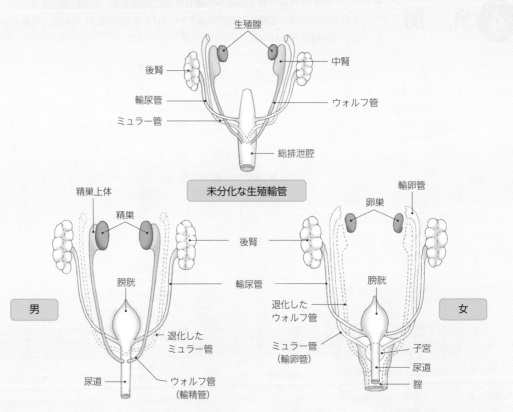

◆男性◆

SRYが発現し始め，セルトリ細胞から抗ミュラー管ホルモン（anti-mullerian hormone：AMH）が産生されてミュラー管が退縮し，ウォルフ管が残る．ウォルフ管はのちに精巣上体と輸精管に分化する．

◆女性◆

ウォルフ管の前で左右のミュラー管が癒合してY字状になる．その後ウォルフ管は退縮し，ミュラー管の癒合部分は子宮と腟の一部になり，上の左右に分かれた部分は輸卵管に分化する．

●外性器の発生

◆男性◆

精巣ホルモンであるアンドロゲンが外陰にある受容体に作用して，胎生10〜13週に尿生殖溝の性器結節から陰茎が発達し，陰唇陰嚢隆起が癒合して陰嚢となり，尿道ヒダが癒合して尿道海綿体となる．

◆女性◆

アンドロゲンが産生されないため癒合は生じず，性器結節は陰核となり，陰唇陰嚢隆起は大陰唇に，尿道ヒダは小陰唇となる．

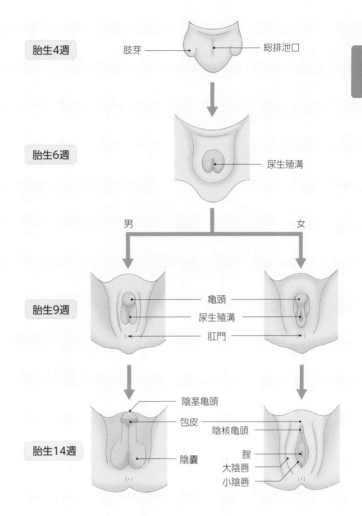

胎生4週	肢芽 ／ 総排泄口
胎生6週	尿生殖溝
	男 ／ 女
胎生9週	亀頭 ／ 尿生殖溝 ／ 肛門
胎生14週	陰茎亀頭 ／ 包皮 ／ 陰囊 ／ 陰核亀頭 ／ 腟 ／ 大陰唇 ／ 小陰唇

⑥ 性周期

月経周期ともいい，視床下部－下垂体－卵巣－子宮の連動によって周期的に繰り返し，妊娠により周期は停止する．性周期には視床下部，下垂体，卵巣のホルモンが密接に関わっている．

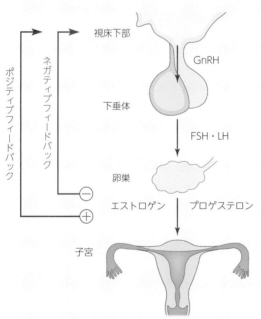

●視床下部－下垂体－卵巣系

視床下部から分泌されるGnRHは下垂体に作用し，下垂体からゴナドトロピンと呼ばれる卵胞刺激ホルモン（FSH）と黄体形成ホルモン（LH）が産生・分泌される．FSHとLHは卵巣にある卵胞に作用し，卵胞を発育・排卵させる．卵巣から分泌されるエストロゲン，プロゲステロンは子宮内膜に作用し，子宮内膜は周期的に変化する．妊娠が成立しなければ，剥離した子宮内膜が出血とともに子宮から排出され，月経が発来する．

●卵巣周期とフィードバック機構

卵胞期：血中エストロゲン値が200pg/mL未満の間，エストロゲンを増やすために視床下部からのGnRH，下垂体からのFSHの分泌を促進する（ネガティブフィードバック）．

排卵期：血中エストロゲン値が200pg/mL以上になると，下垂体からのLHサージを誘起する（ポジティブフィードバック）．LHサージとは，LHが一過性に多量に産生されること．

黄体期：卵胞の黄体化によりエストロゲン，プロゲステロンが分泌されるが，黄体の退縮とともに分泌も低下する．

●卵胞の発育

表層部の皮質には，無数の原始卵胞があり，卵胞や黄体もこの部分に発生する．月経周期が確立すると，排卵前には 2cm 大の成熟卵胞（グラーフ卵胞）となる．排卵により卵子（二次卵母細胞）が放出されるときには，卵母細胞を覆っている細胞層（卵丘細胞）は放線冠として一緒に放出される．卵胞はその後，黄体となる．卵巣の大きさは月経周期中，変化している．

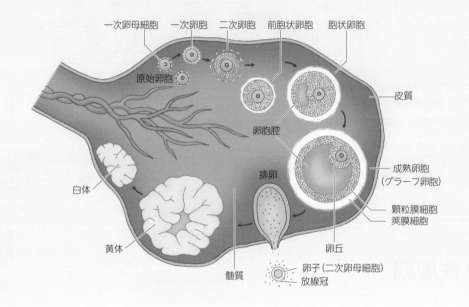

●卵子の形成

卵子は，女性の原始生殖細胞が卵祖細胞（卵原細胞）→一次卵母細胞→二次卵母細胞→成熟卵細胞の順に成熟してつくられる．

胎生期：原始生殖細胞は卵祖細胞（46，XX），2倍の DNA 量（2nDNA）に成長し，DNA の複製により 4nDNA の一次卵母細胞となる．出生前までに第 1 減数分裂の前期（網糸期）まで進み，思春期になるまでそのままとどまって成熟する．

思春期～性成熟期：排卵前の LH サージを受けて第 1 減数分裂終了から第 2 減数分裂中期まで進み，そこで排卵される．第 1 減数分裂により第一極体を排出し，半分の染色体数と 2nDNA の二次卵母細胞となる．精子の貫入をもって第 2 減数分裂完了となり，第二極体を排出し，半分の染色体数と 1nDNA をもつ成熟卵子となる．

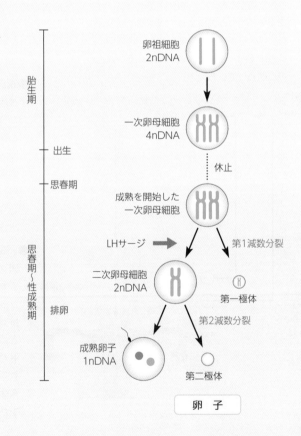

●月経周期とホルモン動態

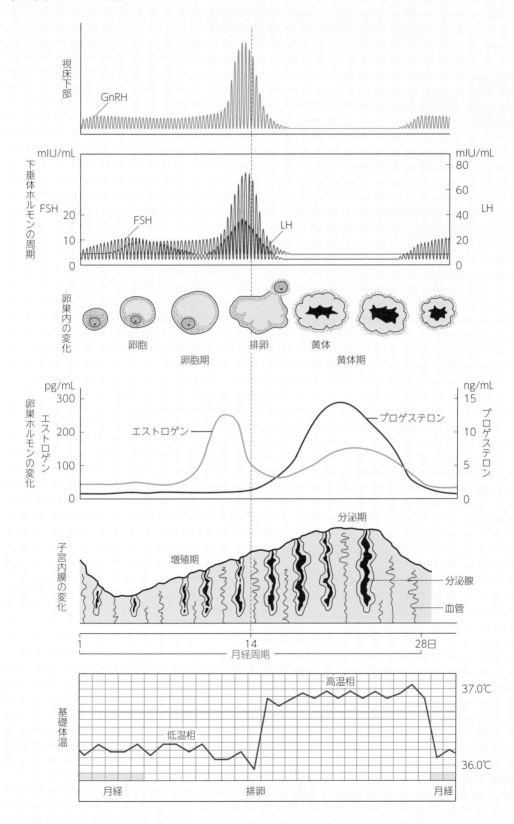

2 ｜ 女性生殖器の異常でみられる症候

1 ｜ 月経異常

① 種類・定義・考えられる疾患

月経異常には，月経の開始・閉止の異常，無月経，月経周期・月経量・持続期間の異常，月経随伴症状が含まれる．それぞれの定義を表2-1にまとめた．

1 月経の開始・閉止の異常

月経の開始時期の異常には早発月経や遅発初経，閉止の異常には早発閉経や遅発閉経がある．

早発月経とは10歳未満で初経が発来するものをいい，その多くは無排卵性である．早発月経には真性早発月経と偽性早発月経があり，前者は卵巣機能が早期に促進されたものであり，後者は卵巣あるいは副腎に性ステロイドホルモン産生腫瘍があり，そのために子宮出血が認められるものである．

40歳未満で卵巣性無月経となったものを**早発卵巣不全**といい，高ゴナドトロピン血症性無月経を呈する．この中には，40歳未満で卵胞が枯渇し自然閉経を迎えた**早発閉経**と，卵巣内に卵胞が存在するにもかかわらずゴナドトロピン抵

表 2-1 ■月経異常の種類と定義

分　類	種　類	定　義
開始時期	早発月経	初経発来が10歳未満
	遅発初経	初経発来が15歳以上
閉止時期	早発閉経	閉経が40歳未満
	遅発閉経	閉経が55歳以上
無月経	原発性無月経	18歳で初経が未発来
	続発性無月経	初経発来後に月経が3カ月以上停止
月経周期	希発月経	月経周期が39日以上3カ月以内
	頻発月経	月経周期が24日以内
月経量	過少月経	月経の出血量が20mL以下
	過多月経	月経の出血量が140mL以上
持続期間	過短月経	月経持続日数が2日以下
	過長月経	月経持続日数が8日以上
随伴症状	月経前症候群	月経開始3～10日前ごろから始まる精神的・身体的症状で，月経開始とともに減退または消失する
	月経困難症	月経期間中に月経に随伴して起こる病的症状

抗性卵巣の両者が含まれる.

遅発初経とは 15 歳以上で初経が発来したもの, **遅発閉経**とは 55 歳以上に閉経となったものをいう.

2 無月経

無月経とは, 周期的な月経が発来すべき年齢層の女性において, 一定期間月経がない状態をいう. 無月経のうち, 生理的無月経とは初経以前, 閉経以後ならびに妊娠・産褥・授乳期のものをいい, 病的無月経とはそれ以外の性成熟期において一定期間月経がない状態をいう. 病的無月経は原発性無月経と続発性無月経に分類される.

原発性無月経は, 満 18 歳を迎えても初経の起こらないものであり, その原因は中枢性の異常, 卵巣機能不全, 染色体異常, 性分化疾患, 子宮発生異常など多様で, 集学的かつ慎重なアプローチを必要とする場合がある.

続発性無月経は, これまであった月経が 3 カ月以上停止したもの（生理的無月経を除く）をいう. 視床下部, 下垂体, 卵巣, 子宮のいずれの部位の障害でも発症し, 甲状腺や副腎の異常が原因の場合もある.

3 月経周期の異常

月経周期の異常には希発月経や頻発月経がある. **希発月経**とは, 月経の頻度が異常に少ないもので, 月経周期が 39 日以上 3 カ月以内の月経をいう. **頻発月経**とは月経周期が短縮し 24 日以内で発来する月経をいい, 卵胞期が短縮するもの, 黄体機能不全*などで黄体期が短縮するもの, 無排卵性の月経（無排卵周期症など）（➡ p.134 参照）などがある.

4 月経量・持続期間の異常

月経量の異常には過少月経や過多月経, 持続期間の異常には過短月経や過長月経がある.

過少月経は月経の出血量が異常に少ないもので, 通常 20mL 以下（1 周期当たり）とされる. **過多月経**は月経の出血量が異常に多いもので, 通常 140mL 以上（1 周期当たり）をいうが, 臨床的には患者の訴えで判断されるため, 厳密なものではない. ただし, 過多月経は月経量が多いため, **貧血**を来している場合が多い.

月経期間が 2 日以下を**過短月経**, 8 日以上を**過長月経**という. 過少月経や過短月経の原因となる疾患としてアッシャーマン症候群*が挙げられる. 一方, 過多月経は, 子宮筋腫（特に粘膜下筋腫）, 子宮腺筋症などの疾患や血液凝固障害に伴うことが多い.

5 月経随伴症状

月経に伴う随伴症状には, 月経前症候群や月経困難症がある.

2

女性生殖器の異常でみられる症候

➡無月経については 5 章 2 節参照

■用語解説

黄体機能不全
黄体からのエストロゲンとプロゲステロンの分泌不全により, 子宮内膜の分泌期変化が正常に起こらないものをいう.

アッシャーマン症候群
外傷性子宮腔癒着症のことで, 子宮腔内の手術操作などによる子宮内膜基底層の破壊や剝離が原因となり, 子宮腔内の癒着を来したもの.

21

月経前症候群

月経前症候群とは，月経前 3 ～ 10 日の黄体期の間に続く精神的あるいは身体的症状で，月経発来とともに減退ないし消失するものをいう．腹痛，乳房緊満感，腰痛，易疲労感，食欲亢進，にきび，吹き出物，眠気などの身体症状やイライラ，易怒性，意欲減退，不安感などの精神症状がみられる．原因は不明である．

➡月経前症候群については5章3節参照

月経困難症

月経困難症とは，月経期間中に月経に随伴して起こる病的症状をいう．下腹部痛，腰痛，腹部膨満感，嘔気，頭痛，疲労，脱力感，食欲不振，イライラ，下痢および憂うつの順に多くみられる．**機能性月経困難症**は，排卵性月経に伴い，初経後 2 ～ 3 年から始まる．月経の初日および 2 日目ごろの，出血が多いときに強く，痛みの性質はけいれん性，周期性である．下腹部痛や腰痛の原因は，子宮頸管狭小や，プロスタグランジンなどの内因性生理活性物質による子宮の過収縮である．**器質性月経困難症**は，子宮内膜症，子宮腺筋症，子宮筋腫などが原因で起こる．

➡月経困難症については5章3節参照

2 観察・評価

月経について，開始や閉止した年齢，月経の持続期間・量・周期，月経に伴う症状などを詳細に問診し，判断する．

2 帯下の異常

1 概 念

帯下とは女性生殖器からの分泌物のことで，生理的帯下と病的帯下がある．生理的帯下は透明または乳白色を呈し，排卵時，妊娠時，性的興奮時に増加する．排卵の時期にみられる帯下は無色透明で，量も 0.3mL 以上と多く，牽糸性が増加し 10cm 以上伸びるようになる．

病的帯下は，原因により帯下の色調や性状が変化し，臭気，外陰部のかゆみや痛みを伴うものもある．

2 種類・考えられる疾患

主な病的帯下には，感染を伴うものや腫瘍によるものがある（表2-2）．

感染を伴うもの

▶ 腟トリコモナス症

腟トリコモナス症とは，トリコモナス原虫による感染で，性交を介して感染することが多い．下着やタオル，便座，浴槽などから感染することもある．黄

➡腟トリコモナス症については6章3節参照

表 2-2 ■主な原因別による帯下の特徴

分　類	疾　患	帯下の特徴
感　染	腟トリコモナス症	黄緑色，泡沫状，多量，悪臭
	腟カンジダ症	白色，カッテージチーズ状・ヨーグルト状・酒かす状
	細菌性腟症	灰白色，クリーム状，アミン臭
	萎縮性腟炎	黄褐色
腫　瘍	子宮頸癌，子宮体癌	血性
	子宮頸部悪性腺腫	水様性

緑色の泡沫状帯下を呈する.

▶ 腟カンジダ症

　腟カンジダ症は，真菌であるカンジダ・アルビカンスによるものが最も多い．カッテージチーズ状，ヨーグルト状，酒かす状などの帯下がみられる．

➡腟カンジダ症については
6章3節参照

▶ 細菌性腟症

　細菌性腟症とは，何らかの原因によって，腟内の乳酸菌がガードネレラ・バジナリスや嫌気性菌などに置き換わった病態をいう．性成熟期女性では，エストロゲンの作用により腟粘膜でグリコーゲンが産生され，グリコーゲンは，腟内の常在菌であるデーデルライン桿菌（乳酸菌）によって乳酸に置き換えられる．そのため，腟内の pH は 3.8 ～ 4.9 の酸性に保たれ，他の細菌の増殖が抑制されている．このことを**腟の自浄作用**といい，細菌性腟症は，この自浄作用が障害された病態といえる．灰白色のクリーム状の帯下で，**アミン臭**（魚の生臭いにおい）を呈するのが特徴である．

➡細菌性腟症については6
章1節参照

▶ 萎縮性腟炎

　萎縮性腟炎は，高齢女性や両側の卵巣を切除した場合など，エストロゲンの低下あるいは停止に基づく腟自浄作用の低下によってみられる．萎縮性腟炎では，腟粘膜に点状発赤と黄褐色の帯下がみられる．また，子宮脱の保存的な治療に用いられるペッサリーを長期間腟内に留置すると，腟の萎縮でリングが腟壁に当たって発赤や，出血による血性帯下がみられることがある．

➡萎縮性腟炎については6
章1節参照

■ 腫瘍によるもの

　子宮頸癌や子宮体癌のような悪性腫瘍では，血性帯下がみられる．子宮頸部悪性腺腫は，他の子宮頸部腺癌に比べて予後不良な疾患で，水様性帯下の増加がみられるのが特徴である．

3　観察・評価

　帯下の性状やかゆみの有無などを問診するとともに，内診で帯下の性状を観察し，腟分泌物検査を行う．

plus-α

子宮頸部悪性腺腫
高分化型粘液性腺癌の特殊型で，子宮頸部腺癌の約1％とまれな疾患．通常の頸部細胞診では異常を認めることが少なく，組織学的にも正常との鑑別が困難であるため，早期診断は難しい．超音波検査やMRI検査で子宮頸部に嚢胞状腫瘤を認める．

3 不正性器出血

1 定義・種類・考えられる疾患

不正性器出血は月経と無関係な出血症状をいう．不正性器出血は，妊娠関連の出血，腟粘膜からの出血など子宮以外からの出血，および異常子宮出血に分けられる（表2-3）．

異常子宮出血

異常子宮出血（abnormal uterine bleeding）は，器質性子宮出血と機能性子宮出血に分類される．FIGO（International Federation of Gynecology and Obstetrics：国際産科婦人科連合）の **PALM-COEIN システム**に準じて考えるとわかりやすい[2]．

> PALM-COEIN システムは，2010年11月に FIGO が決定した生殖年齢女性の異常子宮出血を原因疾患別に記載する表記方法．**P**（polyp：ポリープ），**A**（adenomyosis：子宮腺筋症），**L**（leiomyoma：子宮筋腫），**M**（malignancy and hyperplasia：子宮悪性腫瘍および内膜過形成），**C**（coagulopathy：血液凝固異常），**O**（ovulatory disorders：排卵障害），**E**（endometrial causes：子宮内膜機能異常），**I**（iatrogenic：医原性），**N**（not yet classified：その他）．

📖＊用語解説

フォン・ヴィレブランド病
フォン・ヴィレブランド因子の不足・異常によって起こる遺伝性の出血性疾患．

表 2-3 ■不正性器出血の原因

分　類		原　因
妊娠関連の出血	妊娠初期	流産，異所性妊娠，絨毛性疾患
	妊娠中・末期	早産，前置胎盤，常位胎盤早期剝離
腟粘膜からの出血など（子宮以外からの出血）	炎症	萎縮性腟炎
	異物	ペッサリーなど
	外傷　その他	外傷
異常子宮出血	器質性子宮出血	ポリープ（子宮頸管，子宮内膜）
		子宮腺筋症
		子宮筋腫
		悪性腫瘍（子宮頸癌・子宮体癌），子宮内膜増殖症
		子宮腟部びらん
	機能性子宮出血	出血性素因（フォン・ヴィレブランド病＊，血小板や凝固因子の異常など）
		排卵障害（排卵期出血，黄体期出血，破綻出血など）
		子宮内膜機能異常
		医原性（抗凝固療法中，向精神薬による排卵障害，レボノルゲストレル放出子宮内システム使用など）
		その他（動静脈奇形，帝王切開瘢痕症候群）

▶ 器質性子宮出血

器質性子宮出血は，その原因によってポリープ，子宮腺筋症，子宮筋腫，悪性腫瘍，子宮腟部びらんに分けられる．

▶ 機能性子宮出血

機能性子宮出血（非器質性子宮出血）には，①出血性素因によるもの，②体重減少やストレス，甲状腺機能低下症，高プロラクチン血症，多嚢胞性卵巣症候群などに起因する排卵障害によるもの，③子宮内膜機能異常によるもの，④薬剤などの医原性によるもの，⑤その他，病態が不明なものに分類される．

➡多嚢胞性卵巣症候群については 5 章 2 節参照

2 観察・評価

不正性器出血の場合，まずは妊娠関連の出血を念頭に置き，否定されれば腟壁など子宮以外からの出血を疑う．不正性器出血の訴えであっても，尿道や肛門からの出血の場合もあるので注意が必要である．これらが否定されれば，出血の量，月経との関係，接触出血の有無，ホルモン製剤使用の有無を確認する．

▶ 器質性子宮出血

器質的疾患が疑われる場合には，細胞診，組織診，子宮鏡検査，画像検査（超音波検査，CT，MRI）を行う．

▶ 機能性子宮出血

機能性子宮出血の場合は，内分泌学的異常が疑われたら，卵巣ホルモンや下垂体ホルモンの測定，基礎体温のチェックが必要である．血液疾患などの出血性素因による場合や薬剤性のこともあるので，既往歴や現在内服している薬剤についても問診する．

4 下腹部痛

1 種類・考えられる疾患

女性の下腹部痛の原因には，虫垂炎，尿路結石といった消化管や尿路系の異常から発症するもの以外に，妊娠に伴うもの，妊娠以外の子宮や卵巣などの疾患によるものがある（表2-4）．妊娠に伴うものには，異所性妊娠，流産，早産がある．妊娠以外による痛みは，月経周期に関連するものと月経周期を問わないものに分けられる．

■ 月経周期に関連するもの

月経周期に関連する下腹部痛には，排卵日ごろにみられる排卵痛や，月経時にみられる月経痛・月経困難症がある．そのほか卵巣チョコレート嚢胞*（卵巣子宮内膜症性嚢胞），子宮腺筋症，子宮筋腫は，通常，月経時に疼痛がみられる．

📖*用語解説

卵巣チョコレート嚢胞
卵巣に子宮内膜組織が発生した子宮内膜症で，卵巣は腫大し疼痛を生じる．

表 2-4 ■下腹部痛の原因

分 類				原 因
産婦人科系	妊娠に伴う	妊娠初期		異所性妊娠，流産
		妊娠中・後期		早産，常位胎盤早期剝離
		分娩期		陣痛
	妊娠以外	月経周期に関連する	排卵期	排卵痛
			月経期	月経痛・月経困難症
				卵巣チョコレート囊胞，子宮腺筋症，子宮筋腫，腟閉鎖による子宮留血症
		月経周期を問わない	非感染性	子宮筋腫の筋腫分娩
				卵巣腫瘍の茎捻転や破裂
			感染性	子宮内膜炎，付属器炎，骨盤腹膜炎，子宮留膿腫
産婦人科系以外	消化管由来			下痢，便秘，虫垂炎，胆囊炎，憩室炎，イレウス，消化管穿孔
	尿路系由来			尿路結石

また，腟閉鎖がある場合には，月経血の流出がみられないため，初経開始とともに下腹部痛を来す．これを月経モリミナ*という．

■ 月経周期を問わないもの

月経周期を問わない下腹部痛の原因は，感染性と非感染性に分類できる．感染が原因となるものには，炎症性疾患として子宮内膜炎，付属器炎，骨盤腹膜炎，子宮留膿腫*がある．

非感染性では，卵巣が原因となる卵巣出血，卵巣腫瘍の茎捻転や破裂があり，急激な下腹部痛を呈する．卵巣腫瘍茎捻転は，卵巣腫瘍のうち，重量があり周囲との癒着がない成熟囊胞性奇形腫などの充実性良性腫瘍で多くみられ，卵巣を支える靱帯や卵管を巻き込み，動静脈圧迫によるうっ血や神経圧迫によって疼痛が生じる．また，子宮筋腫の筋腫分娩では，陣痛様の痛みが起こる．

2 観察・評価

下腹部痛がみられる場合は，急性腹症により緊急手術が必要になることがあるので注意が必要である．

■ 問診

痛みの程度や場所，発症のきっかけや随伴症状（性器出血，嘔気，下痢，血尿など），月経の時期との関係をみるため最終月経を聴取する．痛みがみられる時期も重要である．

■ 触診

腹部の触診で，筋性防御*や反跳痛*などの腹膜刺激症状の有無を確認する．反跳痛がみられたら腹膜炎を，筋性防御がみられた場合は，虫垂炎，胆囊炎，消化管穿孔，イレウス，婦人科疾患による腹膜炎を疑う．

検査

主な検査項目には，尿検査，血液検査，画像検査がある．尿検査では妊娠を，血液検査では貧血，白血球数やC反応性タンパク（CRP）などの炎症反応を確認する．画像検査では，超音波検査によって腫瘤や腹水の有無を確認する．尿検査で妊娠反応が陽性の場合は，超音波検査で子宮内に胎嚢の存在を確認し，着床している部位を明らかにする．子宮以外の部位に胎嚢が確認されれば異所性妊娠を疑う．必要に応じてCTやMRIを行う．

5 下腹部膨満感・腫瘤感

1 種類・考えられる疾患

下腹部の膨隆や腫瘤を自覚する原因とその病態を表2-5に示す．妊娠に伴って子宮が増大する妊娠子宮以外に，腫瘤性と非腫瘤性の疾患がある．腫瘤とは限局性の腫脹のことをいう．

腫瘤性疾患

下腹部の腫瘤の発生部位は，子宮，卵巣，卵管のほか，消化管も考えられる．

非腫瘤性疾患

主な非腫瘤性疾患としては，腹水や異所性妊娠，卵巣出血による腹腔内出血，便秘やイレウスによる鼓腸などが挙げられる．

2 観察・評価

器質性疾患の鑑別を行う．

表2-5 下腹部の膨隆・腫瘤の原因

分類	部位／病態	原因
妊娠	妊娠子宮	妊娠
腫瘤性	子宮	子宮筋腫，子宮腺筋症，子宮体癌，子宮肉腫，子宮留血腫
	卵巣	卵巣腫瘍（良性・悪性）
	卵管	卵管癌
	その他	腹壁瘢痕ヘルニア，消化管腫瘍，消化管憩室
非腫瘤性	腹水	がん性腹膜炎，卵巣過剰刺激症候群，低アルブミン血症，肝硬変
	腹腔内出血	異所性妊娠，卵巣出血
	鼓腸	便秘，イレウス，骨盤腹膜炎
	膀胱充満	泌尿器系
	脂肪沈着	肥満

▌問診・外診

症状の状況や経過，月経異常の有無，最終月経の確認，妊娠の有無，腹痛や発熱の有無，消化器症状，泌尿器症状などの随伴症状，手術歴の有無を聴取する．腹部の状態として腫瘤の有無やその性状，波動の有無を観察する．

▌内診

膨満感や腫瘤感の部位を確認するために，内診を行う．

▌画像検査

腫瘤の由来臓器を明らかにするために，超音波検査，CT，MRIなどを行う．

6 外陰部症状

① 種類・考えられる疾患

外陰部でみられる症状には，外陰搔痒症，外陰部腫瘤，外陰部痛がある．

▌外陰搔痒症

外陰搔痒症（pruritus vulvae）とは，外陰部に強い搔痒感（かゆみ）を訴える症状のことをいい，その原因は，局所性のものと全身性のものに分けられる（表2-6）．局所性のものは，腟炎や外陰炎などの炎症によることが多く，感染症，ホルモンの欠乏，接触皮膚炎が主な原因となる．帯下，月経血，尿，糞便，性行為なども刺激となる．

全身性の原因には，代謝障害やアレルギーによるものがある．全身にかゆみがみられる場合，局所にもかゆみがみられることがある．また，明らかな原因がみられない精神神経性のものもある．

▌外陰部腫瘤

主な外陰部腫瘤としては，尖圭コンジローマ，バルトリン腺囊胞，外陰部腫瘍，骨盤臓器脱などが挙げられる．

表2-6 ▌外陰搔痒症の原因

分 類		原 因
局所性	感染症	トリコモナス原虫，カンジダ，疥癬，ケジラミ，蟯虫
	ホルモン欠乏	皮膚乾燥，萎縮性腟炎
	接触皮膚炎	肌着，石けん，生理用品，外用薬剤など
	腫瘍	外陰上皮内腫瘍，外陰癌，外陰パジェット病*
全身性	代謝性疾患	糖尿病，黄疸，尿毒症
	アレルギー	食物アレルギー，薬剤アレルギー
	原因不明	精神神経性

📖用語解説

外陰パジェット病
パジェット細胞というがん細胞が増殖する．60歳以上の高齢者に多く，外陰部に赤く湿った病変が生じて広がっていく．

▶ 尖圭コンジローマ

尖圭コンジローマは，ヒトパピローマウイルス（HPV）6型，11型を病原体とする性感染症である．主に外陰部に，小乳頭状や鶏冠状の凹凸が不整な良性の疣贅を形成するが，これは肛門周囲や腟，子宮腟部にもみられる．

➡尖圭コンジローマについては6章3節参照

▶ バルトリン腺嚢胞

バルトリン腺嚢胞は，性的興奮時に粘液を分泌するバルトリン腺の開口部が閉鎖することにより，分泌物が貯留し，排泄管や腺が拡大することによって発生する嚢胞である．多くの場合，左右どちらかの大陰唇の後半部に，増大した弾力性のある無痛性の腫瘤を形成するが，感染を伴い膿瘍になると痛みがみられる．

➡バルトリン腺嚢胞については6章1節参照

▶ 外陰部腫瘍

女性の外陰部にできる悪性腫瘍を外陰癌というが，癌が外陰部の皮膚表面の浅い部分でとどまっている場合を外陰上皮内腫瘍と呼ぶ．外陰癌は，早期では自覚症状がみられないこともあるが，進行すると外陰部腫瘤，かゆみ，熱感，痛み，出血，色素沈着，皮膚が部分的に白くなる白斑などの症状がみられることがある．

▶ 骨盤臓器脱

骨盤臓器脱は，骨盤底筋群や支持組織の脆弱化により骨盤内臓器（尿道，膀胱，子宮，小腸，直腸）が腟をヘルニア門として下垂・脱出する疾患を指す．陰部の下垂感や腹部の不快感に加えて，排尿・排便機能や性機能を障害する．

➡骨盤臓器脱については12章4節参照

▌外陰部痛

外陰部に疼痛を伴う原因に，性器ヘルペス，バルトリン腺膿瘍，外陰上皮内腫瘍などがある．

▶ 性器ヘルペス

性器ヘルペスは，単純ヘルペスウイルス1型，2型を病原体とする性感染症で，外陰部に疼痛を伴う水疱や左右対称の潰瘍がみられ，排尿困難や歩行障害も伴う．

➡性器ヘルペスについては6章3節参照

2 観察・評価

問診とともに，外陰部の観察を行う．

7 下部尿路症状

1 定義・種類

一般に尿路は，腎臓および尿管の上部尿路と，膀胱および尿道の下部尿路に区分される．2002年に国際禁制学会（International Continence Society：ICS）において，下部尿路に関する障害を**下部尿路機能障害**（lower urinary tract

表 2-7 ■主な女性下部尿路症状（FLUTS）

分　類			症　状
蓄尿症状	昼間頻尿		日中の排尿回数が 8 回以上
	夜間頻尿		夜間就寝中の排尿回数が 1 回以上
	尿意切迫感		急に起こる抑えられないような強い尿意で，我慢することが困難なもの
	尿失禁	切迫性	尿意切迫感と同時または尿意切迫感の直後に不随意に尿が漏れる
		腹圧性	労作時または運動時，もしくは咳やくしゃみなど，腹圧が加わったときに不随意に尿が漏れる
		混合性	尿意切迫感だけではなく運動・労作・くしゃみ・咳にも関連して不随意に尿が漏れる
	膀胱知覚	低下	膀胱充満感はわかるが，明らかな尿意は感じない
		欠如	膀胱充満感や尿意がない
排尿症状	尿勢低下		尿線に勢いがない
	尿線分割		尿線が排尿中に分割する
	尿線散乱		尿線が排尿中に散乱する
	尿線途絶		尿線が排尿中に 1 回以上途切れる
	排尿遅延		排尿準備ができてから排尿開始まで時間がかかる
	腹圧排尿		排尿の開始・尿線の維持のために力を要する
	終末滴下		排尿の終わりごろに尿がポタポタと垂れる
排尿後症状	残尿感		排尿後に完全に膀胱が空になっていない感じがする
	排尿後尿滴下		排尿直後に不随意的に尿が出る
その他	性交に伴う症状		性交痛，腟乾燥，尿失禁
	骨盤臓器脱に伴う症状		異物感，腰痛，重い感じ，引っ張られる感じなど
	生殖器痛・下部尿路痛	膀胱痛	恥骨上部または恥骨後部に感じられる痛み．膀胱充満につれて増強し，排尿後に持続することもある
		尿道痛	尿道に感じられる痛み

dysfunction：**LUTD**），頻尿，尿意切迫感，尿失禁，排尿困難，排尿痛などの症状を**下部尿路症状（LUTS）**と定めた[3]．

　LUTD は蓄尿機能障害と排尿機能障害に大別され，それに起因する LUTS は，**蓄尿症状，排尿症状，排尿後症状**の三つに分類される．女性における下部尿路症状は，男性とは成因や症状が異なることから**女性下部尿路症状（FLUTS）**と呼ばれ，上記の三症状のほか，性交や骨盤臓器脱に伴う症状，生殖器痛・下部尿路痛などの症状がある（表2-7）．

▌蓄尿症状

　蓄尿症状には，**昼間頻尿，夜間頻尿，尿意切迫感，尿失禁，膀胱知覚**の異常がある．

▶ 尿失禁

　尿失禁とは，尿が不随意に漏出することをいい，**切迫性尿失禁，腹圧性尿失禁，混合性尿失禁**がある．これら以外にも，排尿機能障害により多量の残尿を

➡尿失禁については 12 章 3 節参照

来して膀胱から尿が溢れる**溢流性尿失禁**，認知機能の低下や脳血管障害などのためにトイレに行って排泄行動をとることが間に合わずに生じる**機能的尿失禁**がある．

2

■ 排尿症状

排尿症状は膀胱から尿を排出する際の症状であり，尿勢低下，尿線分割，尿線散乱，尿線途絶，排尿遅延，腹圧排尿，終末滴下などの**排尿困難**がある．また，膀胱に尿は貯留するが全く排尿できない場合を**尿閉**という．尿が全く産生されず膀胱に尿の貯留がないことを**無尿**といい，排尿困難や尿閉とは区別される．

■ 排尿後症状

排尿後症状には**残尿感**や**排尿後尿滴下**がある．

■ 生殖器痛・下部尿路痛

生殖器痛・下部尿路痛は，膀胱充満時，排尿時，排尿後，または常に起こる疼痛を指す．排尿痛は，排尿時に下部尿路系に疼痛や灼熱感を感じるものであり，下部尿路系の炎症によることが多い．排尿の始まりに痛みを感じる場合は急性尿道炎，排尿の終わりに痛みを感じる場合には膀胱炎が疑われる．

2 考えられる疾患

下部尿路症状がみられる疾患には，過活動膀胱，膀胱炎，骨盤臓器脱などがある．

▶ **過活動膀胱**

過活動膀胱は，尿意切迫感を必須症状とし，通常は頻尿や夜間頻尿を伴う症候群であり，切迫性尿失禁を伴うこともある．

➡過活動膀胱については12章3節参照

▶ **膀胱炎**

膀胱炎（cystitis）は，膀胱内で起こった感染症である．排尿時痛，残尿感，頻尿，下部尿路痛など膀胱刺激症状を呈する．病態により急性膀胱炎と慢性膀胱炎に分類され，また原因となる基礎疾患のない単純性膀胱炎と，尿路結石，尿路腫瘍，神経因性膀胱，水腎症，糖尿病など基礎疾患のある複雑性膀胱炎に分けられる．急性単純性膀胱炎の原因菌は，60～80％が大腸菌である．

▶ **骨盤臓器脱**

骨盤臓器脱は，子宮脱，膀胱瘤，小腸瘤，直腸瘤などのように臓器が腟をヘルニア門として下垂・脱出する疾患のことをいい，**尿道過可動***などを呈する複雑な複合疾患である．閉経によるエストロゲンの低下や，妊娠・分娩による骨盤支持組織・子宮支持組織の脆弱化が主な原因である．性器の下垂感とともに，排尿困難，尿失禁，尿意切迫感，頻尿がみられる．

📖*用語解説

尿道過可動
尿道を支える前腟壁の組織の脆弱化により，腹圧をかけたときに尿道が傾くこと．

➡骨盤臓器脱については12章4節参照

3 観察・評価

■ ストレステスト

ストレステストは，膀胱内に尿がある程度（200～300mL）貯留した状態で

努責や咳をさせ，尿道から腹圧に一致した尿漏出があるかどうかをみる簡便な検査法であり，ストレステスト陽性の場合は，腹圧性尿失禁の存在を裏付ける．

▌Qチップテスト

Qチップテストは砕石位で外尿道口からQチップ（綿棒）を挿入し，努責時にどれほど綿棒の先が弧を描くかを視覚的に判定する検査で，水平位から努責時に30度以上の移動があれば，尿道過可動を疑う．

▌60分パッドテスト

60分パッドテストは尿失禁の程度を評価する方法で，主に腹圧性尿失禁の症例について，客観的重症度の評価や他覚的評価として用いられる．

国際禁制学会により提唱された方法は，500mLの水を15分以内で飲み終えた後，外陰部にパッドを装着し，腹圧性尿失禁を誘発する一連の動作（30分の歩行，階段の上り下り1階分を1回，椅子に座る・立ち上がるを10回，強く咳き込むを10回，1カ所を走り回るを1分間，床上の物を腰をかがめて拾う動作を5回，流水で手を洗うを1分間）を行い，運動前後のパッド重量の差を測定して，尿失禁量を測るものである．

2.1g以上であれば尿失禁陽性とし，その程度によって2.1～5.0gを軽度，5.1～10.0gを中等度，10.1～50.0gを高度，50.1g以上を極めて高度，と判断する．

▌尿流動態検査

尿流動態検査として，尿流測定，内圧尿流検査が行われる．膀胱にどのくらいの尿をためることができるか，そのとき膀胱は緊張しているのかリラックスしているのかなどの膀胱の働きと，膀胱から尿が逆流していないかなど膀胱と尿道の形態を調べる検査である．

▌経会陰超音波検査

経会陰超音波検査により，内尿道口の開大や努責時の膀胱頸部の過活動状態を確認する．

8 更年期症状

1 定義・種類

更年期とは，閉経を中心とした前後5年の約10年間の時期をいう．日本人女性の閉経年齢については，1990年に平均49.3歳，1995年に中央値50.5歳，2006年に平均48.3歳との調査報告がある．2001～2004年にかけて実施された日本の看護職女性を対象に行われた研究結果では，40～59歳の閉経前あるいは自然閉経後の女性24,153人を解析して推定された閉経年齢は，中央値で52.1歳であった[5]．それぞれの調査における対象女性に違いはあるが，おおよ

表 2-8 ■主な更年期症状

分　類	症　状
血管運動神経症状	ホットフラッシュ（ほてり・のぼせ），発汗，冷え，動悸
精神神経症状	頭痛，易疲労感，イライラ，怒りっぽい，抑うつ，涙もろい，意欲低下，不安感，不眠
感覚器系症状	めまい，耳鳴り
運動器系症状	肩こり，腰痛，関節痛，手のこわばり，しびれ，むくみ
消化器系症状	食欲低下
皮膚症状	皮膚乾燥感，蟻走感*
泌尿生殖器系症状	排尿障害，頻尿，性交障害，外陰部違和感

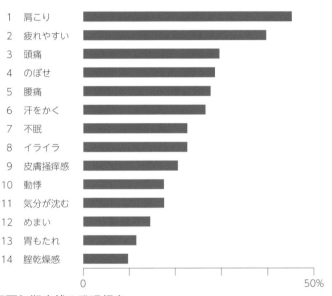

1 肩こり
2 疲れやすい
3 頭痛
4 のぼせ
5 腰痛
6 汗をかく
7 不眠
8 イライラ
9 皮膚掻痒感
10 動悸
11 気分が沈む
12 めまい
13 胃もたれ
14 腟乾燥感

0 　　　　　　　　　　　　　50%

📖*用語解説

蟻走感
アリが皮膚をはうような感じがすること．

図 2-1 ■更年期症状の発現頻度
生殖・内分泌委員会．生殖・内分泌委員会報告：更年期障害に関する一般女性へのアンケート調査報告．日産婦誌．1997．49．p.433-439．より作成．

そ 50 歳と考えられる．

　更年期症状とは，更年期に現れる多種多様な症状の中で器質的変化に起因しない症状をいう．更年期症状の中で，日常生活に支障を来す病態を**更年期障害**と定義する．更年期症状は閉経後に出現するのではなく，月経が不規則な状態になり始めてから発現する．

　更年期にみられる症状は，ほてりやのぼせなどの血管運動神経症状，抑うつや不安などの精神神経症状，関節痛や肩こりなどの運動器系症状，めまいや耳鳴りなどの感覚器系症状，頻尿など泌尿生殖器系症状などが複合してみられる（表2-8）．1995 年に日本全国で行われた更年期障害のアンケート調査によると，更年期症状の発現頻度は，図2-1 のように肩こり，易疲労感，頭痛，のぼせ，腰痛，発汗の順であり，肩こりは日本の更年期女性の特徴的な症状である[6]．

➡更年期症状・更年期障害については 12 章 1 節参照

2 原　因

　更年期症状・更年期障害の主たる原因は，卵巣機能の低下であり，エストロゲンの急激な減少が中心となる．これに加齢に伴う身体的変化，心理的な要因，社会文化的な環境因子などが複合的に影響すると考えられている．

　社会的要因としては，その人を取り巻くさまざまな環境が負担を与え，症状に関係する．特に身近な人との人間関係が多く，子どもの進学，就職，結婚などにより，子どもが巣立つことによる寂しさが引き金となる，空の巣症候群に代表される．また，親の入院や介護をきっかけに，これまでの自分の生活様式が変わるためにみられることもある．有職女性では，仕事や職場環境が原因となることもある．また，本人の性格も関係し，きちょうめん，真面目，完璧主義の女性が更年期症状を感じやすいとされている．

3 観察・評価

評価スケール

　更年期症状の評価スケールには，1953年にクッパーマンらが開発したクッパーマン更年期指数を基に作成した安部の更年期スコア，小山らの**簡略更年期指数（SMI）**があり，これらは症状の点数化により状態を把握するものである．2001年に日本産科婦人科学会では，日本人女性の**更年期症状評価表**を作成している．更年期症状は一人ひとり異なり，症状の総和ではないことを考慮して，この表では症状の重みづけの指数化を行っていない．

　評価スケールは臨床現場で用いられるため，日本人女性に特徴的な症状や程度を反映しているものが望まれる．更年期症状を点数化して評価する方法はわかりやすいが，実際には症状ごとに判断するものが望まれる．

内分泌検査

　血液検査によりホルモン測定を行い，**エストロゲンと卵胞刺激ホルモン**（follicle-stimulating hormone：**FSH**）の値によって卵巣機能の状態を判断する．周閉経期[*]には，卵巣から分泌されるエストロゲンが急激に減少し，負のフィードバックによって下垂体からのFSHが増加する．したがって，卵巣機能が低下していれば，エストロゲンは測定感度以下に減少し，FSH値は増加している．

鑑別疾患

　鑑別すべき疾患として，甲状腺疾患やうつ病がある．甲状腺機能亢進症ではほてりや発汗，動悸が，甲状腺機能低下症では疲れやすいといった症状がみられ，更年期症状とよく似た症状を示す．また，うつ病でも抑うつ，涙もろい，意欲の低下，不安感，不眠といった症状がみられるため，鑑別が必要である．

plus α

クッパーマン更年期指数
血管運動神経症状（ほてりや発汗など）に重きが置かれ，日本人女性の愁訴の傾向と合わないことが指摘された．

用語解説

周閉経期
月経周期の変動がみられ始めてから閉経後1年までの時期を指す．

9 乳房の症候

1 種類・考えられる疾患

乳房にみられる特徴的な症候には，しこり（腫瘤・硬結），乳頭や皮膚の陥凹・ひきつれ，乳頭部のびらん，発赤，疼痛，乳頭異常分泌がある．これらの症候を認める主な乳房の疾患を表2-9に示した．

しこり（腫瘤・硬結）

腫瘤とは限局性の腫脹のことをいい，指先でつまむと消失したり，触るとよく動いたりする．また，囊胞の場合もある．硬結は，軟らかい組織が病的に硬くなった状態で，炎症やうっ血が長期に及んで結合組織が増殖し，硬化している状態を指す．

乳頭陥凹・皮膚陥凹

乳頭の陥凹は，癌の浸潤により乳頭直下の組織が収縮や牽引を起こすことでみられる．皮膚の陥凹は，浸潤癌が周囲の組織を巻き込んで収縮した際にみられる．

発赤

発赤は主に乳腺炎でみられる炎症性病態であるが，炎症性乳癌[*]にもみられ，鑑別が必要である．

乳頭異常分泌

乳頭からの分泌物には，漿液性や血性，乳汁様のものなどがあり，血性の場合は乳癌が疑われる．

2 観察・評価

視診

視診では，乳頭・乳房の変形（乳頭陥凹，皮膚陥凹・ひきつれ），皮膚の変化（乳頭や乳輪のびらん，発赤，浮腫，橙皮様皮膚[*]，痂皮形成）などを観察する．

触診

触診では，しこり（腫瘤・硬結）の有無，しこりの性状（大きさ，形，硬さ，表面の性状，周囲との境界，動きやすさ），圧痛の有無，えくぼ徴候[*]（dimpling sign）の有無，乳頭からの分泌物の有無とその性状などをみる．

表 2-9 ■乳房の症候から考えられる疾患

症 候	疾 患
しこり（腫瘤・硬結）	乳腺症，線維腺腫，葉状腫瘍[*1]，乳癌
陥凹・ひきつれ	乳癌
乳頭部のびらん	乳房パジェット病[*2]
発赤	乳腺炎，炎症性乳癌
疼痛	乳腺炎，乳腺症
乳頭異常分泌	乳腺症，乳管内乳頭腫[*3]，乳癌

*1 線維腺腫によく似ているが，腫瘍が2～3カ月の短期間に急速に発育する．多くは良性だが悪性の場合もある．
*2 乳管癌が乳頭・乳輪の表皮内に広がったもので，その多くは非浸潤癌である．腫瘤の触知はない．中高年女性に見つかることが多いが，乳癌全体の約1%とまれである．発赤，びらんや痂皮などの皮膚病変をみとめ，皮膚疾患との鑑別が必要である．
*3 乳管内にできる良性の腫瘍で，血性乳頭分泌がみられることが多い．

📖*用語解説

炎症性乳癌
がんが皮膚のリンパ管を閉塞してリンパ液がたまることで，乳房の1/3以上に発赤と浮腫を生じ，炎症のように見える．また，橙皮様皮膚を特徴とする．

橙皮様皮膚
皮膚が赤く浮腫状になって毛穴が目立ち，オレンジの皮に似た外観となること．

えくぼ徴候
腫瘤の部位の皮膚をつまんだ際に，その中央がくぼんで，えくぼ状を呈すること．

plus-α

乳汁漏出
妊娠，産褥期以外の時期の乳汁漏出は，高プロラクチン血症に合併することが多い．

➡乳房の診察・検査については3章3節参照

表2-10 ■ しこりを認める主な乳房疾患と視触診でみられる特徴

分 類	疾 患	好発年齢	視 診	触 診
良性	乳腺症	30〜50代	皮膚の変化なし	腫瘤や硬結を触れ，疼痛や圧痛，腫脹もみられる
	線維腺腫	20〜30代	皮膚の変化なし	片側〜両側性に平滑，境界明瞭で，可動性良好な腫瘤を触れる
悪性	乳癌	40〜60代	乳頭陥凹 乳頭・乳輪にびらん 橙皮様皮膚	腫瘤を触れ，えくぼ徴候を示す 乳頭に血性分泌がみられることがある

しこりは乳癌の症状として最も多いため，鑑別が重要となる．表2-10に，しこりを認める主な乳房疾患の視触診でみられる特徴を示した．

▌画像検査

触診とともに，超音波検査やマンモグラフィといった画像検査が行われる．

▌検体検査

必要に応じて細胞診や組織診を行う．

引用・参考文献

1）日本産科婦人科学会編. 産科婦人科用語集・用語解説集. 改訂4版，日本産科婦人科学会事務局，2018.

2）Munro, M.G. Practical aspects of the two FIGO systems for management of abnormal uterine bleeding in the reproductive years. Best Pract Res Clin Obstet Gynaecol. 2017, 40, p.3-22.

3）Abrams, P. et al. The standardisation of terminology in lower urinary tract function：report from the standardisation sub-committee of the International Continence Society. Urology. 2003, 61 (1), p.37-49.

4）日本女性医学学会編. "女性下部尿路機能障害". 女性医学ガイドブック：更年期医療編2014年度版，金原出版，2014, p.104-113.

5）Yasui, T. et al. Factors associated with premature ovarian failure, early menopause and earlier onset of menopause in Japanese women. Maturitas. 2012, 72 (3), p.249-55.

6）日本女性医学学会編. "更年期障害". 女性医学ガイドブック：更年期医療編2014年度版，金原出版，2014, p.30-36.

7）倉智博久，吉村泰典編著. "腹部膨隆・腫瘤". 産婦人科学テキスト．中外医学社，2008, p.358-360.

3 | 婦人科・乳腺科で行われる診察・検査と看護

1 | 婦人科の診察

① 婦人科における診察とは

　婦人科の問診や診察には，内科や外科などの他の診療科と共通する部分も多いが，これらの診療科とは全く異なる点もある．それは，乳房の視触診・外陰部の視診など強い羞恥心を伴う診察行為が行われるのみならず，人工妊娠中絶や異所性妊娠など触れられたくない既往についても話さなければならないからである．

「女性は，婦人科なんか受診したいとは誰も思っていません」

　婦人科に勤務する女性看護師の言葉である．看護師や助産師のように診療する内容が十分にわかっている女性にとっても，婦人科はできれば避けたい診療科である．ましてや未婚の若い女性であれば，なおさらである．患者の強い羞恥心や，何をされるかわからないという不安感を十分に理解し，これらの気持ちを和らげることが，婦人科におけるケアの始まりとなる．

1 問診

　問診により得られる情報は，診療を開始するにあたり患者本人から得られる極めて貴重な基礎的データである．主訴だけでなく，基本的なデータを漏れなく収集する必要がある．なぜ来院したのか，これまでの病歴，**月経歴，妊娠・出産歴**などを詳細に聴き出す必要がある．多くの施設では患者に**問診票**を渡し，自ら記入してもらうようにしている（図3-1）．

▌月経歴・月経の状態

　初経，閉経，最終月経，月経周期，月経持続期間，月経量，月経痛の有無などを確認する．

▌性交歴

　性交歴の聴取は重要である．単に妊娠の可能性を聴き出すだけではなく，性交により惹起されるクラミジアなどの性感染症を考慮すべきかどうかの参考になる．性交歴のない女性では，婦人科の診察時に行う内診により処女膜を損傷するのを心配している場合もあり，性交歴によって診察の方法に配慮している

産婦人科問診票

お名前_____　　年齢_____歳　　身長_____cm　　体重_____kg

1）今日はどのようなことでおいでになりましたか　（あてはまる項目に○をつけてください）
　　1. おなかが痛い　　　　　　　　7. がん検診　　　　　　　　　　12. おりものが多い
　　2. 子宮筋腫といわれた　　　　　8. 妊娠しているかどうか　　　　13. 子どもができない
　　3. 避妊の相談　　　　　　　　　　＊妊娠の場合（分娩希望・中絶
　　4. 出血があった　　　　　　　　　　　希望）　　　　　　　　　　14. 手術後の定期検診
　　5. 陰部が（かゆい・痛い）　　　9. 腰が痛い　　　　　　　　　　15. その他
　　6. 更年期障害（不眠・肩こり・　10. 卵巣が腫れているといわれた　　　（　　　　　　　　　　）
　　　　のぼせ・イライラ）　　　　11. 月経不順

2）いつ頃からお気づきになりましたか　（　　日前,　　月前,　　年前）

3）月経について
　　(1) 初めての月経は_____歳
　　(2) 月経周期：月経が始まった日から次の月経が始まるまで
　　　　　　　順調・ほぼ順調（　　　　　日間）
　　　　　　　不順（短いとき　　　日間, 長いとき　　　　　日間）
　　(3) 月経期間：月経が始まった日から終わるまで（　　　日間）
　　(4) 月経の量は　　多い・普通・少ない
　　(5) 月経に伴って次の症状がありますか　　頭痛・下腹部痛・腰痛・その他（　　　　）
　　＋月経のときに薬を飲みますか　　（有・無）（種類：　　　　　　　　）
　　(6) 最近の月経は　　　年　　　月　　　日より　　　日間
　　(7) その前の月経は　　　年　　　月　　　日より　　　日間
　　(8) 閉経の年齢は　　　歳

4）結婚・妊娠・出産について
　　(1) 結婚していますか　　　　　はい（当時　　　歳）・いいえ
　　(2) 離婚なさいましたか　　　　はい（当時　　　歳）・いいえ
　　(3) 再婚なさいましたか　　　　はい（当時　　　歳）・いいえ
　　(4) セックスの経験はありますか　　はい・いいえ
　　(5) 妊娠されたことがありますか　　はい・いいえ
　　　　①　　　歳（中絶・流産・分娩）　　　カ月（男・女　　　　g）
　　　　②　　　歳（中絶・流産・分娩）　　　カ月（男・女　　　　g）
　　　　③　　　歳（中絶・流産・分娩）　　　カ月（男・女　　　　g）

5）現在，服用中の薬はありますか
　　ある（薬の名前：　　　　　　　　　　　　）・ない

6）これまでに薬，食事などでアレルギー等の副作用を経験したことがありますか
　　ある（症状：　　　　　　　　　　　　）・ない

7）今までに大きな病気をしたことや，手術を受けたことがありますか
　　ある（いつ頃　　　　　どんな病気や手術：　　　　　　　　　）・ない

8）ご家族やご親戚で，次のような病気にかかったことのある方がいますか
　　それはどなたですか
　　心臓病（　　　）糖尿病（　　　）高血圧（　　　）脳卒中（　　　）
　　結核（　　　）喘息・アレルギー（　　　）がん（　　　）その他（　　　）

9）お酒を飲みますか　　はい・いいえ・やめた（　　　年前）
　　＊「はい」の場合……（　　　）年前から飲んでいる
　　　最近は，平均して一日（ビール・日本酒・ウイスキー）を（　　　）本・合・杯ほど飲んでいる

10）たばこは吸いますか　　はい・いいえ・やめた（　　　年前）
　　＊「はい」の場合……（　　　）年前から吸っている
　　　最近は，平均して一日（　　　）本吸っている

図3-1 ■産婦人科問診票例

日本産科婦人科学会編. 産婦人科研修の必修知識 2016-2018. 日本産科婦人科学会. 2016, p.9-10. より一部改変.

ことを理解してもらうためにも重要である．また，若年女性（中学生～高校生）では，羞恥心から性交経験があることを隠すことがある．若年女性でも子宮外妊娠や流産で来院する場合もあるため，何を目的として聴いているか説明する．

▋ 妊娠・出産歴

婦人科疾患を疑って来院する患者は，妊娠・出産歴とは関係ない疾患だと考えている場合も多い．しかし，例えば女性の悪性腫瘍では，乳癌や子宮体癌（子宮内膜癌）の発症リスクが出産経験の有無と深く関係しており，妊娠・出産の有無を問診することは重要である．

また，乳腺の炎症性疾患の可能性を疑う場合は，分娩の有無や授乳中かどうかを確かめる必要がある．化膿性乳腺炎やうっ滞性乳腺炎の診断には分娩時期や産後の経過も問診する必要がある．

S t u d y

妊娠・出産歴と関係の深い女性の悪性腫瘍

▋ 乳癌

乳癌の発症には，女性ホルモンであるエストロゲンが深く関わっている．体内のエストロゲンが多いことや，エストロゲンを含有する経口避妊薬の使用，閉経後のホルモン補充療法は，乳癌発症の危険性を高める．

出産経験がない女性の乳癌リスクは，出産経験のある女性に比べ，閉経前で1.7倍，閉経後で2.2倍，全体では1.9倍と高い．また，5回以上出産した女性では，出産1回の女性に比べ，閉経前・後とも乳癌リスクが約60％低く抑えられていた．

▋ 子宮体癌

子宮体癌の約8割は，エストロゲンの刺激が長期間続くことが原因と考えられている．肥満，閉経が遅い，出産経験がないなどの場合に，子宮体癌の発症リスクが高くなることがわかっている．

▋ 絨毛癌

絨毛性疾患の続発症（侵入奇胎・絨毛癌）は胞状奇胎から続発する疾患である．しかし，絨毛癌は分娩や流産の後にも発症することがあるため，異常性器出血を訴える女性の問診の際には，妊娠・出産歴に注意する必要がある．

参考文献 •

1) 国立がん研究センターがん情報サービス．"乳がん"．それぞれのがんの解説．https://ganjoho.jp/public/cancer/breast/index.html，（参照 2024-06-03）．
2) 国立がん研究センター社会と健康研究センター予防研究グループ．"生理・生殖要因と乳がん罹患の関連について"．多目的コホート研究．https://epi.ncc.go.jp/jphc/outcome/293.html，（参照 2024-06-03）．
3) 国立がん研究センターがん情報サービス．"子宮体がん（子宮内膜がん）"．それぞれのがんの解説．https://ganjoho.jp/public/cancer/corpus_uteri/index.html，（参照 2024-06-03）．
4) 日本婦人科腫瘍学会．"子宮体がん治療ガイドライン 2018 年版"．治療ガイドライン．https://jsgo.or.jp/guideline/taigan2018.html，（参照 2024-06-03）．

■ 経口避妊薬（ピル）の服用

　経口避妊薬（ピル）の服用についての情報も必要である．経口避妊薬を服用している女性では，子宮内膜が薄くなるため経血量の減少や無月経（消退出血の欠如）がみられる場合がある．また，ピルの服用を中止した後も無月経が持続する例や，続発性に高プロラクチン血症となり乳汁漏出を起こす例がある．いずれも一過性のもので大部分は正常に回復するが，患者はピルとの関連性を意識していないことがある．

2 外診（視診・触診）

　一定の順序に沿って頸部から**外診**（視診・触診）を行う．

▶ 頸部

　左鎖骨上窩リンパ節は，胸管を介して卵巣癌などの腹部悪性腫瘍の転移により腫大することがある．また，甲状腺機能亢進症や甲状腺機能低下症などの甲状腺疾患は，女性に多いことが知られており，**甲状腺**の腫大の有無を触診する．

▶ 胸部

　妊娠・産褥期以外の無月経を訴える女性の場合，その1〜2割は高プロラクチン血症が関与しているため，必ず**乳汁分泌**の有無を確認する．近年，乳癌に罹患する女性が増加していることから，乳腺の異常を訴える場合は乳癌検診を実施する（➡ p.66 参照）．

▶ 腹部

　腹部の疼痛を訴える場合は，腹壁が軽く沈む程度の触診から始め，疼痛を訴える部位は最後に触診する．強い痛みでない場合は，続いて腹部全体を入念に3〜5cm沈む程度に圧迫し，臓器腫大，腹部腫瘤，圧痛の有無を検討する．やせている女性の場合は，結腸に便を触知したり，腹部大動脈を触知したりすることがある．腹部の疼痛を認める場合は，**腹膜炎**を示す腹膜刺激症状（➡ p.26 参照）に注意する（図3-2）．

▶ 外陰部

　外陰部の色調の変化，潰瘍や腫瘤の有無を検討する．思春期発来時期の異常などを疑う場合は，陰毛の発生状態にも注意を払う．

3 腟鏡診

　腟鏡診は患者を砕石位（➡ p.45 図3-6 参照）とし，両下肢を十分に開いた姿勢で行う．腟鏡診を行う際は，**クスコ腟鏡**（➡ p.43 図3-5⑥参照）を用いることが多い．性交経験のない女性や小児の場合は，用いるクスコ腟鏡の大きさに配慮する．腟鏡診により，腟粘膜や子宮腟部などの視診，微生物検査用の分

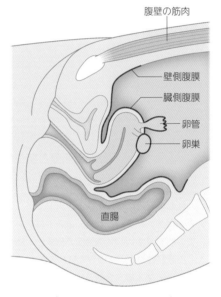

腹壁の筋肉
壁側腹膜
臓側腹膜
卵管
卵巣
直腸

—— 炎症が及んだ腹膜（臓側腹膜および壁側腹膜）

腹腔臓器の炎症（急性付属器炎など）が原因で発生する．腹膜炎の自発痛は，腹膜の刺激あるいは炎症によって起こる．

図3-2 ■腹膜炎

plus α

キアリ・フロンメル症候群
無月経を呈する疾患で，分娩後長期間の授乳によりプロラクチン分泌が亢進し，ゴナドトロピン分泌が低下することによって高プロラクチン血症が生じる．

咳嗽試験
咳払いをさせて腹痛が誘発されるか確認する試験．咳嗽により腹壁が動くことで疼痛が誘発される．

踵落とし衝撃試験
つま先立ちから急に踵を下ろし，下ろした瞬間に腹部に鋭い痛みが生じるかを確認する試験．

泌物採取，細胞診用の検体採取などを実施する．

▶ 腟粘膜・子宮腟部

腟粘膜の状態，分泌物（帯下）の性状，性器出血の有無，形態異常の有無，萎縮状態などを観察する．性成熟期の女性では，子宮腟部と子宮頸管の接合部である**扁平円柱上皮境界**（squamocolumnar junction：**SCJ**）を観察できることが多い（➡ p.48 図3-7 参照）．

4 内診（双合診）

腟鏡診にて子宮腟部の位置や腟内の異常の有無を観察した後，**内診（双合診）**を実施する（図3-3）．腟内に示指または示指と中指を挿入し，他側の手指を腹壁上から当て，骨盤内臓器を挟み込むようにして触診する．内診指の第4指および第5指は折り曲げておくと診察しやすい．性交経験のない女性や小児を診察する場合は，疼痛を誘発することが多いので無理をせずに直腸診に切り替える．

▶ 腟

腟壁の圧痛や硬結など，腟鏡診ではわからない異常を触診にて確かめる．

▶ 子宮

子宮の大きさ，傾き，硬さ，可動性，圧痛の有無を診察する（図3-3a）．正常子宮の大きさは鶏卵大であるが，小児や閉経後の女性では小さい．腫瘍があると子宮は大きく触れる．子宮内膜症による骨盤内癒着や子宮・卵巣の悪性腫瘍による浸潤があると，子宮の可動性は著しく制限されることがある．子宮感染症などがあると，子宮体部に圧痛を認める．

通常，子宮体部は腹側に向いているが（前傾前屈），癒着などがあると背側に向くことがある（後傾後屈）．また，妊娠子宮はやわらかいが，子宮筋腫があると部分的あるいは全体に硬度を増す．

▶ 付属器

挿入している指を側方にずらし付属器（卵管・卵巣）を触診する（図3-3b）．正常であれば付属器は触知しないが，卵巣腫瘍があれば球状の腫瘤を触知する

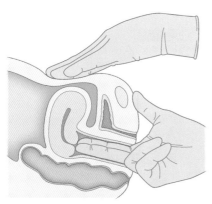

a．子宮体部を触診し，大きさ，可動性，圧痛の有無をみる．

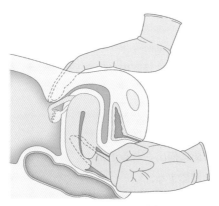

b．両側の子宮付属器を触診し，腫瘤や圧痛の有無をみる．

図3-3 ■内診（双合診）

ことが多い．クラミジアなどによる付属器炎があると強い圧痛を訴える．炎症や卵管妊娠があると，触診している付属器の反対の方向に子宮腟部を指で移動させると痛みが増強する場合がある．

5 直腸診

直腸診は，診察用手袋にキシロカインゼリーやワセリンを塗布して行う．あらかじめ直腸から診察することを告げ，疼痛を誘発しないようにゆっくりと行う．直腸診を行う目的は大きく二つある．一つは，性交経験のない女性や小児では，指を腟内に入れるのが困難な場合があり，内診の代わりに直腸診で子宮や付属器を診察するためである．もう一つは，内診が終了した後，骨盤内をより詳細に診察するという目的で行う場合がある．

例えば，子宮頸癌では，基靱帯から骨盤壁へのがんの浸潤の有無を確認するのに，直腸診のほうがはるかにわかりやすい．子宮内膜症では，ダグラス窩や直腸に病巣が及ぶことが多いので，排便痛や性交痛などの患者の訴えを参考に直腸診を実施する．

6 子宮消息子検査（子宮ゾンデ診）

子宮ゾンデ（➡ p.43 図3-5①参照）は，子宮腔の長さや方向を知るために用いる．特に子宮頸管の拡張や子宮体部の組織診，子宮鏡検査の場合は，あらかじめ子宮頸管および子宮体部の方向を子宮ゾンデで確認することが多い．

7 超音波検査

超音波検査は，ヒトの耳には聞こえない高い周波数の音波を用いて行う検査である．X線などとは異なり，医学的な使用の範囲内では人体への影響を心配する必要がないので，産婦人科診療において汎用されている．超音波を当て，組織で反射してくる音波（反射波）を受信する装置を探触子（トランスデューサー，プローブ）という．探触子を腹壁に当てる**経腹超音波検査**（周波数3～5MHz），探触子を腟内に挿入して腟腔内から超音波を発信する**経腟超音波検査**（周波数5～7.5MHz）が主に用いられる．小児や腟閉鎖術後の高齢者などで経腟的に検査ができない場合は，**経直腸超音波検査**を行うこともある．

■ 経腹超音波検査

婦人科の経腹超音波検査は，膀胱内に尿を充満させた状態で行う．ガスを有する腸管が子宮や付属器を覆うと超音波が到達しにくくなるのに対して，尿が充満した膀胱は超音波をよく伝え，鮮明な画像が得られやすくなるためである．膀胱の背側に描出される子宮や卵巣を観察し，腫瘍などの有無を確認する．

■ 経腟超音波検査，経直腸超音波検査

経腟超音波検査や経直腸超音波検査では，腟内や直腸内に探触子を挿入するため，超音波は腸管に妨げられず

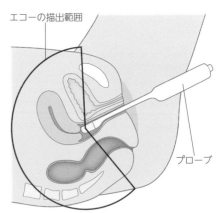

図 3-4 ■経腟超音波検査

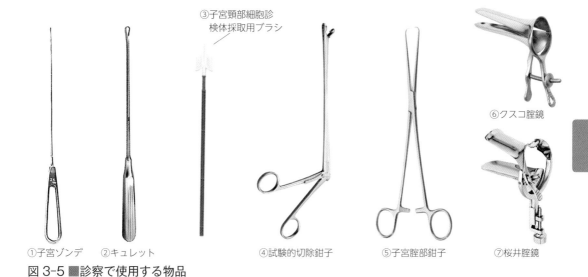

③子宮頸部細胞診
　検体採取用ブラシ

⑥クスコ腟鏡

①子宮ゾンデ　②キュレット　④試験的切除鉗子　⑤子宮腟部鉗子　⑦桜井腟鏡

図 3-5 ■診察で使用する物品

に骨盤内臓器に直接到達できる（図3-4）．膀胱内に尿を充満させる必要がないため，患者も排尿を我慢しなくてよい．発信周波数が経腹超音波検査よりも高いため，解像度が高く鮮明な画像を得られやすい．また，観察しにくい卵胞や子宮内膜の状態が観察できるなど，使用上の利点は多い．近年，内診を行った後に，続いて経腟超音波検査を実施する施設が多い．

　欠点は，巨大な腫瘤では探触子からの超音波が到達できないことである．この場合は経腹超音波検査を併用する必要がある．

8 診察で使用する物品

　婦人科の診察には特殊な機器が必要となる．主な器具を図3-5に示した．

①子宮ゾンデ：子宮腔の長さや方向を確認する際に使用する．

②キュレット：子宮内膜を搔爬する際に使用する．

③子宮頸部細胞診検体採取用ブラシ：子宮頸部の細胞診に用いる検体を採取する際に使用する．

④試験的切除鉗子：子宮腟部の組織を採取する際に使用する．

⑤子宮腟部鉗子：子宮頸管や子宮体部に器具を挿入する際，子宮腟部を把持するために使用する．

⑥クスコ腟鏡：腟鏡診を行う際，腟を開大するために使用する．

⑦桜井腟鏡：子宮内膜搔爬，子宮腟部生検，コルポスコピーなどを行う際，子宮をより大きく開大するために使用する．

2 婦人科の診察を受ける人への看護

　婦人科の診察は，大きく分けて問診・外診・内診から構成される．この三つの診察が滞りなく進むように，それぞれの診察室が配置されていることが多い．診察の対象は，妊婦や不妊症患者，悪性疾患患者など多岐にわたり，年代も若

年者から高齢者まで幅広く，それぞれの対象に必要な配慮が求められる．

　婦人科の診察を受けることは，疾患などの異常が見つかることの不安に加え，内診など婦人科特有の診察を受けることに対する羞恥心を伴う．診察がスムーズに行われ，不安や羞恥心を少しでも和らげるためのケアが必要とされる．

1 問診

　医師の診察の前に，まず患者に問診票を記入してもらい，その後，看護師が記入された内容について確認することが多い．問診票は，診察に必要な情報を効率よく，かつ漏れなく得るためのものである．特に婦人科では話しにくい内容もあり，患者は問診票に記載することで医師や看護師に伝えやすくなるメリットもある．

▶ 準備

　問診票の質問項目は，わかりやすい言葉で，答えやすい構成にする．問診は個室で行われることが望ましく，プライバシーが守られた環境を用意する．

▶ 問診時

　問診の際には来院した主訴だけでなく，性交の経験，妊娠・出産歴，家庭の事情や経済状況なども聴くため，患者が安心して答えらえるような質問のしかた，話しやすい態度を心掛ける．若年者では性交の経験があることを保護者に知られたくない，既婚者では過去の妊娠中絶歴をパートナーに知られたくないなどの場合があり，基本的に問診は患者と看護師の1対1で行う．問診で得られた情報を付添い者に漏らさないよう気を付ける．

2 外診

　外診には視診と触診があり，婦人科では胸部や腹部に加えて，外陰部の診察も含まれる．診察部位の露出による緊張，羞恥心を感じやすいため，それらを最小限にするケアを心掛ける．

▶ 準備

　診察室の室温に注意し，寒くないように掛け物を準備する．腹部の触診をする場合には，事前に排尿を済ませるように説明する．ただし，経腹超音波検査を実施する場合には，膀胱内に尿が貯留しているほうがよい場合もあるため，医師に確認する．

▶ 診察時

　露出部を最小限にして羞恥心に配慮する．腹部の触診は診察台にて仰臥位で実施することが多いが，妊婦であれば仰臥位低血圧症候群で，高齢者であれば円背などで仰臥位になりにくいこともある．姿勢に苦痛があるときは，患者の訴えや表情に注意し，医師に状態を伝えて，患者が安楽な姿勢で診察できるよう配慮する．腹部の触診では，腹壁を弛緩させるため，患者に膝を立てて口呼吸をするよう伝える．

▶ 診察後

　診察台から降りるときは，転落や転倒に注意するよう声掛けをして，必要な

場合は介助する.

3 腟鏡診・内診

腟鏡診や内診は，腟から腟鏡あるいは指を挿入して診察するため，婦人科の診察の中でも特に不安や恐怖，羞恥心を感じる．そのため，スムーズに診察をするための準備や患者の気持ちに配慮した対応が求められる．

▶ 準備

腟鏡診，内診は同時に行われることが多い．診察の目的を説明し，患者の協力を得てスムーズに終了できるようにする．併せて検査を実施する際には，検査についても説明し患者の同意を得る．診察前に排尿を済ませておくよう説明する.

内診台が正確に作動するか確認し，座面に防水シーツを敷く（図3-6）．腟鏡は患者に合ったものが選択できるよう，複数のサイズを準備する．診察と同時に検査を実施する場合には，必要な器具，物品を準備し，滅菌された物品は使用期限を確認する.

患者を内診台に誘導し，脱衣，内診台への上り方について説明する．検査容器には事前に患者氏名を記載し，患者にも氏名に誤りがないか確認を依頼する.

▶ 診察時

患者が安心して診察を受けることができるよう，診察時は必ず看護師が立ち会う．看護師は第三者としての役割があり，医師と患者の信頼関係が保てるようにする．内診台に座るときにはバスタオルを腹部から大腿部に掛け，露出を最小限にする．内診台は診察の直前に患者に声を掛けてから上げる．患者の羞恥心に配慮しカーテンで仕切りをすることが多いが，患者によっては不安に感じる場合があるため，カーテンの開閉については患者に確認するとよい.

腟鏡が負担なく滑らかに挿入できるよう水で濡らすなど配慮する．腟粘膜や子宮口，分泌物の観察を行うため，照明を適切な位置に設定する.

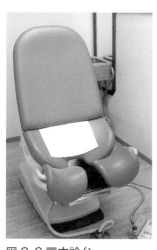
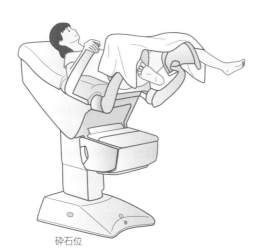

砕石位

図 3-6 ■内診台

緊急避妊薬の処方

　婦人科を受診する理由の一つに緊急避妊がある．避妊をしなかった，コンドームが破れた，レイプなど，望まない妊娠を性交後に回避するためである．性交後72時間以内に緊急避妊薬を内服することで排卵と着床を抑制する．緊急避妊法には経口避妊薬を2回服用するヤッペ法と，ノルレボ錠を1回服用する方法がある．ノルレボ錠は吐き気などの副作用は少ないが，費用はヤッペ法の2倍以上である．

　海外では緊急避妊薬を薬局で購入することができる国が多くあるが，日本では処方薬で入手しづらいことなどが議論されてきた．オンライン処方について検討が開始され，2019年5月の検討会で「性犯罪による対人恐怖がある場合や近くに受診可能な医療機関がない場合」に限り，産婦人科医や研修を受けた医師によるオンライン診療を認めるとした．

　一方で，性や生殖に関する正しい知識をもち，自ら心身の健康を守る行動がとれるよう，性教育などにもさらに力を入れていく必要がある．

診察時は股関節を十分に開く必要があるため，力を抜いて口呼吸をするよう説明する．患者の緊張や不安を緩和するために，タッチングや声掛けを行う．

▶ 診察後

　診察終了後には，外陰部や殿部に付着した消毒液や血液などを拭き取る．内診台から降りるときは，転倒に注意するよう声を掛け，必要なときは介助する．

　殿部に敷いたシートは次の患者のために新しいものを準備する．使用した器具の片付けは，施設で決められた手順に沿って行う．

4 直腸診

　直腸診は内診が困難な場合や，悪性腫瘍や子宮内膜症などの精査のために実施される．

▶ 準備

　診察時の疼痛を緩和するため潤滑剤を診察指に塗布するが，キシロカインゼリーを使用する場合は，アレルギーがないか事前に確認しておく．

▶ 診察時・診察後

　診察時の介助は，内診時と同様である．診察後は肛門周囲の汚れを拭き取る．

5 子宮ゾンデ診

　子宮ゾンデ診は子宮腔の長さや方向を知るために実施される．

▶ 準備

　子宮ゾンデを挿入する前に，子宮腟部前唇を腟部鉗子で把持するため，痛みを伴う場合があることを患者に説明する．

▶ 診察時・診察後

　診察中にはタッチングや声掛けを行い，患者の不安を和らげる．診察後は外陰部の消毒液などを拭き取る．診察後に出血することがあるが，自然に止血することを患者に説明する．

2 婦人科の検査

検査は，正確な診断を行うための基本的で重要な診療行為である．検査の意義と方法について正しい知識を習得して初めて患者に適切な治療を提供できる．

1 検体検査

1 細胞診

細胞診（スメア）は，主に子宮頸部と体部に対して実施されているが，乳癌の診断のために乳房の穿刺吸引細胞診（➡ p.70 参照）も行われている．

子宮腟部・頸部の細胞診

子宮頸部には**扁平円柱上皮境界**（SCJ）が存在し，この部分の円柱上皮の下には，円柱上皮にも扁平上皮にも分化する能力をもつ**予備細胞**がある．性交などによって円柱上皮の欠損が生じると，予備細胞は増生し，扁平上皮化生が生じる．性交に伴い，**ヒトパピローマウイルス**（human papillomavirus：HPV）の 16 型や 18 型などが感染すると，がん抑制遺伝子が不活化され，発がんに向かう．このことから，子宮頸癌の細胞診を実施する際は，SCJ から細胞を採取するようにすることが重要である（図3-7）．更年期以降の女性では女性ホルモン低下の影響を受け SCJ が頸管内に退縮するため，頸管内からも同時に細胞を採取する必要がある．

細胞はヘラやブラシ，綿棒などで採取し，スライドグラスに塗布する（図3-8）．この際，空気中にスライドグラスを放置すると検体が乾燥し，顕微鏡下に診断することが困難となるので，塗布後直ちに（5 秒以内），95%エタノール液に浸ける（図3-8）．子宮頸部はブラシで強く擦過すると出血することがある．

子宮頸部細胞診の結果は**扁平上皮細胞系**と**腺細胞系**の二つに分けて報告される（表3-1）．通常，NILM，ASC-SU，ASC-H，LSIL，HSIL，SCC，AGC，AIS などの略語で示される．子宮頸部細胞診の代表的な顕微鏡像を図3-9 に示す．

子宮体部の細胞診

子宮体癌患者の90%は何らかの異常性器出血を訴えて来院する．そのため，**子宮内膜細胞診**の検査対象は，最近 6 カ月以内に不正性器出血，月経異常，褐色帯下のいずれかを認めた者とされている．特に肥満，未妊娠，閉経後で異常性器出血を訴える女性，経腟超音波検査で子宮内膜厚が 5mm を超える閉経後女性（➡ p.194 図7-20 参照）であれば，子宮体癌の精査が必要である．妊娠している女性には実施できない．

子宮体部細胞診では吸引法あるいは擦過法で内膜細胞を採取する（図3-10）．子宮体部では器具挿入時や擦過中に疼痛を訴える場合が少なくない．

子宮内膜細胞診の結果は陰性，疑陽性，陽性の3段階で評価される（表3-2）．

plus α

子宮癌検診
厚生労働省は，健康増進法第 19 条の二に基づく健康増進事業として，「子宮がんについては問診，視診，子宮頸部の細胞診と内診を 20 歳以上の女性に 2 年に 1 回実施する．有症状者（異常性器出血など）は，同意があれば子宮体部の細胞診を追加する」ことを推進している．

偽陰性で注意すべき子宮頸部の疾患
子宮頸部腺癌は表層下の頸管腺から発生するため，腫瘍細胞が採取されにくい．また，悪性腺腫は超高分化型の粘液性腺癌で，腫瘍細胞は細胞異型に乏しく偽陰性となりやすい．

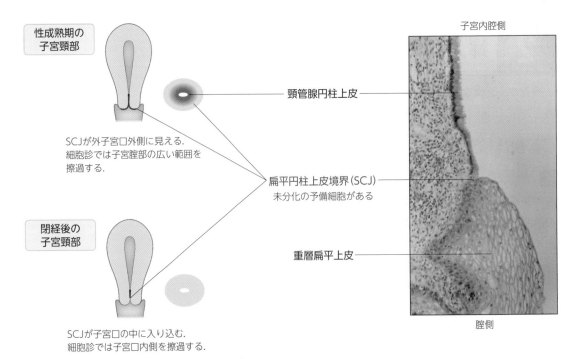

図 3-7 ■子宮頸癌のできやすい部位

写真提供：香川県立保健医療大学 塩田敦子先生

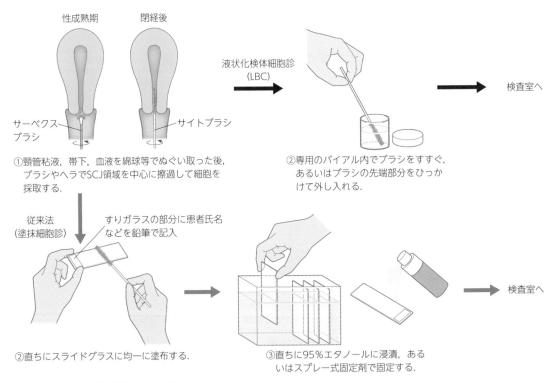

図 3-8 ■子宮頸部細胞診の方法

表 3-1 ■子宮頸部細胞診の結果報告書

扁平上皮細胞系

結　果	略　語	推定される病理診断	従来の クラス分類	英語表記	運　用
1) 陰性	NILM	非腫瘍性所見，炎症	I，II	Negative for intraepithelial lesion of malignancy	異常なし：定期検査
2) 意義不明な異型扁平上皮細胞	ASC-US	軽度扁平上皮内病変疑い	II - III a	Atypical squamous cells of undetermined significance (ASC-US)	要精密検査： ①HPV検査による判定が望ましい. 　陰性：1年後に細胞診, 　　HPV併用検査 　陽性：コルポ，生検 ②HPV検査非施行 　6カ月以内細胞診検査
3) HSILを除外できない異型扁平上皮細胞	ASC-H	高度扁平上皮内病変疑い	III a，III b	Atypical squamous cells cannot exclude HSIL (ASC-H)	要精密検査：コルポ，生検
4) 軽度扁平上皮内病変	LSIL	HPV感染 CIN1（軽度異形成）	III a	Low grade squamous intraepithielial lesion	
5) 高度扁平上皮内病変	HSIL	CIN2（中等度異形成） CIN3（高度異形成） CIN3（上皮内癌）	III a III b IV	High grade squamous intraepithielial lesion	
6) 扁平上皮癌	SCC	扁平上皮癌	V	Squamous cell carcinoma	

腺細胞系

結　果	略　語	推定される病理診断	従来の クラス分類	英語表記	運　用
7) 異型腺細胞	AGC	腺異型または腺癌疑い	III	Atypical glandular cells	要精密検査：コルポ，生検, 　　頸管および内膜 　　細胞診または組 　　織診
8) 上皮内腺癌	AIS	上皮内腺癌	IV	Adenocarcinoma in situ	
9) 腺癌	Adenocar-cinoma	腺癌	V	Adenocarcinoma	
10) その他の悪性腫瘍	other malig.	その他の悪性腫瘍	V	Other malignant neoplasms	要精密検査：病変検索

鈴木光明ほか. ベセスダシステム2001準拠 子宮頸部細胞診報告書の理解のために. 日本産婦人科医会, 2008. p.5. より一部改変.

3

婦人科・乳腺科で行われる診察・検査と看護

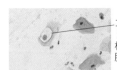 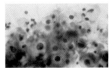 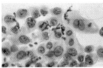

	コイロサイトーシス 核の軽度腫大	表層細胞の核の腫大 大小不同	顆粒状の核クロマチン
ベセスダ分類	ASC-US	LSIL	HSIL
推定病理診断	HPV 感染	LSIL/CIN1	HSIL/CIN2

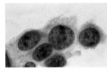 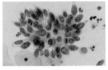

	核細胞質比の増加 核クロマチン増加	核の偏在 肥大化 柵状・羽毛状配列	細胞検査士，細胞診専門医が検鏡して診断する.
ベセスダ分類	HSIL	AIS	
推定病理診断	HSIL/CIN3	AIS	

図 3-9 ■子宮頸部細胞診の診断の実際

写真提供：香川県立保健医療大学 塩田敦子先生

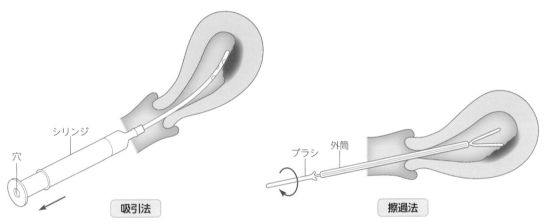

吸引法

シリンジの内筒後部の穴を親指でふさいで吸引すると，シリンジ内が陰圧となり，子宮内膜細胞が回収できる．シリンジを戻すときは指を離す．

擦過法

子宮内膜細胞採取ブラシを外筒に収納した状態で子宮内に挿入する．外筒を少し引き，ブラシの先端の採取部分を子宮内腔に露出させ，ブラシを回転させて細胞を採取する．外筒を挿入時と同じ位置まで戻し，ブラシの先端部分を外筒内に戻してから，採取器具を子宮から取り出す．

図 3-10 ■子宮体部細胞診の方法

表 3-2 ■子宮内膜細胞診の判定基準

判　定	細胞所見	推定病変
陰性	細胞異型ならびに構造異型を認めない．腺管構造が性周期に一致している．	正常内膜 　5%程度に癌が検出される．
疑陽性	細胞異型ならびに構造異型がみられるが，腺癌由来と決定的にいえる細胞が認められない．	炎症性変化などの非腫瘍性病変，子宮内膜増殖症，癌，肉腫 　10%程度に癌が検出される．
陽性	癌由来と判定される細胞がみられる．	子宮内膜の癌 　80%程度に癌が検出される．

片渕秀隆ほか．細胞診．日本産科婦人科学会雑誌．2007，59（4），N63．

子宮体癌における子宮内膜細胞診の偽陰性率は5〜20%とやや高い．そのため，臨床的に子宮体癌が疑われる場合は，**内膜組織診（内膜全面掻爬）**を考慮する．

子宮体癌は子宮頸癌のように直視下に検査をすることができないため，病変が小さいと検体を回収できないことが多くなる．高齢者では，子宮の頸管が細くなりゾンデさえ通過が難しくなることがあり，子宮体部に器具が十分挿入できない場合や，出血などのために病理的な判定が困難な場合などでは，内膜細胞診が陰性になりやすいといわれている．

内分泌細胞診

内分泌細胞診では，エストロゲンが中層細胞を表層細胞へと成熟させる作用をもつことを応用し，腟側壁の扁平上皮の表層を擦過・採取し，それに含まれる各層の細胞の割合を検討する．

2 組織診

組織診は悪性腫瘍の有無を判定するために用いられる．婦人科では，主に子宮腟部，子宮頸管，および子宮体部の組織診が行われる．外陰癌を疑うときは，局所麻酔を実施した後，メスなどで疑わしい組織を切除する．

子宮腟部の組織診

通常，**コルポスコープ（腟拡大鏡）**にて観察し，疑わしい病変部位を生検する（図3-11）．手順は内視鏡検査のコルポスコピーを参照．妊婦の場合は，非常に出血しやすいので，子宮腟部の狙い組織診が必要な場合は，入院の上，手術室で十分な準備の下に実施する．

子宮頸管の組織診

子宮頸部の病変が頸管内にある場合は，子宮頸管の**内膜掻爬**を行う．子宮ゾンデで頸管の方向を確認し，キュレット（➡ p.43 図3-5②参照）が挿入困難な場合は，ゾンデと同じ細さのゾンデキュレットで頸管の全周を掻爬する．

子宮体部の組織診

閉経前の女性の場合は，月経周期，最終月経を問診

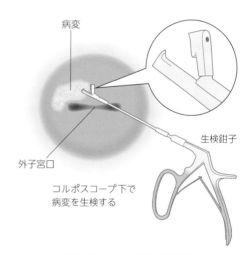

図 3-11 ■子宮腟部の狙い組織診

（図中ラベル）病変／外子宮口／生検鉗子／コルポスコープ下で病変を生検する

し，必要ならば妊娠検査を行い，妊娠していないことを確認しておく．妊娠している女性には実施できない．

腟内を消毒後，子宮腟部前唇に単鈎鉗子（➡ p.43 図3-5⑤参照）をかけ，子宮ゾンデで子宮の長さ・屈曲・方向・IUD（子宮内避妊具）が入っていないことなどを確認する．キュレットまたはゾンデキュレットを子宮腔内に挿入して，内膜組織を採取する（図3-12）．内膜腫瘍塊が大きく頸管が広い症例では，小さい胎盤鉗子で把持して組織を取り出す場合もある．患者は疼痛を覚えるの

で，あらかじめ説明しておく．必要であれば，入院の上，頸
管をラミナリア桿^{かん}で開大した後，麻酔下に**子宮内膜全面搔爬**
することもある．

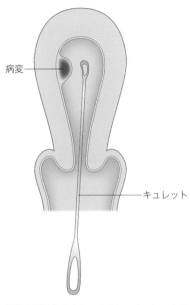

病変を取りもらさないように，キュレットで
子宮腔内の内膜壁を少なくとも4方向に搔爬する．

図3-12■子宮内膜組織診

3 腟分泌物検査

　性器が病原性微生物に感染したとき，**腟分泌物**（帯下）の
増加を訴えることがある．婦人科で認める病原性微生物は
図3-13 のように分類される．腟分泌物や外陰部にみられる
潰瘍病変を滅菌綿棒で採取する．顕微鏡で観察して診断のつ
くものもあるが，確定診断のために培養検査，核酸増幅法が
行われる．主な病原性微生物の検査法を表3-3 にまとめた．

4 穿刺検査

▌ダグラス窩穿刺

　ダグラス窩は腹腔内で最も低い位置にあり，腹腔内に異常
な液体が生じるとダグラス窩に貯留する．卵管妊娠の破裂や
卵巣嚢腫の破裂による急激な腹腔内出血，化膿性骨盤腹膜炎
などによる**ダグラス窩膿瘍**，腹膜炎による**腹水貯留**などであ
る．

　ダグラス窩穿刺は，内診台上で患者を砕石位にして実施す
る．まず腟鏡を挿入して子宮腟部の位置を確認し，腟内を十分に消毒する．通
常，局所麻酔は不要であり，穿刺時に軽い痛みがあることを説明しておく．後
腟円蓋中央から注射筒に取り付けたカテラン針を刺入する（図3-14）．液体が
回収できたら，針を抜去する．経腟超音波検査でダグラス窩に十分な量の液体
貯留があれば穿刺は比較的容易であるが，少ないときは超音波ガイド下に実施
されることもある．回収した検体は肉眼的，顕微鏡的，細菌学的に検討する．

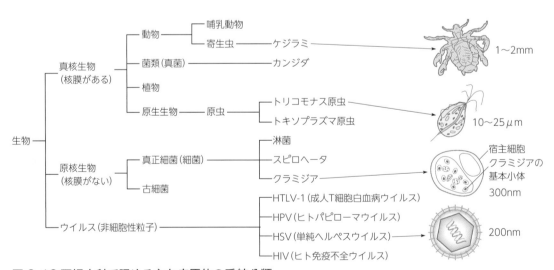

図3-13■婦人科で認める主な病原体の系統分類

表 3-3 ■腟分泌物で認められる病原性微生物と検査法

	病原体	検査法	疾患
原虫	トリコモナス原虫 10〜25μm. 鞭毛(3〜5本)を有する.	顕微鏡で観察し, トリコモナス原虫を確認する. 培養法も用いられる.	トリコモナス腟炎
真菌	カンジダ・アルビカンス 3〜5μm(胞子の直径)	顕微鏡で観察し, カンジダ菌の胞子や菌糸を調べる. 培養法も用いられる.	腟カンジダ症
細菌	好気性菌(Gardnerella vaginalis), 嫌気性菌(Bacteroides 属, Mobiluncus 属)などの過剰増殖した病態. 1μm前後	グラム染色し, Nugent Scoreを用いて鏡検で判定する.	細菌性腟症
	淋菌 0.8×1.6μmのそら豆型の双球菌	核酸増殖法のPCR法は検出に優れる. 多剤耐性菌が増えているため分離培養と薬剤感受性試験が必要.	淋菌感染症
	クラミジア・トラコマチス 直径約300nmの球形. 自己増殖できず, 宿主細胞内で増殖する(偏性細胞内寄生性細菌).	核酸増幅法のPCR法やSDA法などで検出する.	性器クラミジア感染症
ウイルス	単純ヘルペスウイルス 直径約200nmのDNAウイルス	潰瘍を擦過して得た検体から免疫クロマトグラフィ法で単純ヘルペスウイルス抗原を検出する. この方法によるプライムチェック®HSV(2014年保険適用)では, 10〜15分で結果が得られ, 感度・特異度ともに良好である.	性器ヘルペス

📖＊用語解説

腹水濾過濃縮再静注法
回収した腹水を濾過濃縮して再静注し, アルブミンなどの有用なタンパク質の喪失を防ぐ方法.

plus α

腹腔穿刺時のショック
短時間で大量の排液を行うと, 心臓への静脈還流量が減少し, 血圧低下を来す.

腹腔穿刺

腹腔穿刺には, 悪性腫瘍が疑われる症例で腹水を回収して細胞診などを実施する診断的穿刺と, 利尿薬などで制御できない大量の腹水を除去するための治療的穿刺がある. 卵巣癌などの癌性腹膜炎や卵巣過剰刺激症候群では, 大量の腹水が貯留する場合がある. 婦人科領域では, このような場合に, 超音波ガイド下で腹腔穿刺により腹水の排液を行うことがある. また, **腹水濾過濃縮再静注法**＊も行われている.

著明な腸管拡張があり, 誤穿刺の危険性が高い場合は禁忌である. 合併症は, 消化管損傷, 腹腔内出血, ショックなどである.

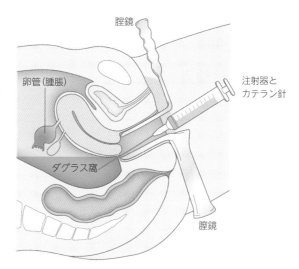

ダグラス窩に血液が貯留しているかどうか確認する.

図 3-14 ■ダグラス窩穿刺(卵管妊娠の疑い)

表 3-4 ■婦人科悪性腫瘍における各種マーカーの有用性

腫瘍マーカー	正常値	悪性腫瘍			良性腫瘍
		子宮頸癌	子宮体癌	卵巣癌	子宮内膜症
SCC	1.5ng/mL 以下	◎			
TPA	110U/L 以下	○	◎	○	
CEA	5ng/mL 以下	◎			
CA125	42.7U/mL 以下 (閉経後は 17U/ｍL 以下)		◎	◎	◎
CA19-9	1.1 ～ 47.7U/mL		◎		
AFP	10ng/mL 以下		◎	◎	
CA72-4	4U/ｍL 未満	○		◎	
SLX	39.6U/mL 未満		◎	◎	
BFP	75ng/mL 以下		◎		

青野敏博，苛原稔編．産婦人科ベッドサイドマニュアル．第 7 版，医学書院，2018，p.69-72．より作成．

5 腫瘍マーカー

腫瘍マーカーとは，がん細胞が産生，またはがん細胞に反応して他の細胞が産生する物質のことで，血液などの試料から検出することができ，腫瘍の良性・悪性の鑑別，がんの治療効果の判定，再発の発見などに用いられる．腫瘍マーカーの種類は多く，それぞれのマーカーで陽性率の高い疾患が識別できるので，腫瘍マーカーをいくつか組み合わせて診断精度を上げることが多い（表3-4）.

同じマーカーであっても，年齢，月経周期，妊娠の有無，炎症疾患の有無などで基準値が異なり，また偽陽性，偽陰性があるので，悪性の判定の際には他の検査結果（画像など）を参考に，慎重に行う必要がある．

2 内視鏡検査

1 コルポスコピー　colposcopy

コルポスコピー（腟拡大鏡検査）は，コルポスコープ（colposcope）を用いて子宮頸部を拡大観察することにより，子宮頸部病変の程度と広がりを把握し，病変の生検を行うための検査である．

内診台で砕石位をとり，腟鏡にて子宮腟部を露出させ，コルポスコープにて子宮腟部を拡大観察する．次に3％酢酸を浸した綿球を30秒～1分程度，子宮腟部に押し当てるようにして**酢酸加工**を行う（図3-15）．これにより子宮頸部上皮内腫瘍は白色調を帯びるので，観察が容易となる．白色上皮，赤点斑，モザイク，異型血管などを観察し（➡ p.182 図7-14 参照），所見を分類して記録する（表3-5）.

最も異常所見の強い部分から生検を行い，組織診を実施することが多い．生検した場合は，子宮腟部からの出血を綿球で圧迫，または LEEP*（loop electrosurgical excision procedure）により止血する．止血困難な場合は，縫合

■*用語解説

LEEP
高周波電流を用いたループ電極による外科的切除のこと．手技が簡単で切除時間も短く，出血量も比較的少ないことから，婦人科外来での組織検査の際によく使用されている．

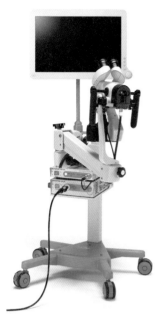

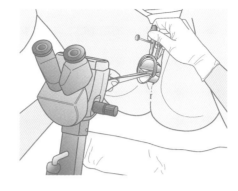

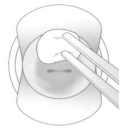

コルポスコープ　　　　　　　　　　　3％酢酸液を腟部に塗布する

図 3-15 ■コルポスコピー（腟拡大鏡検査）

写真提供：オリンパス株式会社

表 3-5 ■改訂コルポスコピー所見分類（日本婦人科腫瘍学会 2014）

軽度所見　Grade 1 (minor)
　　白色上皮　　　　　　　　　　　　Thin acetowhite epithelium（W1）
　　モザイク　　　　　　　　　　　　Fine mosaic（M1）
　　赤点斑　　　　　　　　　　　　　Fine punctation（P1）
　　不規則・地図状辺縁　　　　　　　Irregular, Geographic border（B1）
高度所見　Grade 2 (major)
　　白色上皮　　　　　　　　　　　　Dense acetowhite epithelium（W2）
　　モザイク　　　　　　　　　　　　Coarse mosaic（M2）
　　赤点斑　　　　　　　　　　　　　Coarse punctation（P2）
　　鋭角辺縁，内部境界，尾根状隆起　Sharp border, Inner border, Ridge sign (B2)
　　異常腺開口　　　　　　　　　　　Abnormal gland openings（aGo）
非特異的所見　Nonspecific findings
　　白斑　　　　　　　　　　　　　　Leukoplakia（L）
　　びらん　　　　　　　　　　　　　Erosion（Er）
浸潤癌所見　Suapicious for invasion (IC)
　　異型血管　　　　　　　　　　　　Atypical vesses（aV）
　　付随所見　　　　　　　　　　　　Additional signs

端晶彦．コルポスコピー：病理組織学的構築を理解したうえでコルポスコピーを学ぶ．日本産科婦人科学会雑誌．
2018，70（11），p.2285．より一部改変．

にて止血する．

2 ヒステロスコピー　hysteroscopy

　ヒステロスコピー（**子宮鏡検査**）は，粘膜下筋腫，子宮内膜ポリープ，子宮内膜増殖症，子宮体癌などの子宮体部腔内に発生する疾患の観察や内膜細胞診，内膜組織診に用いる（図3-16）．妊娠の可能性がないことを確認してから行う．外来では，手元レバーで機器先端を曲げて観察方向を術者が設定できる

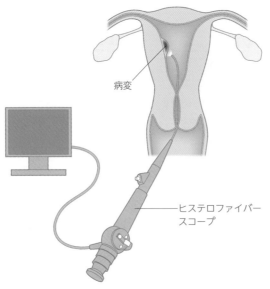

病変

ヒステロファイバー
スコープ

図 3-16 ■ヒステロスコピー（子宮鏡検査）

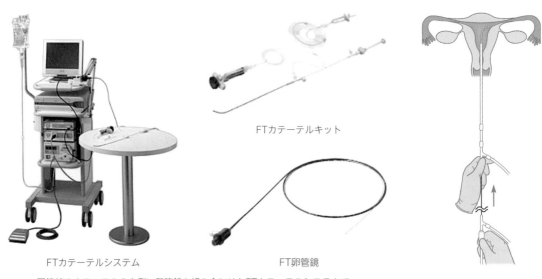

FTカテーテルキット

FTカテーテルシステム

FT卵管鏡

円筒状のカテーテルの内側に卵管鏡を組み合わせたFTカテーテルシステムで，
卵管内の観察や治療を行うことができる

図 3-17 ■ファロポスコピー（卵管鏡検査）

写真提供：テルモ株式会社

ようになっている**ヒステロファイバースコープ**を使用する．先端径が 3.1 ～
3.5mm と細いため，麻酔や頸管拡張を必要としない．

3 ファロポスコピー falloposcopy

　ファロポスコピー（卵管鏡検査）は，外径 1.25mm の円筒状のカテーテルと
その内側に外径 0.6mm のフレキシブルな卵管鏡（falloposcope）を組み合わせ
た FT（falloposcopic tuboplasty）カテーテルシステムを用いて施行される
（図3-17）.

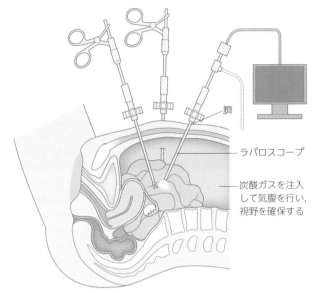

ラパロスコープ

炭酸ガスを注入
して気腹を行い，
視野を確保する

臍

図 3-18 ■ラパロスコピー（腹腔鏡検査）

卵管内腔を観察し，卵管内腔に閉塞部位があれば，内蔵された伸長性のバルーンカテーテルを押し進めることで治療も可能である（➡ p.86 図4-8参照）．

4 ラパロスコピー laparoscopy

ラパロスコピー（腹腔鏡検査）は，麻酔下に腹腔内に炭酸ガスを入れて（気腹）十分な視野を確保した後，内視鏡や各種鉗子を挿入して腹腔内の観察・生検・治療を行うものである（図3-18）．

卵管や腹腔内癒着が生じる子宮内膜症の確定診断には，ラパロスコピーが必要である．検査で卵管障害や子宮内膜症が発見されたときは，治療も同時にできるという利点があり，不妊症の検査治療には腹腔鏡が汎用されている．

ダグラス窩穿刺により腹腔内出血が認められた場合は，卵管妊娠や卵巣出血が疑われる．それらの場合も腹腔鏡で精査し，診断がつけば続けて腹腔鏡下手術により治療ができる．

しかし，卵巣癌の治療を目的とした腹腔鏡下手術は，腫瘍の被膜破綻率が高いため推奨されていない．腹腔内観察や組織採取を目的としたラパロスコピーは，限られた施設で行われている．

3 画像検査

1 X線検査

X線検査は人体にX線を照射し，透過したX線の情報をデジタル化して画像表示するものである．体内におけるX線の吸収の違いを利用して，気体（肺胞内の空気や腸管内ガスなど），液体（血液など），骨を見分けることができる．

▌腹部単純X線検査

婦人科領域では，悪性腫瘍の転移や浸潤による腸閉塞の検討に用いられてい

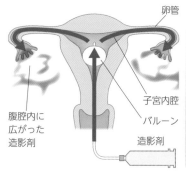

卵管　卵管膨大部　卵管間質部　卵管峡部

子宮内腔

バルーン

腹腔内に
広がった
造影剤

造影剤

子宮内にバルーンカテーテルを挿入し，
バルーンカテーテルから子宮腔内に造影
剤を注入して，子宮から卵管へと造影剤が
流出するのをX線撮影して観察する検査．

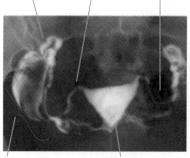
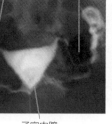

骨盤壁を伝って
広がる造影剤

子宮内腔
（逆三角形に見える）

正常

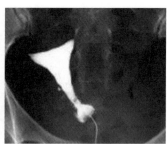

卵管間質部閉塞の例

図3-19 ■子宮卵管造影（HSG）

写真提供：鹿児島大学 沖利通先生

写真提供：鹿児島大学 沖利通先生

る．腸閉塞があると**ニボー***を認める．

■ 腎尿管膀胱部単純撮影

　腎尿管膀胱部単純撮影は，仰臥位で腎（kidney）・尿管（ureter）・膀胱（bladder）
が含まれるように撮影するもので，それぞれの頭文字をとって **KUB** と呼ばれ
ることが多い．腹部全体を広く撮影できるため，異常石灰化や尿路結石の検査
にしばしば用いられる．尿路結石の多くはシュウ酸カルシウムで，陰影として
認められるが，約10%に尿酸成分の結石があり，尿酸はX線に写らないこと
を知っておく必要がある．

■ 子宮卵管造影　hysterosalpingography：HSG

　子宮卵管造影（HSG）は卵管疎通性の検査で，月経終了後の排卵が起こる前
の時期に，造影剤を子宮腔内から卵管へ注入しX線撮影を行う（図3-19）．必
ずしも正確な診断ができるとは限らないため，確定診断のためにはラパロスコ
ピー（➡ p.57 参照）が必要である．

2 CT 検査

　CT（computed tomography）は，装置が回転しながら人体にX線を照射し，
対向する検知器でX線を検出しコンピューターで画像を再構成するものである．
近年，CT 装置は改良が重ねられ，マルチスライスヘリカル CT では，1回の撮
影で複数の断層が撮影できるので撮影時間の短縮と画像の改善が図られている．

　肺などへの遠隔転移やリンパ節を上腹部から骨盤底まで系統的に診る際は，
短時間で広範囲に撮影できる造影 CT が診断しやすい．

3 MRI 検査

　MRI（magnetic resonance imaging；磁気共鳴画像）は，巨大な磁石となっ
ているトンネル状の装置の中に臥位の姿勢となり，磁石の力と電波を使って身
体内部の様子を画像化する検査である．組織は強力な磁場の中に置かれ，特定

表 3-6 ■ T1，T2 強調画像における正常組織の信号強度

		T1 強調画像	T2 強調画像
水		低	高
脂肪		高	高
石灰化		なし	なし
空気		なし	なし
子宮	筋層	中	やや高
	junctional zone	中	低
	内膜	中	高
	頸部間質	中	低
卵巣	卵胞	中	高
	間質	中	低
parametrium		中	高
リンパ節		中	中〜高
筋肉		中	低
靱帯		低	低
皮下脂肪		高	高
骨皮質（石灰化）		なし	なし
骨髄（脂肪）		高	高
血管	動脈（流速が速い）	なし	なし
	静脈（流速が遅い）	低	高
出血	急性	低	低
	慢性	高	高
ガドリニウム製剤（造影剤）		高	－

注 1．T1 強調画像では骨盤内臓器の組織間コントラストが少なく，T2 強調画像では骨盤内臓器のコントラストが良好であるので，一般的には T2 強調画像がよく用いられる．
注 2．ガドリニウム製剤は血液，細胞外液中に分布し，T1 を短縮させ信号強度を増強する．
青野敏博，苛原稔編．産婦人科ベッドサイドマニュアル．第 7 版，医学書院，2018，p.84．

表 3-7 ■ 各種画像診断の比較

		超音波	CT	MRI
侵襲性	撮影時間	短	短	長
	安全性	安全	X 線被曝	金属に注意
撮影面		任意	主に水平面	任意
映像	コントラスト	不良	不良	良
	石灰化の描出	良	良	不良
	ガスによる影響	有	無	無
コスト		安価	高価	高価

柏村正道．婦人科における画像診断．日本産科婦人科学会雑誌．1993，45（9），N-182．より一部改変．

の周波数の電波が照射されるとその中の水素原子が同じ方向を向く（磁気共鳴現象）．その後に電波を切ると各組織（水，脂肪，骨，がんなど）は独自の速さで元の方向に戻る性質がある．この性質を使って，戻る速度差から信号を算出し，白黒で表現したものが MRI である．組織による速度差を利用して，**T1 強調画像**と **T2 強調画像**の二つの画像を作成することができる．これらの画像を比較することで，尿などの水の成分と脂肪の判別，急性期の出血と慢性期の出血などの区別をすることができ，より詳細な画像の判読が可能となる（表3-6）．

　超音波検査，CT，MRI の比較を表3-7 に示した．

婦人科腫瘍におけるPET/CTの有用性と問題点

■ 有用性

①増殖速度が速くブドウ糖の利用度が高い悪性腫瘍ではFDGが集積するため，PETを悪性度の判定に用いることができる．実際にPET/CTを利用するのは，婦人科悪性腫瘍では進行癌での病期診断，治療後の治療効果判定や再発の診断の場合が多い．

②PET/CTは頭から足まで全身像を一度に撮影し，全身の悪性腫瘍を発見できるため，進行癌ではどこに転移しているのかを見つけることができる．

③治療後の再発発見に有用である．婦人科悪性腫瘍の再発診断においては，感度，特異度とも良好である．骨盤内のみならず，傍大動脈のリンパ節転移，肺や鎖骨上リンパ節転移など，全身のさまざまな部位への転移を評価できる．

■ 問題点

①FDG-PETで陽性となるのは，1cm以上の大きさのがんで，1cmより小さいがんは陰性となることが多い．したがって，ごく早期のがんの発見はできない．

②がんの局所進展の評価に関してはPET/CTの意義は少ない．

③FDGの生理的な集積部位にも注意する必要がある．脳，扁桃，心筋，胃や大腸を含む腸管など，さまざまな臓器への集積がみられる．子宮や卵巣に対しても生理的な集積がみられる．子宮の集積は排卵期と月経期に多く，生殖可能年齢の女性に対してFDG-PET検査を施行する場合には，この時期は避けて検査を施行する．

④炎症や子宮筋腫などの良性腫瘍でも陽性となることがある．炎症細胞（マクロファージなど）はFDGを強く取り込み，反応性に腫大したリンパ節も陽性となることがある．

参考文献

1) 藤井博史．婦人科悪性腫瘍におけるPET検査の有用性と限界．日本産科婦人科学会雑誌，2004，56 (9)，N489-N492.

2) 中本裕士ほか．婦人科腫瘍におけるPET診断の適応と問題点．CLINICAL OB-GYNE，2006，9 (3)，p.8-11.

4 PET検査

　放射性物質であるフッ素18は，陽電子（ポジトロン）と呼ばれるプラスに荷電した粒子を放出するが，フッ素18で標識した**ブドウ糖の誘導体FDG**（fluorodeoxyglucose）を用いる検査法を**ポジトロン断層撮像法**（positron emission tomography：**PET**）という．FDGを用いるので**FDG-PET**とも呼ばれる．

　FDGを体内に注射し，ブドウ糖として体内に取り込まれた放射能をとらえることによって，生体の代謝情報や機能をみる検査である．正常細胞に比べてがん細胞の増殖速度は速く，正常細胞よりも多くのエネルギーを必要とする．したがって，がん細胞は正常細胞より多くFDGを取り込むため，FDG-PET検査では，がんの部位は陽性像となる．

▌PET/CT 検査

PET/CT 検査は一回の検査で PET と CT の両方を実施し，PET と CT の画像を融合させる方法である．PET/CT 検査は両方の検査を組み合わせて行うことにより，時間的・空間的ずれを最小限にすることができ，代謝画像と形態画像を重ね合わせて，詳細で的確な診断ができる．

4 内分泌検査

1 基礎体温測定

基礎体温測定は，朝目覚めたときに，布団の中で口内温度を連日測定し，**基礎体温表**に記録したものである（図3-20）．基礎体温表が**低温相**と**高温相**の二相性を示していれば，排卵していると推定される．これは，排卵後に黄体から分泌されるプロゲステロンが体温中枢に作用して体温を 0.3 〜 0.5 度程度上昇させるからである．

2 ホルモン測定

各種ホルモンの基準値を表3-8，表3-9 にまとめた．

3 ホルモン負荷試験

▌プロゲステロン負荷試験（P テスト）

プロゲステロン負荷試験（P テスト）は，原発性または続発性無月経の患者

① 朝，目覚めたら布団の中で横になったまま，

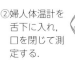
②婦人体温計を舌下に入れ，口を閉じて測定する．

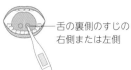
舌の裏側のすじの右側または左側

③基礎体温表に記入する．

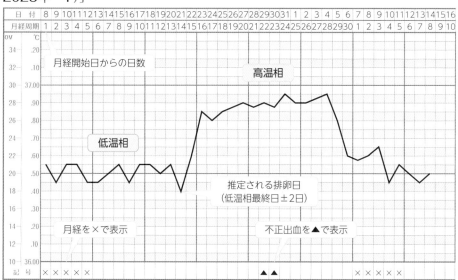

図 3-20 ▌基礎体温測定と記録

表 3-8 ■月経周期の各時期におけるホルモン (血中濃度) の基準値

ホルモン	単 位	卵胞期	排卵期	黄体期	閉経期
LH	mIU/mL	2.4 〜 12.6	14.0 〜 95.6	1.0 〜 11.4	7.7 〜 58.5
FSH	mIU/mL	3.5 〜 12.5	4.7 〜 21.5	1.7 〜 7.7	25.8 〜 134.8
エストラジオール	pg/mL	< 20 〜 300.8	41.3 〜 527.4	< 20 〜 349.1	≦ 48
プロゲステロン	ng/mL	≦ 2.05	データなし	≦ 14.86	≦ 0.73

(注意) ホルモン濃度を測った測定系により測定値は若干異なる.
青野敏博, 苛原稔編. 産婦人科ベッドサイドマニュアル. 第 7 版, 医学書院, 2018, p.110-112. より一部改変.

表 3-9 ■その他のホルモン（血中濃度）の基準値

分泌臓器	ホルモン	単 位	基準値	
下垂体	プロラクチン	ng/mL	4.91 〜 29.32	
卵巣・副腎	テストステロン	ng/mL	0.11 〜 0.47	
	遊離テストステロン	pg/mL	≦ 2.7	
甲状腺	T4 （サイロキシン）	μg/dL	5.4 〜 10.6	
	遊離型 (free) T4	ng/dL	0.93 〜 1.75	
	T3 （リトヨードサイロニン）	ng/mL	0.89 〜 1.62	
	遊離型 (free) T3	pg/mL	2.3 〜 3.7	
胎盤	hCG （ヒト絨毛性ゴナドトロピン）	mIU/mL	妊娠 8 週 （妊娠 8 週前後 に最高値となる）	50,000
			妊娠 20 〜 40 週	10,000

(注意) ホルモン濃度を測った測定系により測定値は若干異なる.
青野敏博, 苛原稔編. 産婦人科ベッドサイドマニュアル. 第 7 版, 医学書院, 2018, p.110-112. より作成.

に実施する. ゲスターゲン薬（デュファストン®など）を内服させ, 2 〜 7 日後に**消退出血***があるかどうかをみる試験である(図3-21). 消退出血があれば**第1度無月経**と診断される.

▌ エストロゲン・プロゲステロン負荷試験（E・P テスト）

　エストロゲン・プロゲステロン負荷試験（E・P テスト）は, P テストで消退出血がない症例に対して行われる試験で, 最初の 10 日間はエストロゲン薬（プレマリン®）のみを投与し, 次の 10 日間はエストロゲン薬（プレマリン®）とゲスターゲン薬（デュファストン®など）を同時に投与する(図3-21). 2 〜 4 日後に消退出血があれば**第 2 度無月経**と診断され, 消退出血がなければ**子宮性無月経**と判定される.

▌ GnRH（LHRH）負荷試験

　GnRH（LHRH）負荷試験は排卵障害が対象となる. GnRH (LH-RH®) 0.1mg を静脈内注射し, 注射前, 注射後15, 30, 60, 120 分に血清 LH, FSH 濃度を測定する(図3-22). これにより障害部位が視床下部, 下垂体, 卵巣のいずれであるかが判定できる(表3-10).

　LH の前値が中等度〜高値で, GnRH 投与後に過剰反応を起こす場合は, **多**

📖*用語解説

消退出血
エストロゲンやプロゲステロンの減少や消退によって起こる子宮内膜からの出血のこと. エストロゲンの減少, エストロゲンとプロゲステロン両方の減少, プロゲステロンのみの減少, の三つに区別される. エストロゲンとプロゲステロン両方の減少で起こる消退出血が月経である.

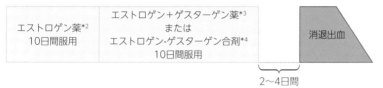

プロゲステロン負荷試験（Pテスト）

| ゲスターゲン薬*1
5〜7日間服用 | | 消退出血 |

2〜7日間

*1　通常は合成プロゲステロン製剤（デュファストン® など）を経口投与する.

エストロゲン・プロゲステロン負荷試験（E・Pテスト）

| エストロゲン薬*2
10日間服用 | エストロゲン＋ゲスターゲン薬*3
または
エストロゲン-ゲスターゲン合剤*4
10日間服用 | 消退出血 |

2〜4日間

*2　通常はエストロゲン製剤（プレマリン®）を経口投与する.
*3　エストロゲン製剤（プレマリン®）とゲスターゲン薬（デュファストン® など）を経口投
　　与する.
*4　エストロゲン-ゲスターゲン合剤（プラノバール® など）を経口投与する.

図 3-21 ■ PテストとE・Pテスト

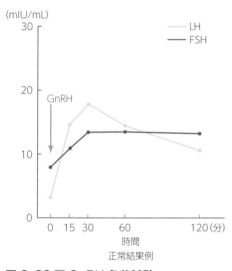

図 3-22 ■ GnRH 負荷試験

表 3-10 ■ GnRH 負荷試験による診断

原　因	投与前値	反　応
視床下部不全型	低値または正常	正常
下垂体不全型*	低値	不良
卵巣不全型	高値	過剰反応
多嚢胞性卵巣症候群	LH は中等度高値 FSH は低値または正常	LH は過剰反応 FSH はほぼ正常

＊重症の視床下部障害では下垂体不全型となる.
青野敏博，苛原稔編. 産婦人科ベッドサイドマニュアル. 第 7 版, 医学書院, 2018, p.114.

嚢胞性卵巣症候群（PCOS）と判定される.

■ TRH 負荷試験

　TRH 負荷試験は排卵障害，乳汁漏出症，甲状腺機能異常症を対象とし，TRH（TRH®）0.5mg を静注して，注射前，注射後 15，30，60，120 分に採血し，血清プロラクチン（PRL），甲状腺刺激ホルモン（TSH）濃度を測定する（図3-23）.

　PRL の前値が高値であれば高プロラクチン血症，前値が正常で過剰反応を起こす場合は潜在性高プロラクチン血症と診断される.

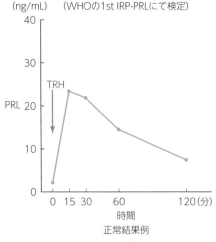
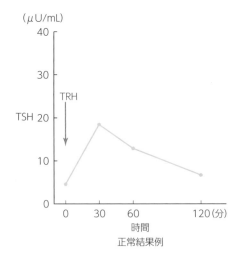

図 3-23 ■ TRH 負荷試験

正常結果例

▌ 排卵誘発試験

▶ クロミフェンテスト

クロミフェンテストの対象は視床下部の機能障害例である．クロミフェン（クロミッド®）を月経周期5日目，または消退出血5日目から5日間，毎日100mg経口投与する．①内服開始前，②開始後5〜7日目，③開始後11〜13日目に採血し，LH，FSH，E_2 を測定する．

②で LH と FSH 濃度が上昇し，③で E_2 濃度が上昇する場合は，視床下部の軽症機能障害と考えられ，**クロミフェン療法**が有効である．

②で LH と FSH が上昇し，③で E_2 が上昇しない場合は，卵胞発育準備状態が不良であるため，**hMG-hCG 療法**の適応と考えられる．

②③でともにホルモンが増加しない場合は，内因性の GnRH や FSH の分泌が期待できない状態であり，hMG-hCG 療法が必要となる．

▶ ゴナドトロピン負荷試験

ゴナドトロピン負荷試験は第2度無月経の患者に施行する．hMG 製剤150単位を3〜7日間，連日筋肉内注射し，負荷前と負荷後（適宜採血）の血中エストラジオール（E_2）濃度を測定する．

E_2 濃度が上昇すれば，ゴナドトロピンに対する卵巣の反応性があると判定され，視床下部または下垂体性の無月経が考えられる．上昇しない場合は，卵巣性無月経で萎縮性卵巣，卵巣発育不全などが考えられる．

⑤ 婦人科の検査を受ける人への看護

婦人科の検査は内診時に同時に行われることが多いため，検査に対する不安や羞恥心を感じやすい．事前に検査について十分に説明し同意を得ておくとともに，器具，検体容器などの必要物品を準備し，スムーズに検査が終了するように心掛ける．また，女性生殖器の解剖生理や検査による心身への影響を理解

し, 適切に対処することが必要となる.

■ 準備

　検査の必要性と方法について説明し, 事前に同意を得る. 検査によっては入院して麻酔下で実施するため, その場合は同意書に署名があることを確認する.

　検査で使用する機器の動作確認をし, 必要物品を準備する. 検査で使用する滅菌済みの器具・検査キットは, 使用期限を確認しておく. 検査によっては急変を起こす場合があるため, 緊急カートを準備し, 収納薬品・物品がすぐに使用できるよう点検しておく.

　内診と同時に検査を行う場合は, 膀胱内を空にしておくほうがよいため, 排尿を済ませておくよう患者に説明する. ただし, 経腹超音波検査を実施する場合には, 膀胱内に尿が貯留しているほうがよいため, 検査が終了するまで排尿しないよう説明する. 検査に造影剤を使用する場合は, アレルギーの有無を確認する. 検査に絶飲食が必要な場合は, 最終の摂取日時を確認する.

■ 検査時

　検査に対する理解や不安の程度を把握し, 緊張を和らげるような態度で接する. 患者の取り違えを防止するため, 検査前に患者の氏名を必ず確認する.

　内診と同時に検査を行うときは, 露出を最小限とし, 羞恥心に配慮する. また, 不安に伴う緊張を和らげるために股関節を十分に開き, 口呼吸を実施し, 力を抜くように説明する. 緊張や不安を緩和するためにタッチングを行い, 検査の進行状況を伝える.

　検査中の疼痛や出血, 一般状態を観察し, 異常があるときには医師に報告する.

■ 検査後

　検査後は, 出血や疼痛の有無, 一般状態を確認する. すぐに歩行, 帰宅ができないときは休息が取れるような環境を準備する. 麻酔を使用した場合は, 決められた手順でバイタルサインの測定や症状の観察を行う.

　検査後出血や疼痛が持続する場合は, その目安を伝え, 不安の軽減に努める. 腟内にタンポンやガーゼを留置したときは, 除去するタイミングや方法について説明する. 患者自身でできない場合は, 付添い者に説明し除去を依頼する.

　検査によっては入浴や性交を禁止することがあるため, その期間について説明する. 検査結果の説明や次回の受診が必要であるかを医師に確認し, 日時を患者に伝える. 患者本人以外に家族などのキーパーソンに検査結果の説明をする必要がある場合は, その調整を行う.

　採取した検体は, 検査オーダーとともに患者氏名や検査項目を確認し, 患者の間違いや検査内容の誤り, 過不足がないかを確認する. 使用した機器や器具は, 施設で決められた手順で片付け, 次に使用できるように準備しておく.

3 乳房の診察・検査

日本における乳癌患者数は増え続けており，女性の部位別がん罹患数で最も多い．乳癌をはじめとする乳腺疾患に対する社会的認知度も高くなっており，医療機関や検診機関で乳房の診察・検査を行う機会が増えている．乳房の診察・検査は大きく分けて，①外診（視診・触診），②画像検査・内視鏡検査，③検体検査がある．乳腺疾患の診断時における患者ケアのためには，これらの乳房の診察・検査の手法とその意味をよく理解しておく必要がある．

1 外診（視診・触診）

視診とは，左右の乳房を目で見て，乳房の対称性，変形，皮膚の変化などを観察する検査である．**触診**は手指で乳房全体および腋窩リンパ節を触れて，腫瘤や硬結の有無，また乳頭からの分泌がないかなどを確認する検査である．いずれの検査も病態把握の第一歩となるため非常に重要である．視触診で得られる所見には，画像診断では知りえない貴重な情報が含まれている．

1 視診

視診は，患者に上半身の衣類を脱衣させ，座位で行う．両腕を下げた姿勢と両腕を上げた姿勢で，両側乳房と乳頭の対称性や変形の有無を観察する（図3-24）．また乳房の皮膚の変化も見る．

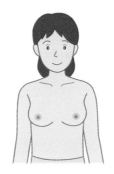 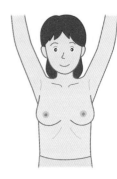

自然に両腕を下げる　　　両腕を挙上する

両方の乳房を比較し，左右差がないかをみる

図 3-24 ■乳房視診時の姿勢

2 触診

乳房の触診は視診に引き続き，まず座位で，次いで仰臥位で行う．大きく下垂するような乳房の場合は，乳房下部は上肢を挙上していないと触診しづらいことがある．乳房の触診では，検査者の第2〜4指の**指腹**を使って乳房を軽く押さえながらなでるように移動させる（図3-25）．**ピアノタッチ法***も併用することがある．乳房をつまんだり握ったりすることはしない．正常乳腺が腫瘤として触知されることがあるからである．

次に腋窩リンパ節の触診を行い，最後に乳頭をつまんで圧迫し，乳頭からの異常分泌があるかどうかを確認する．

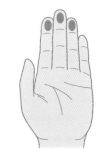

第2，3，4指の指腹で触診する

図 3-25 ■乳房の触診

3 視触診の所見

進行した乳癌では変形や左右乳房の非対称性がみられることがある．病変部周囲の皮膚を指で内側に寄せると病変直上の皮膚に陥凹ができる所見を，**えくぼ徴候**（dimple sign）という．一方，乳房に何も操作を加えない状態で観察さ

📖*用語解説

ピアノタッチ法
第2，3指を交互に用いて触れる指先交互法をいう．

れる皮膚の陥凹を**デレ**（delle）と呼ぶ．乳頭近くに癌病巣があると，同様の引きつれが起こって乳頭が陥凹したりする．乳頭の陥凹は先天的なものもあり，問診でいつから陥凹があるのかを確認することが必要である．先天的なものは**陥没乳頭**，後天的なものは**乳頭陥凹**と呼んで区別することがある．乳頭が直下に牽引される（乳頭陥凹）のではなく，偏側に牽引されて乳頭が癌の方向を向くことがあり，これを pointing sign と呼ぶ．

　皮膚の発赤や浮腫がみられることがある．特に皮膚が硬く肥厚し毛穴が目立つ状態になると，その外見から豚の皮（pig skin）あるいはオレンジの皮（peau d'orange）と表現される．乳頭に発赤，湿疹様変化があった場合は，**乳房パジェット病***を疑う．

　乳頭異常分泌を認めた場合，分泌液の性状（漿液性，乳汁様，血性）が重要である．また両側性か片側性か，分泌物の乳管口*の数（単孔か多孔か）を観察する．

📖＊**用語解説**

乳房パジェット病
がん細胞が主乳管を経由して乳頭の表皮内に進展し，乳頭部の皮膚にびらん様病変を形成する乳癌である．

乳管口
乳頭には十数本の乳管が開口している．乳頭分泌が多孔性の場合は，ホルモンの影響など良性のことが多く，単孔性の場合は，癌を含む限局した病変の存在を疑う．

② 画像検査・内視鏡検査

1 マンモグラフィ

　マンモグラフィとは乳房の X 線撮影のことであり，乳腺疾患の診断の基本となる画像検査である．現在のところ，検診での死亡率減少効果が証明されている唯一の検査法である．

　乳房を圧迫板で圧迫し，押し広げて撮影する（図3-26）．適切な診断のためには，乳房をできるだけ薄くなるように挟んで撮影する必要がある．マンモグラフィは診療においては，**内外斜位方向**（mediolateral oblique：MLO）撮影と**頭尾方向**（craniocaudal：CC）撮影の 2 方向が基本である（図3-27）．

　撮影されたマンモグラフィはガイドラインに沿って読影される（図3-28）．ガイドラインでは，マンモグラフィの所見を腫瘤，石灰化，その他の所見の三つに分けており，その悪性の確信度はカテゴリーで示される（表3-11）．カテゴリーは 1 ～ 5 までに分類され，検診ではカテゴリー 3 以上を要精密検査とする．マン

表 3-11 ■マンモグラフィのカテゴリー分類

カテゴリー 1：異常なし
カテゴリー 2：良性
カテゴリー 3：良性，しかし悪性を否定できず
カテゴリー 4：悪性の疑い
カテゴリー 5：悪性

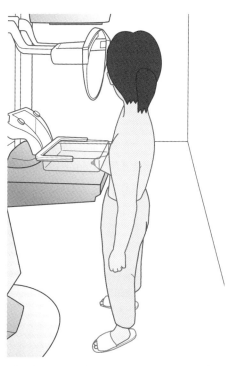

検側乳房を乳房支持台の左右中央にのせ，上体が前傾しない位置に立つ

図 3-26 ■マンモグラフィ検査

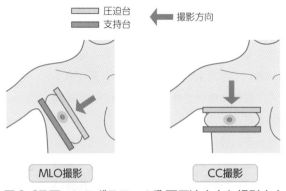

圧迫台
支持台
撮影方向

MLO撮影　　　　　　CC撮影

図3-27 ■マンモグラフィの乳房圧迫方向と撮影方向

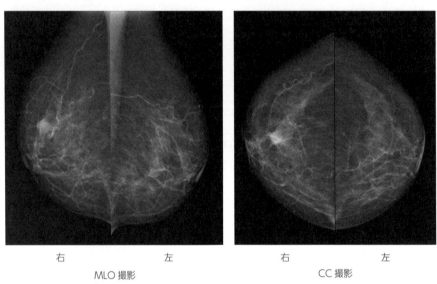

右　　　　　　左　　　　　　右　　　　　　左
MLO 撮影　　　　　　　　　CC 撮影

図3-28 ■マンモグラフィ像

モグラフィでは，乳腺は白く写り，一方腫瘤も白く写るため，若年者のように
乳腺の多い**高濃度乳房**（dense breast）では病変が乳腺に隠されてしまい，描
出できないことがある．

近年，マンモグラフィ検診における問題として高濃度乳房が注目されている．日本人女
性は欧米人に比べて高濃度乳房が多い．マンモグラフィ検診においては乳腺濃度が高く
なるにつれて，そのマスキング効果により検出感度が低くなる．アメリカでは約6割の
州で高濃度乳房の告知を法制化しているが，これ以外で高濃度乳房の告知を法制化して
いる国はない．

2 超音波検査

　超音波検査とは，超音波を体内にあて，反射して戻ってくる波を画像にして
観察する検査である．X線撮影のような被曝がなく，繰り返し検査ができる．

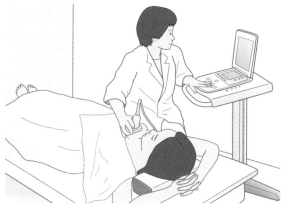
図 3-29 ■乳房の超音波検査

また他の画像検査と異なり，動画像での観察が可能である．
超音波検査は医師だけではなく，臨床検査技師，診療放射線
技師や看護師も施行することができる検査である．

　超音波を透過させるためのゼリーを皮膚に塗り，プローブ
を移動させて乳房全体をくまなく検査する（図3-29）．描き
出される画像は，図3-30のような乳房の断層像である．検
出された病変はカテゴリー分類で判定される．検診ではカテ
ゴリー3以上を要精密検査としている．マンモグラフィで問
題となる高濃度乳房においては，超音波検査が有効である場
合が多い．

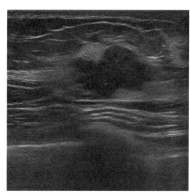
図 3-30 ■乳房の超音波像

3 MRI 検査

　MRI は，核磁気共鳴現象を利用したコンピュータ断層撮影
のことである．MRI は乳腺疾患の良性・悪性の鑑別診断や，
乳房内の乳癌の広がり診断に用いられている．また術前化学
療法の効果判定などにも用いられる．MRI は乳癌の検出感度
が高いため，乳癌ハイリスク患者のスクリーニングに用いら
れることがある．

　乳腺 MRI はガドリニウム造影剤を使用した造影 MRI
が原則であり，病変と正常組織との血流の差を画像化し
たものである（図3-31）．乳腺 MRI の撮影は，乳腺専用
コイルを用いて腹臥位で行う．

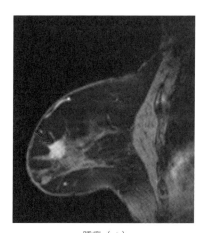
腫瘤（➡）
図 3-31 ■乳腺の MRI 像

4 CT 検査

　CT 検査は，X 線を 360°の方向から照射し，収集した
データをコンピュータ解析して画像を得る検査である．
CT 検査も，MRI と同様に造影剤を使用して行う造影 CT
が基本である（図3-32）．CT と MRI を比較すると，CT

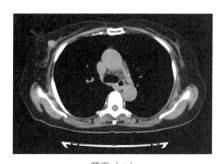
腫瘤（➡）
図 3-32 ■乳房の CT 像

は乳癌の検出感度がMRIよりも低いとされ，病変の広がり診断においてはMRIを第一選択として使用することが推奨されている．

　しかし，CT検査は検査時間が短く，撮影範囲が広いため同時に胸部や腹部などの検査が可能である．また，CT検査は手術と同じ体位（仰臥位）で撮影ができるため，その画像から病変の切除範囲のイメージが得られやすい．リンパ節転移や遠隔転移などの診断はCT検査が有用とされている．

5 乳管造影検査，乳管内視鏡検査

　乳管内に存在する病変の診断に，**乳管造影検査**や**乳管内視鏡検査**が行われることがある．特に他の画像検査で所見がなく，乳頭からの血性分泌のみがみられる症例では，病変の存在する部位を同定するのに有用である．

▶ 乳管造影検査

　乳管造影検査では，乳頭分泌を来している乳管開口部に細いカニューラを挿入し，造影剤を注入する．するとその主乳管から続く腺葉内の乳管が樹枝状に造影され（図3-33），乳管病変による陰影欠損や乳管壁の不整像，造影剤の途絶などを検索する．

▶ 乳管内視鏡検査

　乳管内視鏡検査は，乳管口から専用の内視鏡を挿入して観察する．病変を直接観察できるだけでなく，洗浄細胞診や組織生検も行うことができる．

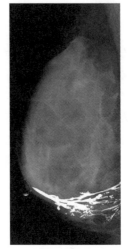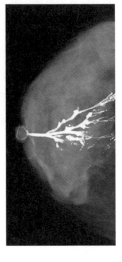

図3-33 ■乳管造影像

3 検体検査

1 細胞診

　細胞診とは，病変から細胞を採取して細胞学的診断を行う検査で，注射針を穿刺して細胞を吸引採取する**穿刺吸引細胞診**（fine needle aspiration cytology：**FNAC**）と乳頭分泌などに対して行われる**捺印細胞診**がある．細胞診は組織診に比べると簡便で侵襲が少ない．

▶ 穿刺吸引細胞診（FNAC）

　穿刺吸引細胞診は，注射器に装着した針で病変を穿刺し，陰圧をかけて細胞を採取する方法である．図3-34のような吸引ピストルを使用して陰圧をかけることが多い．通常は超音波ガイド下に，病変と針をモニター画面で確認しながら穿刺を行う．局所麻酔は行わないことが多い．採取した検体処理で重要なのは，プレパラートに検体を吹き付けたら直ちに固定することである．わずかな遅れが検体の乾

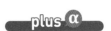

千葉大学第一外科式吸引ピストル

図3-34 ■穿刺吸引細胞診の吸引ピストル

plus α

穿刺吸引細胞診
日本ではABC（aspiration biopsy cytology）と呼ばれることがある．

燥につながり，診断の適否に影響するからである．

2 組織診

組織を採取（生検）して病理診断するもので，大半の例において確定診断としての意義をもつ．また組織であれば必要に応じて免疫染色や特殊染色にも利用でき，**サブタイプ**など病変の性質も詳しく調べることができる．組織採取の方法として，**コア針生検**（core needle biopsy：**CNB**），**吸引式組織生検**（vacuum-assisted biopsy：**VAB**），外科的生検などがあり，状況により使い分ける．

▶ コア針生検（CNB）

コア針生検（CNB）は，バネ式の生検器具のスイッチを押すとまず内筒が，その後すぐに外筒が飛び出して組織が切り取られ，取り込まれるしくみになっている（図3-35）．超音波ガイド下で行い，局所麻酔を使用する．

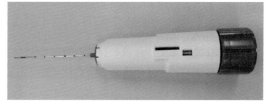

図 3-35 ■コア針生検器具

▶ 吸引式組織生検（VAB）

吸引式組織生検（VAB）はコア針生検よりもさらに太い針を使用する．吸引装置によって外筒の中に組織を引き込み，次いで内筒が外筒の中を進んで組織を切除する．採取される組織はコア針生検より多く，病理診断に有利であるが，高価で侵襲も大きくなる．超音波検査で描出できる病変には，超音波ガイド下吸引式針生検を用いるのが基本である．超音波検査では描出されずマンモグラフィのみで描出可能な病変（大部分は石灰化病変）には，ステレオガイド下吸引組織生検（マンモグラフィで撮影しながらの吸引組織生検）を行う．以前は**マンモトーム**®だけであったが，近年では複数の装置が販売されている．

外科的生検は，切開して直視下に病変を切除する方法である．外科的生検は最終手段であり，他の方法では診断できないときなどその適応は限られている．

3 腫瘍マーカー

乳癌に関連する腫瘍マーカーにはCEA，CA15-3，NCC-ST439，BCA225などがある．腫瘍マーカーは血液で検査できるため簡便であるが，乳癌検診（スクリーニング）や乳腺腫瘍の良性・悪性の診断にはほとんど役立たないとされている．また，術後フォロー中の再発の発見や，再発・転移乳癌の治療効果の指標として腫瘍マーカーの測定が行われることがあるが，現時点ではその有益性に関する確実なエビデンスは示されていない．

4 乳房の診察・検査を受ける人への看護

乳房というセクシュアリティに関わるプライベートな器官の診察・検査の看護であるという特殊性を理解した上で，乳房の疾患，診察・検査の内容や方法を十分に理解し，誠実な態度で看護に当たる．診察・検査では，わかりやすい

言葉で説明し，不安や緊張を緩和し，安楽に安心して受診できるよう配慮する必要がある．

1 看護の特殊性の理解

▍患者の羞恥心

　乳房は性や生殖，育児に関連し，年齢により変化し，患者の羞恥心を生じやすい器官である．この羞恥心が，疾患の早期発見や早期治療を遅らせる恐れがある．看護師は，このような患者の心理を十分に理解し，羞恥心を和らげるよう思いやりのある態度で接することを心掛け，安心して診察・検査を受診できるように配慮する．また，再診も不安なく受診できるよう，継続する診察を見越した関わりが必要である．

▍患者の家族・社会的役割

　乳房は女性として，母親としての役割に関わる器官でもあり，そのことで家族やパートナーに相談や援助を求めにくく，疾患の早期発見や早期治療が遅れることがある．看護師は，患者のよき相談者の一人となり，家族看護の視点も含め家族と一緒に最善の方法を自己選択できるような支援を心掛ける．

2 秘密の保持

　診察・検査は主に外来で実施される．外来には多くの人が訪れるため，プライバシーへの配慮，個人情報の保護や守秘に十分留意する．外来で知り得たことについては，夫や家族に対しても患者の秘密を守る義務がある．患者の人格とプライバシーに十分留意し，患者保護という医療安全・患者安全を行う立場から秘密を厳守する必要がある．

3 診察・検査時の看護

　乳房の診察・検査では，羞恥心への配慮だけでなく，穿刺痛，マンモグラフィによる圧痛など痛みを伴うものもあることから，検査と検査後の疼痛緩和や管理の方法を具体的に説明し，不安や痛みの緩和に努める必要がある．診察・検診の主な流れと看護のポイントを図3-36に示す．看護師には，医師や検査技師との連携，医師と患者の意思疎通の支援を行い，診察・検査，保健指導が適切かつ有効に行われるように支援する．

4 セルフケア支援

　疾患の早期発見にはセルフケアが重要となる．特に**乳房自己検診**について，時期や方法，どのようなときに受診するか，その必要性についてわかりやすい言葉で具体的に説明する．継続的に観察することによって疾患の早期発見も期待できるため，定期的な自己検診の習慣化と簡易な記録の指導（検査日，月経後日数，乳房の変化）も必要であろう（図3-37）．その中で，しこりやしこりの増大，いつもと異なる感じがあれば早期に受診することを説明し，早期治療に結びつけることが大切である．

コンテンツが視聴できます(p.2参照)

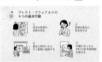

●ブレスト・アウェアネス〈アニメーション〉

plus α

ブレスト・アウェアネス
厚生労働省の「がん予防重点健康教育及びがん検診実施のための指針」が2021年10月1日に一部改正され，「ブレスト・アウェアネス」の概念が推奨されるようになった．ブレスト・アウェアネスとは乳房を意識する生活習慣であり，日ごろの生活の中で次の四つの基本行動を実施することが提唱されている．①自分の乳房の状態を知る，②乳房の変化に気を付ける，③変化に気付いたらすぐ医師に相談する，④40歳になったら2年に1回乳がん検診を受ける[5]．

診察・検査	看護のポイント

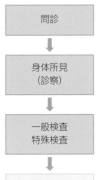

問診
①問診票をもとに属性，既往歴，主訴などの聴取
②診察の主な流れの説明（乳房の視診・触診など）

身体所見（診察）
③診察の介助
　✓プライバシーの保持
　✓環境整備（保温，リラックスできるようなアメニティの配慮など）
　✓診察内容，方法の説明

一般検査 特殊検査
④検査内容，方法，場所の説明
⑤穿刺など侵襲を伴う検査は，特に丁寧に説明する．

診断・治療
⑥医師による診断・治療についての説明時に同席し，患者の理解度，不安や心配していることなどをアセスメントして，必要があれば医師に追加説明を依頼する．
⑦乳房自己検診の指導

　　※どの時点においてもプライバシーの保持に努め，丁寧に対応し，心理的な動揺をイメージして支援する．

図 3-36 ■乳房の診察・検査の流れと看護

乳房自己検診記録

ポイント
◆月に1回行いましょう
　*月経開始5日目〜1週間，乳房のやわらかいときに
　*閉経後の女性は，毎月，検診日を決めて
◆触ったり，観察したり，普段から乳房の状態に関心をもちましょう
◆異常や変化を見つけたら，医療機関へ

検診日：　　月　　日（月経後　　日目）

以下を観察し，気になる，いつもと違うと思ったら☑をし，ノート欄に詳細を記入します．後日，記録を持って医療機関を受診しましょう．変化がなければ1カ月後に自己検診を．

乳房全体をみる	乳頭を圧迫する
□形の変化	□乳頭から血液などの分泌物
□大きさの変化	
□ひきつれ	
□くぼみ	**乳房を触る**
□乳輪の変化	□しこり
□乳輪のただれ	□こぶ状のもの
□乳頭のへこみ，陥没	□部分的に硬い
□乳頭の位置が非対称	□脇の下のリンパ節に何か触れる
□湿疹	
□皮膚の赤み	

ノート：

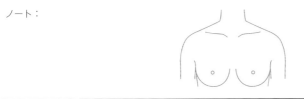

図 3-37 ■乳房自己検診記録例

乳房自己検診

　乳癌は身体の表面近くに発生するため，観察したり触れたりすることにより自分自身で発見できる数少ないがんである．正しい自己触診は，より早期の乳癌や中間期癌（検診を受けた後，次回の検診までの間に見つかる癌）の発見につながると考えられている．

　自己触診は毎月1回は行うように指導する．閉経前の人では月経前や月経中は乳腺が腫脹しているため，月経終了後1週目ごろに行うのがよい．閉経後の人は毎月決めた日に行うようにすると忘れない．自己触診の方法の指導に際し，一般の人が簡単に理解できるようにわかりやすいパンフレットが多数発行されているので利用するとよい．

チェック1	乳房を見る

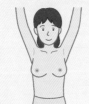

- 鏡の前で自然な状態で立ち，乳房全体を見る．
- 両手を上げて，乳房にくぼみ，ひきつれ，乳頭に陥凹がないかを観察する．

チェック2	乳房を触る

- 片方の腕を上げ，反対側の手の指をそろえて，乳房をくまなく触る．
- 乳頭を中心に円を描くように指の腹を滑らせて触れていく．

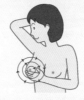

- 腋窩も調べる．

チェック3	乳頭をつまむ

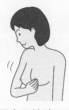

- 乳頭を軽くつまんで分泌物が出ないかを見る．

- 仰臥位で乳房，腋窩を触ってみる，肩の下に枕などを入れると，乳房が平らに広がり，触りやすい．

乳房自己検診の方法

4 ゲノム解析

① ゲノム解析とは

　ゲノムとは，ある生物種を規定する遺伝情報全体のことであり，遺伝子や染色体を包含する．**遺伝性疾患**とは，ゲノムの変化により体内のタンパク質の量や質が変化することによって生じる疾患の総称である．原因により，単一遺伝子疾患，染色体異常症，多因子遺伝疾患，ミトコンドリア遺伝病，体細胞遺伝病，エピジェネティック異常に分けられ，婦人科領域では，家族性腫瘍（単一遺伝子疾患），染色体異常症，通常のがん（体細胞遺伝病）などが対象となる．

　遺伝性疾患の診断は**ゲノム解析**によってなされ，検査の実施や疾患の情報提供などは，多くの場合で**遺伝カウンセリング**（➡ p.77 参照）とともに行われる．

1 病的変異

▌生殖細胞系列変異と体細胞変異

　遺伝子内に認められる**バリアント**（DNA 配列の変化）の中で，タンパク質の機能に影響し，遺伝性疾患の発症に関与するようなバリアントは**病的変異**と呼ばれ，先天的なものを生殖細胞系列変異，後天的なものを体細胞変異という．

▶ 生殖細胞系列変異

　生殖細胞系列変異は，精子や卵子の時点から存在するため，全身の細胞に受け継がれて一生変わることはなく，次の世代へも受け継がれる．

▶ 体細胞変異

　体細胞変異は，受精後もしくは出生後に後天的に一部の体細胞に変異が生じる．通常のがんに代表され，例えばがんの場合，基本的にがん細胞のみに変異を生じるため，精子や卵子を介して次の世代に受け継がれることはない．

▌がんにおける体細胞変異

　多くのがんは後天的に生じた体細胞変異が積み重なり，段階的にがんとしての性質を獲得する多段階発がんと呼ばれる機序で発症する．病的変異が加わり，遺伝子産物の活性過剰または不足により発がんに関連する遺伝子は，**がん関連遺伝子**と呼ばれ，**がん遺伝子**，**がん抑制遺伝子**，**DNA 修復遺伝子**の 3 種類に分けられる．

▌がんにおける生殖細胞系列変異

　生殖細胞系列のがん関連遺伝子変異は，次の世代へと受け継がれる可能性がある．これによるがんを**遺伝性腫瘍**といい，全がんのおよそ 5 〜 10％とされる．一つのがん関連遺伝子の生殖細胞系列の病的変異に起因する単一遺伝子疾患では，病的変異のほとんどは受精卵を介して受け継がれ，メンデル遺伝形式を示す．ほとんどが**常染色体優性遺伝**である．特定の臓器の発がんリスクが高くなり，臨床的特徴として**家族内集積**，**若年発症**，**多重多発がん**，**両側性がん**など

3

婦人科・乳腺科で行われる診察・検査と看護

75

がしばしばみられる.

遺伝性腫瘍の例としては，卵巣癌・乳癌を発症する**遺伝性乳癌卵巣癌症候群**（hereditary breast and ovarian cancer：**HBOC**）や，子宮体癌・大腸癌を発症する**リンチ症候群**などがある.

▶ 遺伝性乳癌卵巣癌症候群（HBOC）

HBOC の原因遺伝子は，がん抑制遺伝子である *BRCA1* および *BRCA2* である. *BRCA* に病的変異がある女性では，生涯の卵巣癌，乳癌の発症リスクが上昇する. また，前立腺癌，膵癌の発症リスクも増加する. *BRCA* 変異保持者の卵巣癌の累積罹患リスクは，70歳で *BRCA1* 変異例 40％，*BRCA2* 変異例 17％とされる.

▶ リンチ症候群

リンチ症候群は，大腸癌の 2 ～ 5％を占め，子宮体癌，卵巣癌，胃癌，尿路上皮癌が高くなる. 原因遺伝子は複数あり，代表的な遺伝子は DNA 損傷を元に戻す役割を担う DNA 修復遺伝子である *MLH1*，*MLH2*，*MSH6*，*PMS2* の四つである.

2 ゲノム解析

ゲノム解析には，解析するゲノムの大きさから染色体レベルを解析する**染色体検査**と，遺伝子レベル・1 塩基レベルを解析する**遺伝子関連検査**がある. 遺伝子関連検査は，遺伝学的検査*，体細胞遺伝子検査*，病原体遺伝子検査*を含めた総称である.

▌ 染色体検査

染色体検査は，染色体の形態を顕微鏡下で可視化し，染色体の数や構造の変化を**G バンド分染法**や**FISH法**で診断するものである（図3-38）. 出生前診断としての羊水検査は，羊水中の胎児細胞を対象とし，一般的には染色体検査として行われる.

▌ 遺伝子関連検査

サンガーシークエンス法や PCR（ポリメラーゼ連鎖反応）法を用いて直接遺伝子の配列を検索し，疾患の原因となる遺伝子の変異やがん細胞などの体細胞遺伝子変異を検索する. 近年は，短時間で多量のシークエンスができる次世代シークエンサーも用いられる.

生殖細胞系列の遺伝学的検査では，生殖細胞系列変異はすべての細胞に共通して存在するため，末梢血，毛髪，口腔粘膜など，どの細胞でも用いることが可能である. 一方，体細胞遺伝子検査や病原体遺伝子検査では，がん化した組織・細胞や病原体遺伝子を有する組織・細胞を用いる必要がある.

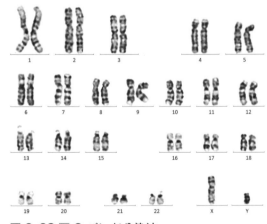

図 3-38 ▓ G バンド分染法
写真提供：株式会社 chromocenter

特定の遺伝子変異があるがんには効果があり，その遺伝子変異がなければ効果がないことがわかっている抗がん薬が開発されており，治療前に遺伝子変異の有無を検査することで，その薬の使用の可否を含めた個別の治療戦略を立てられるようになってきた．このような遺伝子検査を**コンパニオン診断**という．また，がんの体細胞遺伝子変異を一度に多数検索する**がん遺伝子パネル検査**も行われるようになり，個別に薬剤や治療方法を選択することが可能になってきている．また，がんの遺伝子解析は，がんの細胞増殖や転移を抑えることが期待できる**分子標的治療薬**の開発にも利用されている．

3 遺伝カウンセリング

遺伝カウンセリングは，疾患の遺伝学的関与について，患者および家族への医学的影響と心理的影響を理解し，それに適応していくことを助けるプロセスである．このプロセスには，①疾患の発生および再発の可能性を評価するための家族歴・病歴の聴取と解釈，②疾患の概要，検査の実施や結果などについての情報提供，③インフォームドチョイスおよびリスクや状況への適応の支援，などが含まれ，単なる疾患や検査の説明ではなく，患者や家族がその人らしい選択が行えるよう支援するという認識が重要となる．

遺伝カウンセリングの対象は倫理的課題を有することもあり，これらへの対応には，多角的な視点で検討できる**臨床遺伝専門医**，**認定遺伝カウンセラー**や**遺伝看護専門看護師***などを含むチーム医療としての取り組みも必要となる．

2 ゲノム解析を受ける人への看護

婦人科，乳腺科で行われる検査は，染色体や遺伝子を調べることにつながる場合がある．検査として使用する検体は，採血や細胞診・手術などで採取された細胞となるが，染色体や遺伝子レベルまで調べることを，患者や家族が十分に理解していないことが問題となりうる．特にこれらの結果で遺伝性が判明する際には，本人だけではなく，両親や同胞，子どもへの影響が考えられるため，臨床遺伝専門医や認定遺伝カウンセラーといった専門職による遺伝カウンセリングが重要である．看護師にも，専門看護師の中に遺伝看護が領域認定されて，活躍の場を広げている．

1 染色体検査にまつわる課題

超音波検査や内分泌検査の結果，性分化疾患などを調べる目的で染色体検査を実施することがある．本来，検査は身体の調子を整えるために実施されるものであるが，中にはそれにより将来の妊娠に関する確率を知ることになる場合もある．例えばターナー女性の場合には，X染色体が1本であるため，不妊となる可能性が高いことを知ることになる．患者となる女性の年齢，両親との関係性，恋愛や結婚などライフイベントとの兼ね合いなど，女性としての人生について漠然とイメージしていたのが，急に現実を考えざるを得ない状況となり，

📖*用語解説

遺伝看護専門看護師
対象者の遺伝的課題を見極め，診断・予防・治療に伴う意思決定支援とQOL向上を目指した生涯にわたる療養生活支援を行い，世代を超えて必要な医療・ケアを受けることができる体制の構築とゲノム医療の発展に貢献する．

将来への強い不安につながることも考えられる．

したがって，看護師としては，各種検査の結果が本人にとってどのような意味をもつかを考え，それらの結果説明の際には，不安を受け止めつつ現実を正しく理解することをサポートする必要がある．そのためには，本人が不安に思うであろうことを具体的な言葉にして，例えば「この先もし妊娠したいと思ったらどうしたらいいのか，心配していますか？」などと声を掛け，時には情報提供の機会をさらに設けるなど，具体策をとっていく必要がある．

２ 遺伝子検査にまつわる課題

手術や細胞診の結果により，あるいは治療方針を決定するために，血液や細胞などを使用して遺伝子検査を実施することがある．患者の中には，血縁に同様の疾患に罹患した者がいるなど，家族性・遺伝性であることを多少は予想している場合もある．しかし，家族の構成員が少ない場合や，婚姻関係の解消等によって家族が疎遠になっている場合，発症好発年齢に達していない場合などであれば，遺伝性であるという結果は，本人の予想を超えた状況となる．

遺伝カウンセリングでは，検査結果が知らされる前に事前に具体的なシミュレーションをし，結果が陽性であるとわかった場合に具体的に知らせる人々，方法，内容などについて相談することになっている．そして，遺伝性であるという結果についての受け止めを，ポジティブに変えていけるように支援する必要がある．検査結果によって，治療の可能性や方針が定められること，自身の健康に関する受診が決められること，血縁のある家族には予防的なアプローチも考えられることなど，事あるごとに結果について家族と具体的な話し合いができるようサポートする必要がある．

また，看護師自身，遺伝性である結果への恐れを払拭し，遺伝子・ゲノム情報を治療の選択に生かしていくことができる側面を理解する必要がある．

引用・参考文献

1）野田恒夫．子宮頸癌の細胞診の見方．日本産科婦人科学会雑誌．1999, 51（12），N485-N488.
2）三宅侃ほか．クロミフェン負荷試験．日本臨床．1997, 55（増刊），p.262-264.
3）厚生労働省．"緊急避妊を必要とする者への情報提供等について"．https://www.mhlw.go.jp/web/t_doc?dataId=00tb7237&dataType=1&pageNo=1，（参照 2024-06-03）.
4）ベネッセコーポレーション．"乳がんの罹患率は 11 人に 1 人！20 代からのセルフチェックを習慣に"．たまひよ．https://st.benesse.ne.jp/ikuji/content/?id=18581，（参照 2024-06-03）.
5）厚生労働省健康局．がん予防重点健康教育及びがん検診実施のための指針．令和 3 年 10 月 1 日一部改正．https://www.mhlw.go.jp/content/10901000/000991054.pdf，（参照 2024-06-03）.
6）日本人類遺伝学会編．コアカリ準拠 臨床遺伝学テキストノート．診断と治療社，2018, 208p.
7）福嶋義光，日本人類遺伝学会第55回大会事務局．遺伝医学やさしい系統講義 18 講．メディカル・サイエンス・インターナショナル，2013, 312p.
8）中込さと子，西垣昌和ほか編．基礎から学ぶ遺伝看護学，羊土社，2019, 178p.
9）厚生労働科学研究がん対策推進総合研究事業研究班．遺伝性乳がん卵巣癌症候群（HBOC）診療の手引き 2017 年版．金原出版，2017, 164p.
10）日本医学会．医療における遺伝学的検査・診断に関するガイドライン．2011 年 2 月．http://www.radiology.jp/content/files/840.pdf，（参照 2024-06-03）.

4 | 婦人科・乳腺科で行われる主な治療・処置と看護

1 婦人科の一般処置

1 婦人科における一般処置とは

1 腟洗浄

腟洗浄は腟炎，性器出血や婦人科の診察の際，必要な場合に行う．生理食塩水やベンザルコニウム塩化物液を用いて腟内を洗浄する．消毒薬を用いて腟洗浄を行う場合は，粘膜障害を起こす恐れがあるため，薬剤の濃度や粘膜に使用できない薬剤に注意が必要である．

2 子宮腟部の圧迫止血

子宮頸部組織診を行った場合や子宮頸癌からの多量出血時に綿球やガーゼを腟内に挿入し，圧迫止血をする．長期留置により感染を起こす恐れがあるので注意する．通常は3時間から24時間後までには抜去する．

3 腟錠・腟坐薬挿入

腟錠・腟坐薬は，腟内に挿入して作用する薬剤のことである（表4-1）．腟洗浄後に，原因に応じた腟錠・腟坐薬を腟円蓋部に挿入する．挿入が浅いと脱出することがある．

表 4-1 ■婦人科で使われる腟錠

外形	一般名	商品名	用量	適応・注意点
写真提供：アルフレッサ ファーマ株式会社	クロラムフェニコール	クロマイ®腟錠	100mg	細菌性腟炎
写真提供：富士製薬工業株式会社	メトロニダゾール	フラジール®腟錠	250mg	細菌性腟炎，トリコモナス腟炎
写真提供：田辺三菱製薬株式会社	オキシコナゾール硝酸塩	オキナゾール®腟錠	600mg	抗真菌薬 週に1錠
写真提供：持田製薬株式会社	エストリオール	エストリール腟錠	0.5mg	萎縮性腟炎 作用も副作用も弱い

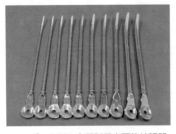
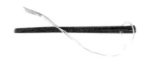

a. ヘガール型の金属製子宮頸管拡張器　　b. ラミナリア桿

図4-1 ■子宮頸管拡張器

4 子宮頸管拡張

　子宮内膜組織診，子宮鏡検査や子宮内容除去術などの子宮内操作を行うために子宮頸管を拡張する．金属製子宮頸管拡張器（図4-1a）を細いものから徐々に太いものへ順次子宮内に挿入する方法と，水分を吸収して拡張する**ラミナリア桿**と呼ばれる吸湿性頸管拡張材（図4-1b）などを子宮頸管内に留置し，数時間かけて拡張する方法とがある．

② 婦人科の一般処置の介助と看護

　婦人科で行われる一般処置は特殊なものが多く，不安や羞恥心を伴うことも少なくない．介助を行う看護師は，治療を受ける患者の気持ちを理解し，処置についての正しい知識をもち，スムーズに処置が進むよう配慮することが求められる．

1 処置の介助

　処置時はプライバシーに配慮し，周囲の不必要な会話や笑い声に注意する．内診台の処置時はバスタオルなどを掛けて露出を少なくし，羞恥心の軽減を図る．患者に処置の目的と方法を伝え，同意を得る．医師は診察部位から目を離せないため，物品を準備する場所や渡す方向に配慮する．痛みを伴うことがあるため，患者にリラックスを促し，ゆっくり口で呼吸するよう説明する．内診台の操作時には動かないよう説明し，転倒に注意する．

▌腟洗浄時の注意事項

　温めた腟鏡（クスコ）を使用する．洗浄液は36～38℃に温めておき，自分の手にかけて温度を確認してから患者に使用する．

▌子宮腟部の圧迫止血時の注意事項

　温めた腟鏡（クスコ）を使用する．止血用のタンポンガーゼを患者自身に抜去してもらう場合は，タンポンの紐を実際に触ってもらい，いつ・何を・何個抜けばよいか説明する．長期留置による感染徴候（帯下の増加，瘙痒感，下腹部痛，悪臭，発熱など）に注意する．

▌腟錠，腟坐薬挿入時の注意事項

　患者自身が入れる場合，「腟口では縦に入れてすぐに横向きに挿入し，入りに

くいときは横向きや仰向けになってお腹の力を抜いて入れてください」などのコツを指導する.

子宮頸管拡張の注意事項

子宮頸管拡張器の挿入時は強い痛みを生じることが多いため,事前に手順を説明し,挿入時には声掛けを行う.出血することがあるため,処置後にナプキンをあててもらう.挿入した子宮頸管拡張器の種類・サイズ,挿入したガーゼの枚数を記録し,抜去時は挿入されたものがすべて抜去されているか確認する.処置時の迷走神経反射*によって徐脈や血圧低下などを来すことがあるため,症状に注意する.

2 不安や緊張を和らげるケア

内診台で処置を行う際は,目隠しのためのカーテンをしていることが多く,次に何をされるかわからないと不安や緊張が強くなる.手順を理解し,処置の介助をしながら,処置ごとに声を掛けて次の行為を説明するなど,不安や緊張を和らげる工夫をする.「力を抜きましょうね」「大丈夫ですか」などの声掛けをしながら体の力を抜くように促す.

2 婦人科の手術

婦人科手術の対象臓器は,女性生殖器,大網,腹膜やリンパ節(鼠径,骨盤,傍大動脈)など多岐にわたり,それぞれの臓器に対する多くの術式がある.

1 アプローチによる手術の分類

1 開腹手術

開腹手術は,これまで行われてきた標準的術式で,腹部を切開し,腹腔を開放し,直視下に行う手術のことである.皮膚の切開方法により,下腹部を縦に切開する**正中切開法**と横に切開する**横切開法**がある.正中切開法が婦人科手術の基本となる開腹法で,最も容易にかつ迅速に開腹することができ,必要に応じて頭側に創を延長することができる.横切開法は,手術後の皮膚切開が目立ちにくく,腹壁瘢痕ヘルニアを起こしにくいなどの利点があるが,切開の大きさに限界があるために適応には十分に留意する必要がある(図4-2).

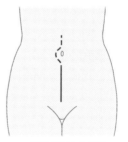
a. 下腹部正中切開法

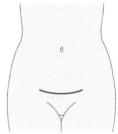
b. 下腹部横切開法

図 4-2 ■開腹方法

2 腹腔鏡下手術

腹腔鏡下手術は腹壁に数個のポートを挿入し,内視鏡により腹腔内を観察し,鉗子を挿入して行う手術である(図4-3a).開腹術に比べ低侵襲で,術後疼

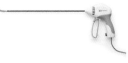

写真提供：コヴィディエンジャパン株式会社

b．エネルギーデバイス（LigaSure™Maryland®）

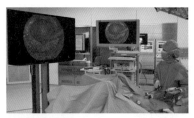

a．術中の様子
不妊症の症例に対して，腹腔鏡検査，腹腔鏡
下子宮内膜症病巣除去術，卵管通色素検査を
施行し，最終的な止血を確認している．

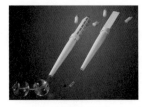

写真提供：株式会社八光メディカル事業部

c．S.A.N.D.子宮マニピュレーター®

図4-3 ■腹腔境下手術

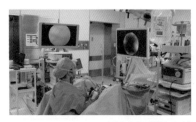

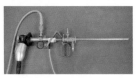

a．子宮鏡下手術とレゼクトスコープ

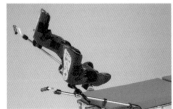

b．レビテータ

図4-4 ■子宮鏡下手術

痛の軽減，術後回復期間の短縮，出血量の軽減や，癒着とそれに伴う合併症の
減少などの利点がある．創を一つにできる方法としてカメラと鉗子を1カ所か
ら挿入して行う**単孔式腹腔鏡下手術**も施行されている．しかし，腹腔鏡下手術
は開腹術に比べ手技習得に時間がかかり，視野が狭小で手術時間がかかると
いったデメリットもある．

　術野を確保する方法として，腹腔内に炭酸ガスを注入してスペースを確保す
る**気腹法**と，腹壁を牽引して腹腔内にスペースをつくりだす**吊り上げ法**がある．
腹腔鏡下手術や**ロボット支援手術**の普及には，**エネルギーデバイス**（図4-3b）の
開発が大きく貢献しており，止血と切開を同時に行うことができる超音波凝固
切開装置やベッセルシーリングシステム（電気メスによる血管閉鎖システム）
がある．また，チップを子宮内に挿入し，子宮を上下左右に操作することによ
り骨盤腔内を露出し，術野の確保や子宮の牽引を可能とする**子宮マニピュレー
ター**（図4-3c）などの器械を使用する．

3 経腟的手術

　経腟的なアプローチは，腹部に傷がつかない，術後回復が早い，手術侵襲が
少ないなどの利点をもつ婦人科に特有の術式である．しかし，未経産女性など
の場合には術野が狭いなどのデメリットもある．**子宮鏡下手術**も含まれ
（図4-4a），**レビテータ**を用いて砕石位の体位をとるが（図4-4b），体位をとる
際には，神経圧迫による神経障害などに注意が必要である．

ロボット支援手術

2009 年に手術支援ロボットとして da Vinci サージカルシステム® が薬事承認を受け，現在，婦人科領域でも子宮の良性疾患の手術や初期子宮体癌の手術に対して適応されている．腹腔鏡下手術に比べると習得が比較的容易で，早期の普及が期待されている．アメリカでは急速に da Vinci サージカルシステム® の導入が進み，婦人科領域でも悪性腫瘍に対して行う子宮全摘出術では，大半がロボット支援手術になっている．

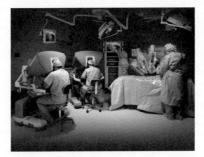

da Vinci サージカルシステム®
写真提供：インテュイティブサージカル合同会社

② 主な手術術式

1 子宮摘出術式

子宮摘出術式には**単純子宮全摘出術，準広汎子宮全摘出術，広汎子宮全摘出術**があり，全子宮支帯（基靱帯，仙骨子宮靱帯，膀胱子宮靱帯）と腟壁の切除部位により術式が異なる．各手術の適応，切除範囲，術式を図4-5 にまとめた．

子宮頸癌に対する妊孕性温存手術として，広汎子宮頸部摘出術（トラケレクトミー）がある．子宮頸部，子宮傍組織，腟壁および腟傍組織の摘出と所属の骨盤リンパ節郭清を行い，温存した子宮体部と腟とを縫合する．病変部分が存在する子宮頸部と子宮傍組織を広汎子宮全摘出術と同じ切除範囲で摘出することで，根治性を保ちつつ子宮体部を残し，妊孕性を温存できる．

2 リンパ節郭清術

悪性腫瘍に対する治療や病期決定を目的にリンパ節郭清術が施行される．婦人科手術では**傍大動脈リンパ節郭清術，骨盤リンパ節郭清術，鼠径リンパ節郭清術**がある(図4-6)．開腹術で行われる場合が多いが，近年では，腹腔鏡下で行う場合もある．リンパ節郭清術によりリンパ流が遮断されるため，**リンパ瘻，リンパ囊胞**や**リンパ浮腫**などの合併症を生じる．

適応：子宮頸癌，子宮体癌，卵巣癌，外陰癌

―――― 切除範囲

‑‑‑‑‑‑‑‑ 付属器も切除する場合

種　類	適　応	切除範囲	術　式
単純子宮全摘出術	子宮筋腫，子宮腺筋症，高度扁平上皮内病変，子宮頸癌ⅠA期，子宮体癌など	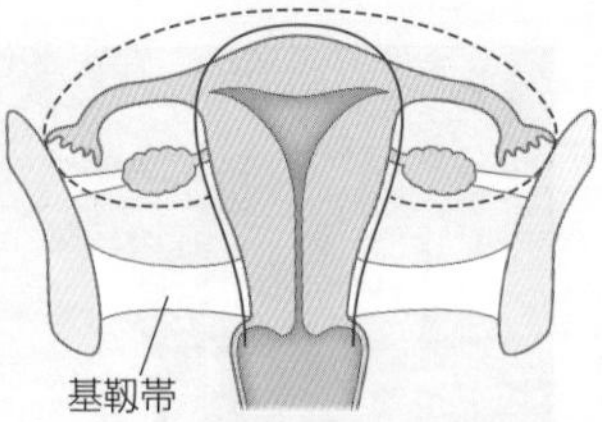 基靱帯	腹式，腟式，あるいは腹腔鏡下に行われ，全子宮支帯と腟壁を子宮頸部付近で切断する．卵巣を温存する場合は卵巣固有靱帯，卵巣を同時に摘出する場合は骨盤漏斗靱帯を切断する．
準広汎子宮全摘出術	子宮頸癌，子宮体癌	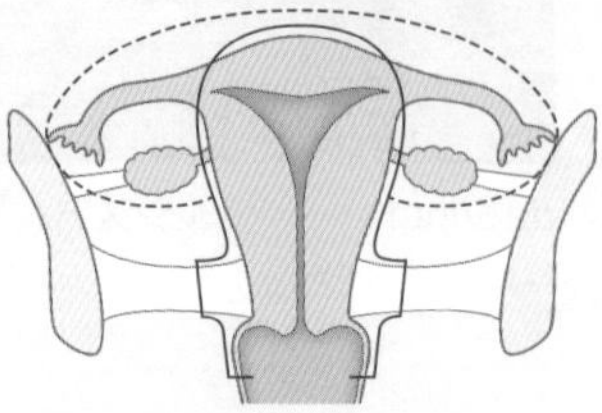	単純子宮全摘出術と広汎子宮全摘出術の中間的術式で尿管を側方に移動させ，全子宮支帯と腟壁を子宮頸部からやや離れた部分で切断する．広汎子宮全摘出術との違いは，基靱帯を摘出しないこととリンパ節郭清が必須でないことである．
広汎子宮全摘出術	子宮頸癌，子宮体癌	骨盤リンパ節郭清も行う 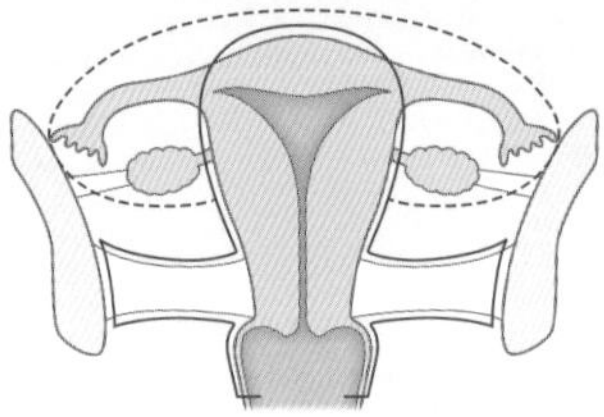	子宮および子宮傍組織，腟壁および腟傍組織の一部を摘出し，所属の骨盤リンパ節を郭清する．基靱帯を骨盤壁近くで切断し，腟壁を2～3cm程度十分に切除する．骨盤リンパ郭清を同時に行う．術後合併症として，排尿障害，性交障害，リンパ浮腫やリンパ囊胞などを生じる．

点線内の付属器（卵巣，卵管）切除術は，年齢，がんの進行度などを総合的に判断して，実施するか否かを個別に決める．

図 4-5 ■子宮摘出術式

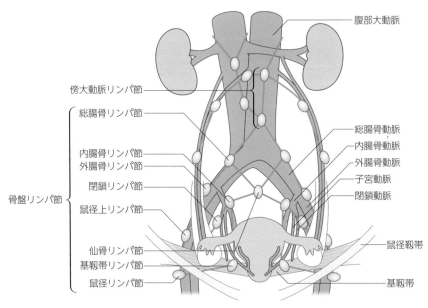

①傍大動脈リンパ節郭清術：腹部大動脈周囲のリンパ節を摘出する．
②骨盤リンパ節郭清術：総腸骨から内腸骨動脈・外腸骨動脈周囲のリンパ節を摘出する．
③鼠径リンパ節郭清術：鼠径靱帯より足側のリンパ節を摘出する．

図 4-6 ■婦人科手術で郭清するリンパ節

原発巣からのリンパ流が最初に到達するリンパ節をセンチネルリンパ節といい，このリンパ節に転移を認めなければその他のリンパ節にも転移がないと判断する．術中にセンチネルリンパ節を同定・生検し，センチネルリンパ節に転移がなければ系統的リンパ節郭清を省略することが可能である．現時点では，婦人科疾患での保険適応はないが，外陰癌，子宮頸癌，子宮体癌での臨床研究が進んでいる．

3 子宮頸部円錐切除術

　子宮頸部円錐切除術は，外子宮口を含む円状の領域を底面に子宮頸部を円錐状に切除する術式である（図4-7）．メスを用いた**外科的円錐切除法**（cold knife conization），ループ状の通電ワイヤーによる **LEEP**（loop electrosurgical excision procedure），およびレーザーを用いた**レーザー円錐切除法**などがある．診断のしやすさや合併症の程度の差があるため，症例ごとに適切な方法を選択する．主に子宮頸部初期癌病変の確定診断のために行われ，治療法としても用いられる．問題点として，子宮側への病変の遺残，流早産の危険性，頸管狭窄などがある．

　適応：高度扁平上皮内病変，上皮内腺癌，初期子宮頸癌

4 子宮鏡下手術

　子宮鏡下手術（➡ p.82 図4-4 参照）は，患者の体表面に傷をつけることなく痛みも軽微で，最も低侵襲な手術である．非電解質液や生理食塩水を用いて子宮内腔を拡張し，先端に装備されたモノポーラまたはバイポーラ電極で組織を切除・凝固する．電極の形状には，U字ループ型，針状，ローラー型，ボール型などいくつかの種類があり，用途により使い分けられる．合併症として，**子宮穿孔**の頻度が高い．

　適応：子宮内膜ポリープ，子宮粘膜下筋腫，中隔子宮，子宮腔癒着症など

5 卵管鏡下卵管形成術

　卵管鏡下卵管形成システム（図4-8）は，円筒状の伸長性バルーンカテーテルとその内側に微細でフレキシブルな卵管鏡を組み込んだシステムで，経腟的に

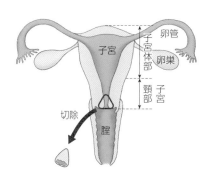

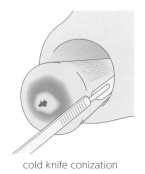

cold knife conization

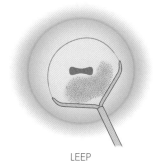

LEEP

図 4-7 ■子宮頸部円錐切除術

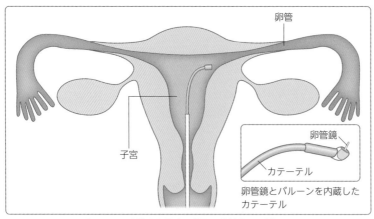

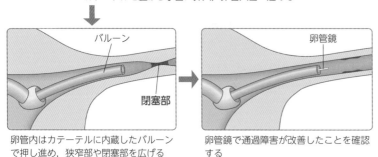

図 4-8 ■卵管鏡下卵管形成術

卵管鏡を内蔵したカテーテルを卵管内に進めることにより，卵管形成を行う．
　適応：近位卵管閉塞

③ 術後合併症

1 排尿障害（神経因性膀胱）

　排尿障害（神経因性膀胱） は広汎子宮全摘出術で生じ，自律神経の障害により起こる．発症予防のために，神経を温存した広汎子宮全摘出術がある．排尿障害が生じた場合は，自己導尿を行う．

2 リンパ浮腫

　リンパ浮腫 はリンパ節郭清術後に生じ，アルブミンなどのタンパクを高濃度に含んだ体液が間質に貯留した状態である．リンパ浮腫は発症すれば完治が困難であり，感染症（**蜂窩織炎**）の予防と体重管理が重要である．

3 腸閉塞（イレウス）

　術後早期の **腸閉塞（イレウス）** は，術後腸管麻痺の遷延などにより起こる．術後の腹腔内癒着は，早期と晩期の腸閉塞の原因となる．術後の経口摂取の開始時期，緩下剤や漢方などの薬物療法，早期離床などが予防に有効とされている．術後の癒着軽減を目的として **合成吸収性癒着防止剤** が開発され，術後腸閉塞は減少している．

4 深部静脈血栓症，肺血栓塞栓症

高齢者や肥満，長期臥床，悪性腫瘍などが**深部静脈血栓症，肺血栓塞栓症**のリスク因子となる．婦人科領域のリスク因子として卵巣癌が挙げられる．術前にリスク評価を行い，術後は早期離床，弾性ストッキングの使用，間欠的空気圧迫法，抗凝固療法などによる予防策が重要である．

④ 婦人科の手術を受ける患者の看護

1 術前の看護

▌病態の把握

まず，患者の病態を十分に理解する．手術が必要と判断される根拠は何か，手術の目標は何かといった理解を深めることで，患者に適切に関わっていく基盤ができる．

▌手術のメリットとデメリットの把握

例えば子宮頸癌であれば，放射線療法と手術療法のいずれかを選択できる場合がある．その際は，それぞれの治療が推奨される理由（メリット）と問題点（デメリット）を把握することで，患者の意思決定プロセスを理解するための視点を得る．また，開腹（腹式）手術と腹腔鏡下手術のいずれを選択したかで，痛みや侵襲に対してどのような思いを抱いているか，患者が大切に思っていることは何かなど，思いを巡らすことができる．つまり，手術について理解することで，患者理解につなげることができる．

▌患者の思いの把握

手術部位が生殖器であるため，患者のライフステージや人生設計，パートナーとの関係などと切り離して考えることはできない．一方，生殖器に関することは，羞恥心を引き起こすなど，人前で容易に話しにくいことである．患者本人から疾患や手術に対する思いが語られることが少ない場合もあるが，さまざまな情報から思いをくみ取る努力をする．

まず，患者の年齢や妊娠・出産歴，家族背景などから挙児希望を把握する．生殖器の治療は，患者の人生を大きく左右し，妊孕性が失われる場合は，患者自身だけではなくパートナーにも関わる．患者やそのパートナーが，治療にどのような見通しをもっているのか，適した治療と思って受け入れているのかなど，疾患と治療に対する思いを把握する．

生殖器に対する思いは人それぞれである．年齢によるものでもなく，子どもを産んでいるか・いないかで決まるものでもない．「手術に関してどのようなことが気になっているのか」「今の気持ちはどうか」といったことを尋ね，その人の価値観や考え方，思いをとらえられるように努める．

▌看護目標の検討

病態と手術の特性を理解し，患者の思いを踏まえて看護目標を検討する．患者が直面する課題をよりよく理解することは，短期間で患者と信頼関係を構築

する基盤となり，患者の主体的な手術への参加を促していくことにつながる.

▌手術に向けた身体的準備

　身体状況を整えることは，術後のスムーズな回復と早期社会復帰を図る上で重要である.

①貧血の改善：生殖器疾患の患者は，術前に貧血があることも多く，その場合は鉄剤が処方される. 貧血が改善されているか把握する.

②深部静脈血栓症の早期発見：女性生殖器は骨盤内の臓器であるため，術前から深部静脈血栓症を発症している場合がある. 無症状の場合もあるため，検査データからも評価する.

③感染管理：手術に向け感染予防を実施できるよう説明する. また，術式により，臍処置，陰部の除毛が必要となる場合があるため，医師の指示に基づき実施する.

④合併症予防：下腹部，骨盤内の術操作を行う婦人科手術に共通する術後合併症として，深部静脈血栓症とイレウスがある. 深部静脈血栓症予防として，術前から弾性ストッキングを装着し，術後にフットポンプを用いるなど，リスクに応じて指示される処置を実施する. イレウスについては，これまでの開腹手術の既往や子宮内膜症など，腹腔内癒着の有無や程度を評価するとともに，医師の指示に基づき腸管処置を行う. さらに，深部静脈血栓症とイレウスの予防として，術後の早期離床の必要性を説明し，患者が自主的に歩行を行えるよう支援する.

2 術後の看護

▌手術方法を踏まえた援助

　近年，より侵襲の少ない手術方法が選択されるようになっている. 医療技術が進み，以前は開腹手術で行っていた術式の多くが，保険診療として腹腔鏡下で行われるようになった. さらに，ロボット支援下内視鏡手術も保険診療で行われる術式が増加している. 手術方法の違いにより，侵襲の大小や合併症が異なるため，手術方法を踏まえた看護を行う必要がある.

▶ 開腹手術（p.92 図4-9）

①疼痛緩和：侵襲が大きく術後疼痛も強いため，鎮痛処置を十分に行う必要がある. 体動時の苦痛も大きいため，鎮痛薬を効果的に使用し，離床行動に支障が出ないよう配慮する. 硬膜外麻酔が併用される場合や，神経ブロックが併用される場合があるため，そうした処置の効果を把握し，細やかな観察により疼痛コントロールを図っていく.

②創治癒促進：開腹手術では創が大きくなるため，創治癒に関するケアも重要である. 創感染予防に加え，創をきれいに治すため，創に負荷をかけない動き方を伝える. **テープ療法**を行う場合もある.

③イレウス予防：開腹手術後は麻痺性イレウスのリスクが高いだけではなく，臓器の癒着による機械的イレウスのリスクも高まる. 特に開腹手術を複数回

行っている例では，癒着が重なりリスクが高まる．適宜，緩下剤を使用し排便コントロールを行うとともに，食生活上の注意点を伝える．

▶ 腹腔鏡下手術（p.93 図4-10）

特有の合併症として，**肩痛**，**下肋部痛**，側腹部の痛みや**皮下気腫**などがあること，**無気肺**のリスクが高いことに配慮し，関わる必要がある．

▶ 腟式手術（子宮鏡下手術）（p.94 図4-11）

腟式手術では，子宮穿孔，**水中毒**（低ナトリウム血症）などの特有の合併症に注意する．

▶ ロボット支援下内視鏡手術

手術時間がかかることや受けられる施設が限定的であること，保険診療となってからの歴史が浅いため習熟したスタッフが少ないことなどが課題である．事例が少ない手術を受ける患者の不安に配慮して関わる．

▌ 術式を踏まえた援助

▶ 単純子宮全摘出術

深部静脈血栓症，創感染，イレウスなどの合併症予防と早期発見に向けた関わりを行う．腹部だけでなく腟断端にも創があることを伝え，感染予防と早期発見を自己管理できるよう支援する．術後の早い段階から清浄綿による陰部清拭とシャワー浴を促し，陰部と腹部の創の清潔を保てるよう支援する．創の洗浄方法や保護の工夫を伝えること，トイレでは前から後ろに拭くこと，性器出血がある場合はこまめにナプキンを交換するよう伝えることなど，細やかに説明するような配慮も重要である．

回復期は退院に向け，入浴や性生活は医師の許可を得てから開始する必要性を説明する．さらに，感染の早期発見のため，異常の徴候（創の炎症徴候，腹痛，発熱，帯下の異常など）を患者自身が気付けるよう支援する．

創の治癒促進のため，感染管理に加え，腹圧がかかる動作を避けるよう説明し，日常生活の中でのそうした動作を検討し，腹圧がかからない工夫を考えられるような支援が求められる．

▶ 広汎子宮全摘出術

単純子宮全摘出術の看護に加え，**排尿障害**（膀胱機能麻痺，尿意鈍麻）に対する支援が重要となる．通常，術後1週間程度は膀胱留置カテーテルを挿入したまま身体的な回復を待ち，抜去した後は，排尿量と残尿量を確認しながら退院に向け排尿の自立を目指す．

排尿障害の支援においては，患者が自身の障害を把握し，それを踏まえた対処を見いだしていけるような関わりが重要である．障害に直面する患者の気持ちに配慮しながら，排尿訓練として，排尿のメカニズムや手術の影響の理解を促し，効果的な排尿方法を見いだせるよう関わっていく．

排尿訓練の初期は，障害の特性が把握しづらいため，患者と共に排尿量と残尿量を確認し，効果的に排尿できるような方法を一緒に検討する．残尿や導尿

により尿路感染症を発症しやすいことを考慮し，十分に水分を取り感染予防をするよう説明する．一方で，水分を一度に取りすぎることで膀胱が過伸展し，効果的に排尿できない場合もあるため，水分摂取の仕方に工夫が必要であることを伝える．

　尿意が喪失または減弱している場合は，時間を決めてトイレに行く習慣を身に付け，膀胱の過伸展を防ぐ．尿が排泄しづらい場合や残尿が多い場合は，尿を出しやすくするための方法を実践する．例えば，歩き回ってからトイレに行く，軽く腹圧をかけてみる，温水洗浄便座のビデで尿道口を刺激する，流水音を聞くなど，出しやすくなる方法を試すよう助言し，効果を確認していく．

　自力での排泄が困難な場合，または，残尿量が多く50mLを超える場合は，自己導尿の手技を身に付けられるよう支援する．焦らず神経の回復を待ち，徐々に自力で排尿できるように働きかけていく．

　当たり前のことができなくなるつらさ，期待するような回復がみられない焦りやもどかしさ，繰り返される残尿の苦痛や羞恥心など，排尿訓練時の心身の苦痛は大きい．さらに，こうした苦痛は悪性腫瘍のつらさの実感にもつながる場合がある．その時々の患者の思いに配慮しながら，焦らず排尿訓練を続け，手術による後遺症に適応できるよう支援していく．

▶ 付属器摘出術，卵巣嚢腫核出術

　卵巣嚢腫核出術や卵巣摘出術では，子宮を温存している場合，術後に女性ホルモン量が減少することで消退出血が起こることがある．事前に伝えておくことで，患者は見通しをもつことができる．術後出血との鑑別が必要であるため，性器出血に関して量や性状を伝えるよう指導する．

　両側付属器摘出の場合は，消退出血に加え，卵巣欠落症状が現れることがある．特に閉経前の女性では，両側の卵巣摘出により急速に女性ホルモンが減少し，卵巣欠落症状として更年期障害の症状を呈しやすい．閉経後の場合，そうした顕著な症状は認められないが，骨粗鬆症や動脈硬化などの長期的な影響を踏まえて関わる必要がある．適応があればホルモン補充療法（HRT）について情報提供する．

　患者に挙児希望がある場合は，卵管切除や卵巣切除による妊孕性への影響を心配している場合がある．患者の術式に関する理解を確認しながら，不安や疑問に対応する．

▶ リンパ節郭清術

　リンパ浮腫の自己管理は特に重要である．リンパ浮腫は手術数年後にも発症しうることを伝え，予防と早期発見に努められるよう関わっていく．

　浮腫を発症していない段階では，スキンケアなど予防法を中心に指導する．下腿や陰部のリンパ液の流れが滞りやすくなっていること，細菌など異物をブロックする機能が低下していることを説明し，けがや感染予防に努め，保湿を行い，定期的に皮膚の観察を行うよう伝える．日常生活では，かみそりの使用

手術方法の変遷

　産婦人科の手術は，腹腔鏡やロボット支援手術の普及により，これまで行われてきた標準的術式である開腹手術に比べ急速に低侵襲化されている．1990 年代に婦人科良性疾患に対して腹腔鏡下手術が行われるようになり，現在では腹腔鏡下手術はほとんどすべての婦人科良性疾患の手術に適用されるようになった．

　近年，悪性疾患に対しても低侵襲化手術が拡大し，2014 年に IA 期の子宮体癌に対する腹腔鏡手術，2018 年に IA2 〜 IIA 期の子宮頸癌に対する腹腔鏡下広汎子宮全摘出術が保険収載された．腹腔鏡やロボット支援手術などの低侵襲手術は，出血量の減少や入院期間の短縮などの利点もあるが，子宮頸癌に対する低侵襲手術では，開腹手術に比べて生存率の低下と再発率の上昇が報告されており，手術の安全性や根治性を担保した上での技術の進歩が望まれる．

　現在，先進医療として，IA 期の grade3 または特殊型と，IB 期または II 期の子宮体癌に対する腹腔鏡下大動脈リンパ節郭清術や，IB 期以上および IIB 期の扁平上皮癌，または IA2 期以上および IIB 期以下の腺癌の子宮頸癌に対する内視鏡手術用ロボットを用いた腹腔鏡下広汎子宮全摘出術が行われている．

を避け，ペットとの関わりに注意し，履物や靴下着用により下肢を保護するなど，注意点を指導する．また，早期発見と対処の重要性を伝え，靴や下着がきつくなっていないか，下肢が太くなっていないかなど，変化に気付く具体的な場面を提示する．

　浮腫の発症が認められたら，ゆったりとした下着や服を着用して体を締め付けないこと，下肢を挙上するなどの対処をとることを伝える．また，浮腫のある皮膚は脆弱で感染しやすいことを伝え，日々の自己管理に取り組む重要性を説明する．**リンパドレナージ**（セルフマッサージ）などリンパ液の流れを促進するような手技，圧迫療法，運動療法などを説明し，悪化の予防ができるようにする．また，蜂窩織炎を発症するとさらにリンパ浮腫を悪化させるため，早期に気付き治療を受けられるよう支援する．

　追加療法などで放射線療法が行われる場合は，リンパ浮腫のリスクが高まるため，患者により一層の注意を促す必要がある．

経過	入院（手術前日）	手術当日		手術1〜2日後	手術3〜5日後	手術7〜10日後
		術前	術後			
達成目標	□ 術前の処置・必要物品が理解できる □ 医師の説明が理解できる □ 手術に対する不安や疑問を言える	□ 絶飲食の指示が守れる □ 手術に行く前の準備ができる	□ 術後の安静指示が守れる □ 痛みを我慢しないで過ごすことができる □ 傷口に赤みや腫れがない	□ 発熱がない □ 痛みを我慢しないで過ごすことができる □ 傷口に赤みや腫れがない □ トイレ歩行ができる	□ 発熱がない □ 痛みを我慢しないで過ごすことができる □ 傷口に赤みや腫れがない □ 吐き気がなく食事が食べられる	□ 発熱がない □ 痛みを我慢しないで過ごすことができる □ 傷口に赤みや腫れがない □ 性器出血がある場合は，ナプキンに付着程度である □ 退院後の生活に不安がない
治療 検査 処置	□ 採血 □ 弾性ストッキングのサイズ測定 □ 除毛・臍の掃除	□ 手術室に行く前に浣腸を行う □ 術衣に着替え，弾性ストッキングをはく	□ 酸素吸入 □ フットポンプの装着 □ 痛み止めは医師に指示に従って対応 □ 腹部に管を挿入することがある	□ 採血 □ フットポンプを外す		□ 診察して問題なければ退院許可
内服薬 注射	□ 下剤内服（15時ごろ） □ 常備薬を薬剤師または看護師に預ける	□ 内服薬は医師の指示に従う	□ 点滴 □ 背中に痛み止めを投与する管を挿入する場合がある	□ 内服薬は医師の指示に従う		
活動 安静度	□ 制限なし	□ 制限なし	□ ベッド上安静	□ ベッドの上半身を徐々に上げて座り，看護師の見守りの下，自室内のトイレまで歩行する	□ 制限なし	
食事	□ 制限なし	□ 絶飲食	□ 絶食 □ 飲み物は医師の指示にて始める	□ 食事は医師の指示にて始める	□ 制限なし	
清潔	□ シャワー・洗髪		□ 歯磨きはベッド上で行う □ 性器出血が多い場合は知らせる	□ 体を拭いて，着替え	□ 洗髪	□ 制限なし
排泄	□ 制限なし		□ 手術室より尿管の挿入	□ トイレまで歩行できたら尿管を抜く □ 初めてのトイレ歩行時は，看護師が付き添う	□ 術後排便があれば知らせる	
指導 説明 書類	□ 医師より入院説明（手術・麻酔・輸血の説明と同意書） □ 肺血栓塞栓症予防について説明と同意書 □ 入院時オリエンテーション（ネームバンド装着） □ 術前オリエンテーション（必要物品の説明・確認） □ 爪切り・マニュキュア除去確認 □ 患者用パス・入院診療計画書の説明 □ 病衣の使用許可	□ 眼鏡，コンタクトレンズ，義歯，アクセサリー等の金属類は外す □ 化粧はしない	□ ベッド上安静中も寝返りや下肢の運動を積極的に行う □ 排ガスがあれば，腸が動いている証拠となるので知らせる	□ 歩行ができれば弾性ストッキングを脱ぐ □ トイレ使用時は，ウォシュレットで陰部を清潔にする	□ 下肢の運動を積極的に行い，できる限り歩行して血液循環を良くする □ 傷のテープ購入および使用方法について説明 □ パンフレットを用いて退院指導	【退院基準】 ・発熱がない ・痛みを我慢せずに過ごせる ・傷口に腫れや赤みがない ・性器出血がある場合は，ナプキンに付着程度である ・食欲があり食事が食べられる ・術後，排ガスまたは排便がある 【退院後の治療計画】 ・内服薬がある場合は継続 ・傷口の感染予防 【退院後の生活について】 ・発熱，腹痛，創部のじくじく感などの症状や，何か特別に心配や困ったことがあれば連絡する
リハビリ ・その他		□ 必要時は，家族を集学治療病棟に案内する				

図 4-9 ■婦人科開腹手術（悪性に準じた手術）クリニカルパス例（患者用）

徳島大学病院産科婦人科クリニカルパスセンター．婦人科・開腹手術（悪性に準じた手術）を受けられる方へ．より一部改変．

経過	入院（手術前日）	手術当日		手術1日後	手術2〜3日後	手術4日後
		術前	術後			
達成目標	□ 術前の処置・必要物品が理解できる □ 医師の説明が理解できる □ 手術に対する不安や疑問を言える	□ 絶飲食の指示が守れる □ 手術に行く前の準備ができる	□ 術後の安静指示が守れる □ 痛みを我慢しないで過ごすことができる □ 傷口に赤みや腫れがない	□ 発熱がない □ 痛みを我慢しないで過ごすことができる □ 傷口に赤みや腫れがない □ トイレ歩行ができる	□ 発熱がない □ 痛みを我慢しないで過ごすことができる □ 傷口に赤みや腫れがない □ 吐き気がなく食事が食べられる	□ 発熱がない □ 痛みを我慢しないで過ごすことができる □ 傷口に赤みや腫れがない □ 性器出血がある場合は，ナプキンに付着程度である □ 退院後の生活に不安がない
治療検査処置	□ 採血 □ 弾性ストッキングのサイズ測定 □ 除毛・臍の掃除	□ 手術室に行く前に浣腸を行う □ 術衣に着替え，弾性ストッキングをはく	酸素吸入 □ フットポンプの装着 □ 痛み止めは医師に指示に従って対応	□ 採血 □ フットポンプを外す		□ 診察して問題なければ退院許可
内服薬注射	□ 下剤内服（15時ごろ） □ 常備薬を薬剤師または看護師に預ける	□ 内服薬は医師の指示に従う	□ 点滴	□ 内服薬は医師の指示に従う		
活動安静度	□ 制限なし	□ 制限なし	□ ベッド上安静	□ 徐々にベッドアップし，看護師の見守りの下，トイレまで歩行する	□ 制限なし	
食事	□ 制限なし	□ 絶飲食	□ 絶食 □ 飲み物は医師の指示にて始める	□ 食事は医師の指示にて始める	□ 制限なし	
清潔	□ シャワー・洗髪		□ 歯磨きはベッド上で行う	□ 体を拭いて，着替え	□ 短時間で無理のないようにシャワーをする	□ 制限なし
排泄	□ 制限なし		□ 手術室より尿管の挿入	□ トイレまで歩行できたら尿管を抜く □ 初めてのトイレ歩行時は，看護師が付き添う	□ 術後排便があれば知らせる	
指導説明書類	□ 医師より入院説明（手術・麻酔・輸血の説明と同意書） □ 肺血栓塞栓症予防について説明と同意書 □ 入院時オリエンテーション（ネームバンド装着） □ 術前オリエンテーション（必要物品の説明・確認） □ 爪切り・マニキュア除去確認 □ 患者用パス・入院診療画書の説明 □ 病衣の使用許可	□ 眼鏡，コンタクトレンズ，義歯，アクセサリー等の金属類は外す □ 化粧はしない	□ ベッド上安静中も寝返りや下肢の運動を積極的に行う □ 排ガスがあれば，腸が動いている証拠となるので知らせる	□ 歩行ができれば弾性ストッキングを脱ぐ □ トイレ使用時は，ウォシュレットで陰部を清潔にする	□ 下肢の運動を積極的に行い，できる限り歩行して血液循環を良くする	□ パンフレットを用いて退院指導 【退院基準】 ・発熱がない ・痛みを我慢せずに過ごせる ・傷口に腫れや赤みがない ・性器出血がある場合は，ナプキンに付着程度である ・食欲があり食事が食べられる ・術後，排便がある 【退院後の治療計画】 ・内服薬がある場合は継続 ・傷口の感染予防 【退院後の生活について】 ・発熱，腹痛，創部のじくじく感などの症状や，何か特別に心配や困ったことがあれば連絡する
リハビリ・その他						

図 4-10 ■婦人科腹腔鏡下手術クリニカルパス例（患者用）

徳島大学病院産科婦人科クリニカルパスセンター．腹腔鏡下手術を受けられる方へ（婦人科），より一部改変．

経過	入院（手術前日）	手術当日		手術1日後	手術2日後	手術3日後
		術前	術後			
達成目標	□ 術前の処置・必要物品が理解できる □ 医師の説明が理解できる □ 手術に対する不安や疑問を言える	□ 絶飲食の指示が守れる □ 手術に行く前の準備ができる	□ 術後の安静指示が守れる □ 痛みを我慢しないで過ごすことができる □ 性器出血がある場合は，ナプキンに付着程度である	□ 発熱がない □ 痛みを我慢しないで過ごすことができる □ 性器出血がある場合は，ナプキンに付着程度である □ トイレ歩行ができる	□ 発熱がない □ 痛みを我慢しないで過ごすことができる □ 性器出血がある場合は，ナプキンに付着程度である □ 退院後の生活に不安がない	□ 発熱がない □ 痛みを我慢しないで過ごすことができる □ 性器出血がある場合は，ナプキンに付着程度である □ 退院後の生活に不安がない
治療検査処置	□ 採血 □ 弾性ストッキングのサイズ測定	□ 術衣に着替え，弾性ストッキングをはく	□ フットポンプの装着 □ 痛み止めは医師の指示に従って対応	□ 採血 □ フットポンプを外す	□ 退院診察	
内服薬注射	□ 下剤内服（15時ごろ） □ 常備薬を薬剤師または看護師に預ける	□ 内服薬は医師の指示に従う	□ 点滴	□ 内服薬は医師の指示に従う		
活動安静度	□ 制限なし	□ 制限なし	□ ベッド上安静	□ 徐々にベッドアップし，看護師の見守りの下，トイレまで歩行する	□ 制限なし	
食事	□ 制限なし	□ 絶飲食	□ 絶食 □ 飲み物は医師の指示にて始める	□ 食事は医師の指示にて始める	□ 制限なし	
清潔	□ シャワー・洗髪		□ 歯磨きはベッド上で行う	□ 体を拭いて，着替え	□ 制限なし	
排泄	□ 制限なし		□ 手術室より尿管の挿入	□ トイレまで歩行できたら尿管を抜く □ 初めてのトイレ歩行時は，看護師が付き添う	□ 制限なし	
指導説明書類	□ 医師より入院説明（手術・麻酔・輸血の説明と同意書） □ 肺血栓塞栓症予防について説明と同意書 □ 入院時オリエンテーション（ネームバンド装着） □ 術前オリエンテーション（必要物品の説明・確認） □ 爪切り・マニュキュア除去確認 □ 患者用パス・入院診療計画書の説明 □ 病衣の使用許可	□ 眼鏡，コンタクトレンズ，義歯，アクセサリー等の金属類は外す □ 化粧はしない	□ ベッド上安静中も寝返りや下肢の運動を積極的に行う	□ 歩行ができれば弾性ストッキングを脱ぐ □ トイレ使用時は，ウォシュレットで陰部を清潔にする □ パンフレットを用いて退院指導	□ 下肢の運動を積極的に行い，できる限り歩行して血液循環を良くする	【退院基準】 ・発熱がない ・痛みを我慢せずに過ごせる ・性器出血がある場合は，ナプキンに付着程度である 【退院後の治療計画】 ・痛みを我慢せずに過ごせる
リハビリ・その他						

図4-11 ■子宮鏡下手術クリニカルパス例（患者用）

徳島大学病院産科婦人科クリニカルパスセンター．子宮鏡下手術を受けられる方へ．より一部改変．

▌患者の QOL 向上を見据えた支援

　術後の回復に向けた支援に加え，患者のボディイメージの変化や性生活への配慮を行う．子宮全摘出術では，妊孕性が失われるだけではなく，頸管粘液の分泌がなくなることで腟の湿潤が不足する．また，腟の一部も切除されることで短くなる．両側卵巣切除では，女性ホルモンの分泌が大幅に減少することで，腟の分泌物も減少する．そうした変化により，これまでのように性生活を行えない場合がある．適宜，情報提供を行うとともに，患者が疑問や不安を表出できるよう関わっていく．また，心理的に性生活を送る気持ちになれない場合があるため，思いを傾聴し，必要であれば専門家を紹介することも必要である．

　患者の病態を踏まえ，今後の治療を見据えた関わりも重要である．良性であれば，再発の不安を踏まえ定期検診の必要性を伝える．挙児希望のある場合は妊娠出産に向けた疑問や不安に対応することや，手術により一定期間は性生活を避ける必要があるため，医師に確認する必要性を伝える．悪性の場合は，退院後にも再発への不安が大きく，補助療法が必要な例も多くある．手術による卵巣欠落症状や排尿障害など，後遺症に対する自己管理を生活の中で行っていく困難にも直面し，複合的なつらさを抱えている場合がある．早期から緩和ケアを受けられるよう配慮する．

　手術の原因となる疾患により患者の思いはそれぞれであるが，生殖器を手術したという思いに十分配慮しながら関わっていくことが，患者の QOL の向上につながる．

3 婦人科の放射線療法

1 婦人科における放射線療法とは

放射線療法は，手術療法，化学療法とともにがん治療の三本柱の一つで，放射線療法のみで治癒するがんも多い．放射線療法の特徴としては，①局所の療法，②機能と形態の温存が可能，③高い QOL，④低侵襲で高齢者にも適応可能，などが挙げられる．子宮頸癌では，放射線療法を受けている患者数が近年増加傾向にある．

1 放射線療法の分類

放射線療法には，**根治的放射線療法**，**術後照射**，**緩和的放射線療法**があり，それぞれ目的が異なる．根治的放射線療法は，手術を行わずに放射線療法でがんの治療を行う．術後照射は，根治的手術療法後に再発の予防を目的とし，補助療法として行う．緩和的放射線療法は，がんの進展や転移による疼痛，出血などの症状の緩和を目的とする．

2 放射線の感受性と放射線による細胞傷害の機序

細胞により放射線感受性（放射線の影響の程度）が異なり，細胞分裂頻度の高いもの，将来の細胞分裂回数が多いものなどは，放射線感受性が高いとされている．放射線は，DNA 二本鎖の切断により細胞死を生じさせる．放射線による電離作用により DNA 損傷を起こす直接作用と，電離作用により細胞内の酸素から発生する活性酸素が DNA 損傷を起こす間接作用がある．

3 放射線療法の方法

放射線療法に使われる放射線は，一般的に X 線と電子線が多いが，陽子線や重粒子線も使用される．

一般的な放射線療法は，1 日 1 回の照射を連日繰り返す**分割照射**で行う．正常細胞はがん細胞に比べて DNA 損傷を早く修復できるため，正常細胞では修復可能であるが，がん細胞では修復できない程度の間隔で放射線を照射することにより，治療効果を維持しつつ，正常組織への影響を抑えることができる．治療期間の延長は治療成績を悪化させる恐れがある．

▌外部照射

体外から照射する方法を**外部照射**という（図4-12a）．子宮頸癌では，原則として全骨盤領域に放射線を照射する**全骨盤照射**を行う（図4-12b）．他臓器への被曝線量を低減し，有害事象を軽減させるために**強度変調放射線療法**（intensity-modulated radiation therapy：IMRT）*の適応が広がりつつある．

▌腔内照射

小線源（カプセルやワイヤーなどに密閉されたラジオアイソトープ）をがん付近に直接挿入し，体の内部から放射線を照射する治療のことを**小線源治療**と

🔖*用語解説

強度変調放射線療法
通常の高エネルギー X 線を用いた高精度外部照射の一つである．空間的・時間的に不均一な放射線強度をもつビームを多方向から照射する方法で，それにより，不整形の腫瘍形状に合致した線量分布を作製し，同時に周囲臓器への線量軽減を可能にする．

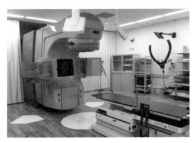

a. 放射線治療装置（リニアック）

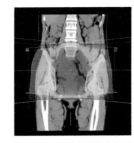

b. 全骨盤照射の線量分布図（CT 撮影）

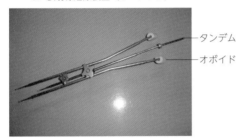

タンデム
オボイド

C. タンデムとオボイド

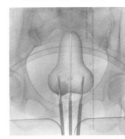

d. 子宮腔内照射の線量分布図（タンデムと
オボイドを挿入して正面から X 線撮影）

図 4-12 ■放射線療法

呼ぶ. 子宮頸癌で行われる**子宮腔内照射はラルス（RALS）**という小線源治療の一つで, 子宮内アプリケーター（タンデム）と腔内アプリケーター（オボイド）に, イリジウム -192 やコバルト -60 線源を留置して行う（図4-12c, 図4-12d）.

■ 同時化学放射線療法　concurrent chemoradiotherapy：CCRT

　同時化学放射線療法（CCRT）は, 放射線療法と化学療法を同時併用するもので, 根治的放射線療法, 術後照射の両方に適用される. 化学療法との併用により, 放射線効果の増強（相乗・相加効果）や他臓器転移の予防などの効果がある.

4　放射線療法の有害事象

　放射線療法による有害事象は, 急性期と晩期に分けられる（表4-2）. **急性期有害事象**は, 放射線療法を開始してから 2 ～ 3 週目以降に生じる. これらの有害事象には, それぞれの組織でそれ以上の線量にならないと起こらない最低線量（閾値）がある.

　晩期有害事象は, 照射後数カ月以上たって生じる影響で, 組織の局所的影響, 二次発がん, 寿命短縮, 卵巣機能低下（不妊症）, 胎児への影響などがあり, 多くは非可逆的である.

　細胞の障害で生じる有害事象は確定的影響（閾値以上で発生）になるが, DNA 修復ミスによる突然変異を起点とするがん化などは確率的影響（閾値はなく, 重症度は直線的な線量依存性）となる.

表 4-2 ■全骨盤照射の有害事象

急性期	悪心（放射線宿酔）, 下痢, 膀胱炎, 皮膚炎, 白血球減少症
晩　期	直腸炎・直腸出血, 膀胱炎・膀胱出血, 小腸障害（腸閉塞）, 皮膚組織線維化・浮腫, 腟粘膜の癒着・潰瘍, 卵巣機能低下, 膀胱腟瘻, 直腸腟瘻, 不全骨折, 下肢浮腫, 二次発がん

plus α

不妊となる線量
卵巣に約 0.65Gy の照射で一時的な不妊が生じ, 6 ～ 7Gy（放射線療法 3 ～ 4 回分）で永久不妊となる. 一般的に若い女性のほうが, 年配の女性より被曝に強い傾向がある.

5 放射線療法の対象疾患

▌子宮頸癌

　放射線療法は手術と並ぶ根治的治療法で，手術療法の適応のない進行癌では，放射線療法とシスプラチンを中心とする化学療法の同時併用が推奨されている．

▌子宮体癌（子宮内膜癌）

　根治的治療の第一選択は手術療法で，高齢者や合併症などの理由で手術適応にならない症例や切除不能な進行癌に対して放射線療法が選択される．外部照射（全骨盤照射）と腔内照射を組み合わせるが，子宮頸癌のような標準治療法の指針は確立されていない．術後再発リスクを有する症例には，骨盤内再発を減少させるための選択肢の一つとして全骨盤照射や腟断端への腔内照射が考慮される．

▌腟癌・外陰癌

　腟癌は高齢者に多く，膀胱・直腸に近接し容易に直接浸潤を起こすため，放射線療法が第一選択となる場合が多い．外陰癌では手術が治療の第一選択とされるために，放射線療法は主に術後照射あるいは手術適応のない進行例に対して行われている．

② 婦人科の放射線療法を受ける患者の看護

1 放射線療法と看護の特徴

　放射線療法は，がん治癒，再発の予防，症状の緩和などさまざまな目的で行われる．患者と治療目的や方法を共有し，目的とした治療効果が最大限となるよう，患者が治療計画を理解し治療スケジュールを完遂できるよう支援する．

2 治療前のアセスメント

▌身体的アセスメント

　看護師は，まず患者の治療計画を理解する．治療計画から線種，照射方法（体位や照射方向），線量（総線量，1回線量，治療回数）を把握し，患者ごとの有害事象の出現に対する予測をする．また，放射線治療の前に行われた手術や化学療法によって身体機能がどのように変化しているかを確認する．

▌心理社会的アセスメント

　治療の完遂のためには，患者の治療に向かう気持ちを整えることが重要である．そのため，放射線治療に対する期待，不安など，放射線治療による有害事象についての思い，病気のとらえ方などについて，コミュニケーションをとり把握する．また，治療中は有害事象が強いと不安も強くなり，ストレスも高まるため，日常のストレスマネジメントのしかたについても確認する．社会面では，治療中のソーシャルサポート，情緒的サポートの有無についても確認する．

3 放射線照射時の観察と援助

　治療中に問題となるのは，照射線量に伴い出現する早期有害事象である．

▌早期有害事象の観察

　有害事象の出現に影響するものとして，放射線の総線量や1回線量，化学放射線療法，患者の年齢などの要因がある．線量は多いほど症状が強い．化学療法と放射線治療を併用する場合は，薬物と放射線の両方の影響を考慮する．治療継続のためには，有害事象の程度を継続的に評価することが重要である．

▌照射時の援助

▶ 体位の再現性の保持

　放射線治療では，腫瘍組織に適切に決められた線量を照射できるように，治療体位の再現性を保つことが必要である．そのために，固定具（シェル）を用いて治療中の体位固定を行う．この際に，患者が痛みなどの症状をもっていないかを事前にアセスメントし，苦痛の軽減に努める．また，照射部位のマーキングは消えないように指導する．

▶ 安楽な治療環境の整備

　治療開始時は緊張も高く，どのようなことが起こるのかという不安が強い．照射前のオリエンテーションの際に，照射がどのように行われるのか，その環境を見学したり，写真やビデオで治療室のイメージ付けをしたりすることで不安の軽減を図る．治療室に入室したときから適切な声掛けを行う．照射部位を露出する場合には，羞恥心やプライバシーへの配慮も必要である．

4 早期有害事象に対する症状マネジメントと看護

▌放射線皮膚炎に対する看護

▶ 皮膚の状態の観察

　皮膚の観察としては，紅斑，びらん，色素沈着，浮腫の有無と，その範囲，程度などである．また，皮膚と皮膚が隣接する部位は**散乱線**によって皮膚線量が増すため，皮膚の隣接部のしわを伸ばしてよく観察する．外陰部や殿部は皮膚炎が生じやすい部位であるが，観察しづらい部位でもある．患者の主観的な訴えとして，瘙痒感，乾燥感，ひりひり感，灼熱感，熱感，疼痛などを確認する．

　皮膚の発赤，乾燥，瘙痒感が出てきた場合は，患者自身で判断をして軟膏やクリームを塗布せず，医療者にその症状を伝えるように説明する．症状に応じて皮膚科を受診してもらう．

▶ 皮膚への刺激の防止

　衣類による刺激，皮膚と皮膚の接触，身体の移動による摩擦，温度刺激，圧迫を避け，照射部位には，絆創膏や湿布などを貼らないように指導する．下着にも配慮が必要である．ガードルは履かずにゆったりとした下着を着用する．

▶ 清潔の保持

　シャワーや入浴を行い，皮膚の清潔を保持する．石けんの泡で身体を洗い，洗う際に力を入れないことが重要である．石けんが残らないように十分に洗い流すように指導する．皮膚炎がひどい場合は洗浄に用いる石けんの種類も検討

する.

■ 下痢に対する看護

腸は放射線感受性が高く,放射線照射によって正常細胞が影響を受けるため,下痢が生じる.出現の時期を把握し,予防的に止痢薬などを用いながらケアをする.下痢の回数や性状を観察,モニタリングして,服薬のタイミングなどを患者と相談する.また,水分や食事が摂取できているか観察する.

■ 泌尿器症状に対する看護

全骨盤照射では,膀胱が照射範囲に入るため,頻尿や尿意切迫感,残尿感が生じる.頻度や程度,尿量や尿の性状を観察し,日常生活に及ぼす影響を把握して,症状に応じた援助を行う.

5 心理社会的支援

放射線治療中は,治療回数を患者と共有し,患者の困り事や気がかりがないかを確認する.有害事象が強いと治療を止めたいと思うようになる場合がある.無理に励ますのではなく,なぜそう思っているのかを尋ね,患者の思いを表出する機会をつくる.看護師との会話を通して,患者の思いを知り,解決策を共に考えることが重要である.

社会的側面では,職業をもちながら治療を行う患者には,照射に伴い出現する有害事象の出現時期を伝え,仕事や社会的役割が果たせるような生活の組み立てができるようにする.治療費などで経済的支援を必要としている場合は,医療社会福祉士(MSW)などと連携をとる.

6 晩期有害事象への看護

晩期有害事象は照射後,数カ月から数年経過して生じ,組織の線維化,血管障害,萎縮などのほか,機能障害を引き起こすこともある.

全骨盤照射では,便通の異常や排便時の出血,排尿時痛,頻尿などの症状を患者にモニタリングしてもらう.晩期有害事象の早期発見のためには,患者自身がセルフモニタリングを継続できるような支援が必要となる.

7 子宮腔内照射を受ける患者への看護

子宮腔内照射(ラルス)は,外部照射と併用して行われる(図4-13).治療前にはパンフレットなどを用いて,どのような治療なのかをイメージしてもらい,不安や心配事に対応し,安心して治療が受けられるようにする.治療前日の子宮口拡大のための処置や治療当日の痛みに対する処置などがある.照射は40分～1時間程度であるが,前後の処置を含めると1時間半～2時間と,かなりの長時間になる.そのため,治療中の患者の保温やプライバシーの配慮を行う.治療後に痛みや出血が続くときは看護師に伝えるように指導する.

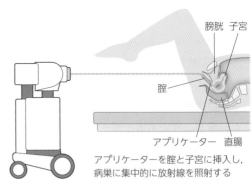

膀胱 子宮

腔

アプリケーター 直腸

アプリケーターを腔と子宮に挿入し,病巣に集中的に放射線を照射する

図4-13 ■子宮腔内照射(ラルス)

4 婦人科のがん薬物療法

1 婦人科におけるがん薬物療法とは

がん治療は，手術療法や放射線療法により行われる局所療法と，**がん薬物療法**による全身療法に分けられる．

がん薬物療法とは，**細胞傷害性抗がん薬，分子標的薬，免疫チェックポイント阻害薬**などを用いた治療の総称である．使用目的により治療的化学療法と緩和的化学療法に分かれ，治療的化学療法の場合はある程度の副作用を許容する必要があるが，緩和的化学療法の場合は患者の QOL を低下させないように年齢や前治療の経過なども含めた治療が選択される．特に高齢者では，副作用が重篤化しやすい傾向にあり注意を要する．ただし近年は有効な**支持療法***が開発され，より安全に抗がん薬治療が行えるようになり，外来通院で施行される**外来化学療法**が基本になりつつある．

しかしながら，抗がん薬単独で治癒まで期待できるがん種は限られている．婦人科領域では，絨毛癌，胚細胞腫瘍などは抗がん薬単独での治癒が期待できるが，その他の多くの進行・再発がんでは薬物治療のみでの根治は困難で，余命の延長，症状緩和やQOLの向上が期待できる程度の効果と考えられている．

用語解説

支持療法
がんの進行に伴う症状や，治療による副作用の症状を予防，軽減させるための治療をいう．

1 がん薬物療法の分類

①進行がんや他に効果的な治療法のないがんに対する主治療として行う．

②外科的切除や放射線照射などの局所治療後に行う**補助化学療法**（adjuvant chemotherapy）として，局所進行がんに対して再発リスクが高い場合に行う．残存していると予想される全身の**微小転移**の根絶により，再発防止と治癒率向上を目的とする．

③外科的切除や放射線照射のみでは不十分と判断された局所進行癌に対する**術前化学療法**（neoadjuvant chemotherapy：NAC）として，初回手術や放射線照射に先立って行う．病変の縮小による根治率の向上を目的とするが，化学療法が無効であった場合は，切除不能になるなどのデメリットもある．

④放射線療法の効果の増強と遠隔転移を制御するために**同時化学放射線療法**（CCRT）として行う．

2 抗がん薬の使用方法

多剤併用療法

多剤併用療法は，抗がん薬同士の相互作用による治療効果の増強，抗がん作用のスペクトラムの拡大，薬物耐性細胞の出現を避けたり遅らせたりすることなどを目的とするが，それぞれの薬物相互作用，薬物動態に配慮する必要がある．

▌単剤療法

単剤療法は薬剤を単独で使用する方法である．再発時に行う二次化学療法では，単剤療法を行う場合が多い．

▌化学療法薬の投与経路

静脈内注射，動脈内注入，局所注射，腹腔内注入，内服などさまざまな投与方法がある．薬剤や治療効果により最も適した投与経路を選択する．

3 抗がん薬の有害事象とその対策

▌骨髄抑制

増殖の盛んな細胞（骨髄細胞や腸管粘膜上皮，毛根の細胞など）は，一般に抗がん薬の感受性が高く，細胞傷害を受けやすい．抗がん薬による骨髄障害で，白血球，赤血球，血小板などの産生異常が起こることを**骨髄抑制**という．最も傷害を受けやすいのは通常白血球で，血小板，赤血球と続く．白血球減少は，多くの抗がん薬では投与後 10 ～ 14 日で最低値に達し，その後 10 日前後で回復することが多い．好中球減少時の発熱は，**発熱性好中球減少症**と呼ばれ，重症化する恐れのある緊急疾患と認識し，広域スペクトラムの抗菌薬の投与と，重症化する危険因子を有する症例において **G-CSF** (granulocyte-colony stimulating factor) **製剤***の投与を検討する．

▌消化器障害

▶ 悪心・嘔吐

抗がん薬による悪心・嘔吐を chemotherapy-induced nausea and vomiting (**CINV**) という．発現の高リスク因子は，女性，若年者，過去の薬物療法での重篤な嘔吐の経験とされ，大酒家は低リスクとされている．抗がん薬それぞれの催吐性のリスクは 4 段階に評価されており，リスクに応じて適切な制吐薬を選択する．

▶ 下痢

イリノテカン，パクリタキセル，ドセタキセルなどで多くみられる．腸粘膜の傷害による下痢が多く，明らかな感染や炎症がない場合には，オピオイドや抗コリン薬などで治療する．

▶ 肝障害

抗がん薬により直接発症，あるいは代謝産物による障害やアレルギーが原因で発生する．

▌口内炎・粘膜炎

予防が最良の治療で，治療前に歯科を受診するなどの口腔内ケアが重要である．

▌皮膚障害

ドキソルビシンやリポソーム化ドキソルビシンなどでは**手足症候群***に注意を要する．早期発見が重要で，直ちに休薬や薬の減量を行う．日ごろから皮膚保湿剤や皮膚軟化剤の使用を勧める．

▌脱毛

脱毛を来しやすい薬剤としてパクリタキセル，エトポシド，シクロホスファミド，ドキソルビシンなどがある．通常，抗がん薬投与 2 ～ 3 週後から始まり，一過性である．治療中止 1 ～ 2 カ月後から再生が始まる．

▌神経障害

大半はしびれなどの**末梢神経障害**で，パクリタキセル，ドセタキセルやシスプラチンなどの使用時に生じる．可塑性に乏しく，有効な治療法がない．

▌その他の臓器障害

▶ 心毒性

ドキソルビシンやリポソーム化ドキソルビシンでは，**累積投与量依存性うっ血性心不全**を来すことがある．

▶ 腎障害

腎機能障害を起こしやすい薬剤として，シスプラチンなどがある．

▶ 肺障害

早期発見と治療が重要で，投与後 2 週～ 2，3 カ月に乾性咳嗽，息切れや発熱などがみられた場合は，肺障害を念頭に精査を行う必要がある．

▌二次発がん

エトポシドでは投与量累積的に**急性リンパ性白血病**が生じる．

▌性腺機能低下

抗がん薬は卵胞発育を障害し，一次的な**無月経**を起こすことが多いが，回復するものも多い．しかし，卵巣への毒性の高いシクロホスファミドなどのアルキル化薬，シスプラチンなどの白金製剤は，総使用量の増加により永続的な**性腺機能低下**を生じることがある．

▌血管外漏出

静脈内注射した抗がん薬が血管外に漏れた際に，組織の炎症や壊死をもたらすことがある．早期発見が重要で，薬液の除去，ルートの抜去，ステロイド薬の局所注射，ステロイド軟膏塗布，冷湿布の使用が行われるが，確立した治療法はなく予防が重要となる．

4 抗がん薬の曝露対策

抗がん薬による曝露は，①混合調整時，②投薬時，③患者の体液との接触時に発生する．安全キャビネットの設置や閉鎖式調整器具の活用，取り扱い時のガウンテクニックなどの安全対策に取り組む必要がある．

5 婦人科がんのがん薬物療法に用いられる薬剤

▌細胞傷害性抗がん薬

細胞傷害性抗がん薬は，分裂細胞を標的に細胞分裂を障害し，細胞のアポトーシスを誘導することにより腫瘍細胞を傷害する(表4-3)．卵巣癌，子宮体癌，子宮頸癌を含む婦人科がんでは，**パクリタキセル**と**カルボプラチン**による多剤併用化学療法が最も広く用いられている．卵巣癌では，**ゲムシタビン**，リ

表4-3 ■婦人科で使用される細胞傷害性抗がん薬

分類			代表的な薬剤	副作用
アルキル化薬			シクロホスファミド（CPM）	骨髄抑制，出血性膀胱炎，性腺機能障害，二次性白血病
			イホスファミド（IFM）	出血性膀胱炎，腎毒性，脳症，心毒性
			トラベクテジン	骨髄抑制，横紋筋融解症
抗腫瘍性抗生物質			ブレオマイシン（BLM）	間質性肺炎・肺線維症
			アクチノマイシンD（ACT-D）	骨髄抑制
			マイトマイシンC（MMC）	骨髄抑制，溶血性尿毒素症候群，間質性肺炎
白金製剤（プラチナ製剤）			シスプラチン（CDDP）	腎機能障害，悪心・嘔吐，末梢神経障害（しびれ，聴力低下）
			カルボプラチン（CBDCA）	骨髄抑制，アナフィラキシー
			ネダプラチン	骨髄抑制
代謝拮抗薬	ピリミジン代謝拮抗薬		フルオロウラシル（5-FU）	消化管粘膜障害，血液毒性，口内炎
			ゲムシタビン（GEM）	血液毒性，間質性肺炎
	葉酸代謝拮抗薬		メトトレキサート（MTX）	骨髄抑制，消化管粘膜障害
トポイソメラーゼ阻害薬	トポイソメラーゼI阻害薬		イリノテカン（CPT-11）	消化器症状（下痢），骨髄抑制
			ノギテカン（NGT）	骨髄抑制
	トポイソメラーゼII阻害薬	アントラサイクリン系	ドキソルビシン（DXR）	骨髄抑制，心毒性
			リポソーム化ドキソルビシン（PLD）	手足症候群，口内炎，心毒性
		エトポシド	エトポシド（VP-16）	骨髄抑制，間質性肺炎，脱毛，二次性白血病
微小管阻害薬	ビンカアルカロイド		ビンクリスチン（VCR）	神経毒性，麻痺性イレウス，抗利尿ホルモン不適合分泌症候群
	タキサン		パクリタキセル（PTX）	骨髄抑制，末梢神経障害，アナフィラキシー，脱毛
			ドセタキセル（DTX）	骨髄抑制，脱毛，末梢性浮腫と体腔液の貯留
	エリブリンメシル		エリブリンメシル	骨髄抑制

ポソーム化ドキソルビシン，ノギテカンなど，子宮体癌では**ドキソルビシン**が使用される場合がある．

▌分子標的薬

　婦人科領域で使用可能な薬も増えており，再発卵巣癌に対する**ベバシズマブ**（抗VEGFヒト化モノクローナル抗体）と**オラパリブ**（PARP阻害薬），子宮肉腫に適応のある**パゾパニブ**＊，がん化学療法後に増悪した進行・再発固形がんに適応のある**ペムブロリズマブ**＊などがある．

📖＊用語解説

パゾパニブ
VEGF（血管内皮増殖因子）受容体，PDGF（血小板由来成長因子）受容体ならびにc-Kit遺伝子に対する阻害作用を有する．

ペムブロリズマブ
高頻度マクロサテライト不安定性を有する固形がんに適応となった，ヒト化抗ヒトPD-1モノクローナル抗体．

② 婦人科のがん薬物療法を受ける患者の看護

1 がん薬物療法と看護

　看護師は，患者がどのような目的でがん薬物療法を行っているのか，治療の目的を理解し，その目的が達成できるように安全な投与管理，有害事象の予防とマネジメントのためのセルフケア支援，その上で患者が目指す生活が送れる

ように支援する.

2 アセスメント

治療開始前のアセスメント

▶ 患者の準備性を把握するためのアセスメント

治療開始前の身体的なアセスメントでは，既往歴，現病歴，治療歴を確認する．次に，患者の個別性を表す年齢，性別，PS*（performance status），アレルギーの有無，腎機能や肝機能などの各臓器の機能，症状の有無，日常生活動作（ADL）の状態などを確認する．患者の個別的なアセスメントは，有害事象の早期発見にもつながる.

心理的なアセスメントでは，病気や治療に対する思い，受け止め方，予測される有害事象のとらえ方など病気や治療とどのように向き合っているのかを理解する．さらに，情報収集の能力やこれまでのストレスへの対処法，意思決定の能力などを確認する.

社会的なアセスメントでは，家庭や職場での社会的な役割，家族構成，職業，経済的な状態を確認する．また，生殖年齢にある患者には，がん薬物療法による生殖機能への影響を考慮して，妊孕性温存についても治療前に必ず患者本人の意向を確認しておく.

初回の治療は入院で行い，その後は外来治療に移行することが多く，外来治療となるために必要な理解力やセルフケアのできる程度などのアセスメントを行う．アセスメントの結果，問題があれば早い時期から多職種と協働をする．退院調整部門，医療社会福祉士（MSW）との連携が必要である.

▶ 安全な投与管理のためのアセスメント

安全にがん薬物療法を遂行するためには，治療開始前に治療のレジメン，使用する抗がん薬の特性，薬剤投与のスケジュール，投与経路，前投薬などの治療内容を十分に理解する．また，細胞傷害性抗がん薬は，皮下に漏出することにより組織傷害を起こす恐れがあり，壊死性抗がん薬の投与では，より一層の注意が必要となる.

投与前には，血管の脆弱性などのアセスメントを行い，穿刺する血管を選択する．高齢者にはより注意を払う．患者自身にも皮下漏出のリスクを伝え，患者指導を十分に行い，異常があれば看護師に伝えることができるのかをアセスメントする．そのような対処が難しい場合は，看護師の観察を強化する必要がある.

治療期間中のアセスメント

治療期間中は，有害事象に対するアセスメントが重要となる．そのためには，投与される抗がん薬の有害事象，出現時期を理解した上で，血液検査データ，患者の自覚症状などを包括的にアセスメントする．有害事象の評価には，**有害事象共通用語規準 v5.0 日本語訳 JCOG 版**（CTCAE v5.0 - JCOG）などが用いられる．有害事象の程度が強い場合は，休薬やレジメンの変更などを考慮する

用語解説

PS
患者の活動の程度を0〜4の5段階で表す.
0：無症状．生活や社会活動に制限なし.
1：軽度の症状あり．歩行や軽作業はできる.
2：歩行や身の回りのことはできるが，時に介助が必要．日中の50%以上起居.
3：身の回りのことはある程度できるが，しばしば介助が必要．日中の50%以上は就床.
4：常に介助が必要で終日就床.

4

婦人科・乳腺科で行われる主な治療・処置と看護

必要が生じるため，適切なモニタリングが不可欠である．

　心理社会的な面では，有害事象が身体的な苦痛もたらすと不安が増強し，治療への意欲の低下を来し，治療継続への迷いが生じることもある．また社会的な役割が果たせないことなどを体験することによって，治療前には思い描いていなかった状況に直面するため，治療を受けながら患者がどのような生活を送っているのか，その情報を得て，アセスメントする必要がある．

　がん薬物療法を継続しても抗腫瘍効果が得られない場合は，薬物療法の中断または終了となる．医師から治療の終了などの話がされたときは，患者や家族が今の状況をどうとらえているのか，どのような希望をもっているのかなど，個別のコミュニケーションを通して理解する必要がある．

③ 有害事象に対する症状マネジメント

　細胞傷害性抗がん薬や分子標的治療薬は，その作用機序から有害事象の出現が避けられないため，出現時期やメカニズムを理解して看護を行うことが重要である．

　がん薬物療法は，外来で行われるようになってきており，患者が自分自身で有害事象をマネジメントできるように，患者の理解力や生活に合わせたセルフケアを支援することが重要である．セルフケアの方法は患者と話し合いながら，患者が実行できる方法を考える．

▌口内炎（口腔粘膜炎）のケア

　抗がん薬投与数日〜10日ごろから出現する．最初は，口腔粘膜の発赤や痛みであるが，徐々に粘膜炎が悪化すると潰瘍を生じる．治療終了後2週間程度で回復がみられる．

　口内炎の出現リスクを治療前にアセスメントしておき，予防に向けた看護を行う．抗がん薬治療前には歯科を受診し，う歯の治療を済ませておくように指導する．口腔乾燥や低栄養もリスクとなるため，治療前に確認する．

　抗がん薬の投与が始まれば，含嗽を勧める．含嗽の目的は保湿保清であるが，含嗽薬の作用を確認して，目安となる回数を患者が実行できるように支援する．口腔内の乾燥があれば，保湿剤や口腔内保湿ジェルなどを用いる．また，含嗽だけでは保清はできないため，口腔ケアを実施してもらうことが不可欠である．口腔ケアは食物残渣を除去して口腔内の清潔を保ち，微生物からの感染を予防する．患者が行っているブラッシングの方法を観察し，正しく保清ができているか確認する．保清の状況に応じて，小さいヘッドの歯ブラシを選択すること，1本1本の歯を丁寧に磨くこと，などの指導を行う．また刺激の少ない歯磨き剤などの情報も提供する．血小板減少により出血しやすい状態であれば，スポンジブラシの使用を勧める．

　抗がん薬のうち，**フルオロウラシル**の投与では，**クライオセラピー**という方法が用いられる．クライオセラピーは，フルオロウラシル投与5分前と投与中に氷片などを口に含んで冷却することで，口腔粘膜の毛細血管を収縮させ，抗

がん薬の口腔粘膜への到達を減少させることを目的としている.

末梢神経障害へのケア

微小管阻害薬（タキサン系薬剤）では，神経細胞の微小管が直接傷害され，軸索輸送が障害される．出現形態としては，手袋靴下（glove and stocking）型にしびれなどの感覚障害が出現する．1回の投与量，累積投与量の増加に伴って，しびれの出現率は高くなり，治療継続中はしびれが持続する．治療が終了すれば症状は緩和または消失するが，個人差があり，回復までにかなりの期間を有する場合もある．末梢神経障害に対しては，直接効果がある支持療法薬がなく，治療法も確立していない．そのため，症状の程度，生活への影響によって，薬剤投与量の減量や投与中止を考慮することになる．

症状のアセスメントとしては，①抗がん薬の投与量・回数，②末梢神経障害の部位，範囲，広がり，左右差の有無，③末梢神経障害の程度（強さ，痛みの有無など），④症状の増強因子と緩和因子，⑤日常生活行動との関連，などを確認する．末梢神経障害，しびれの症状はさまざまであり，患者に症状を聴くときは，患者自身の言葉で具体的に表現してもらうことが重要である．患者自身がどのようにしたら症状が和らぐのか，その方法を体得している場合もあるため，症状の体験とともに患者が実施している方法も把握する．

末梢神経障害の日常生活行動への影響によって，例えば洋服のボタンが留めにくい場合には，ボタンの大きいものに変更するなどの提案ができる．また，安全な生活が送れるようなセルフケア支援も重要であり，熱傷の予防，感覚の低下による足の損傷防止やつまずきなどで転倒しないような室内の環境調整などについて説明する．

有害事象による外見の変化へのケア

脱毛は，使用する薬剤や投与量により予測が可能な症状である．脱毛によって受ける心理的なダメージは大きく，治療拒否につながる場合もある．そのため，治療前から出現を予測した看護を行う．

抗がん薬により毛母細胞の増殖分化が抑制され，毛幹が傷害されることにより脱毛が起こる．脱毛は頭髪だけでなく，眉毛や睫毛などにも生じるが，毛周期が頭髪と異なり，脱毛の様相が異なる．抗がん薬の投与2～3週間後に出現し，薬剤投与を繰り返せば脱毛がまた起こる．治療終了後1～2カ月で発毛するが，元に戻るには1～2年を要する．

脱毛が出現する前から患者に対して，予測される出現時期（いつから始まり，いつまで続くのか），脱毛初期の抜毛への対処法，脱毛期間中の対処法，帽子やウイッグについての情報提供（種類，特徴，金額，購入方法など）を行う（図4-14）．また，脱毛に対して患者が抱く不安のアセスメントも行い，脱毛に対する心理状態もアセスメントすることが重要である．

脱毛が出現したら，事前に情報提供した内容に沿って対処が行えているかを確認し，セルフケアができるように支援する．さらに，脱毛した頭皮の保護法，

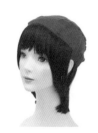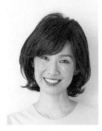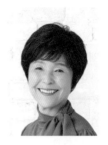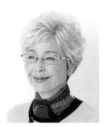

帽子　　　　　ウイッグ

図4-14 ■帽子とウイッグ

写真提供：株式会社スヴェンソン

シャンプー剤の選択や使い方なども具体的に指導する．眉毛の描き方などのメイク法についても患者の対処法を確認して，必要であれば指導をする．

▌外見の変化とボディイメージ

　脱毛などの外見の変化は，患者が抱いているボディイメージに影響を及ぼす．ボディイメージの変化は，自尊感情や対人関係，社会活動，セクシュアリティ，QOLなどに影響を与える．患者がどのように自身のボディイメージをとらえているのかをまず理解する．身体の外観や機能が変化しても，それも自分自身であるという，変化した身体に患者が新しい価値を見いだせるような支援を行う．ボディイメージは，他者の反応にも影響されるため，周囲からも支援が得られるように必要に応じて調整を行う．

4 心理社会的苦痛

　がん薬物療法中に患者が体験する心理社会的苦痛は，患者個々によってさまざまである．身体的苦痛の状態にも影響される．外来治療において，患者は抱えている気がかりや不安を相談できる人や窓口がわからず，困惑している場合がある．気がかりはないか，看護師から患者に尋ねてみることが必要である．特にパートナーとの関係やセクシュアリティに関することは，悩みがあっても話しづらさもあるため，患者から話題に上がりにくい．患者の気がかりや不安は，医療者ではなく，患者会などピアサポートの場のほうが語りやすい場合もあるため，必要に応じて情報提供を行う．

　また，抗がん薬の治療では，患者は脱毛などのネガティブなイメージをもちやすく，仕事と治療の両立のしかたや仕事への復帰時期への不安を生じ，先行きの見えない状態に陥ることがある．治療には経済的な負担も伴うため，就労を維持するための情報提供や相談体制を，看護師もきちんと把握した上で患者に情報提供できるようにすることが必要である．

5 婦人科のホルモン療法

1 婦人科におけるホルモン療法とは

ホルモン療法の実施は，月経周期異常（無月経，頻発月経，希発月経），月経困難症や月経前症候群，機能性子宮出血，排卵障害，更年期障害，月経移動[*]，通常避妊や緊急避妊[*]，子宮筋腫，子宮内膜症，子宮内膜異型増殖症と子宮体癌に対する妊孕性温存療法など，多岐にわたる．

1 ホルモン製剤

▌エストロゲン製剤

天然のエストロゲンには，**エストロン**（E_1），**エストラジオール**（E_2），**エストリオール**（E_3）の三つがあり，このうちエストラジオールが最も強い生理活性をもつ．

▶ エストラジオール製剤

エストラジオール製剤は経口薬と，経皮薬としてパッチやゲル剤がある．

▶ エストリオール製剤

エストリオール製剤は生理活性が比較的弱いエストロゲン製剤で，萎縮性腟炎などの治療に用いる．腟錠もある．

▶ 結合型エストロゲン

結合型エストロゲンは唯一の経口薬として使用されてきたが，肝臓で代謝されるため，血中トリグリセリド上昇，肝機能障害，冠動脈疾患・脳梗塞などを起こす恐れがある．

▌黄体ホルモン製剤（プロゲスチン）

初期に開発された黄体ホルモン製剤（**プロゲスチン**）はプロゲステロン作用が弱いため，プロゲステロン作用を強化し，副作用（有害事象）の原因となるアンドロゲン作用を低減させたプロゲスチンが開発されている．

▌エストロゲン・プロゲスチン配合薬

天然型エストロゲンと合成プロゲスチンが使用される．

2 ホルモン様作用の製剤

▌GnRH アナログ

GnRH アナログには，**GnRH**（gonadotropin releasing hormone：性腺刺激ホルモン放出ホルモン）と同様の効果をもたらす **GnRH アゴニスト**と，拮抗的に作用する **GnRH アンタゴニスト**がある．両者ともにゴナドトロピンと卵巣性ステロイドホルモン産生に抑制的に作用する．

▶ GnRH アゴニスト

GnRH アゴニストは注射薬と点鼻薬があり，子宮内膜症や子宮筋腫の症状の緩和や病変の縮小を目的に用いられる．投与初期にゴナドトロピンと卵巣性ス

📖*用語解説

月経移動
医学的理由や社会的理由（結婚式，旅行，入学試験など）で月経を移動したい場合は，エストロゲン・プロゲスチン配合薬を内服することにより，月経周期を短縮または延長することができる．

緊急避妊
性交後 72 時間以内にレボノルゲストレル錠1.5mg を内服する．しかし，妊娠阻止率は約80%程度と報告されている．

4

婦人科・乳腺科で行われる主な治療・処置と看護

テロイドホルモンが著明に増加する**フレアアップ（flare up）**が生じた後に，下垂体における GnRH 受容体数の減少（**down regulation**）が起こることにより，下垂体の GnRH に対する反応性が抑制され，ゴナドトロピンと卵巣性ステロイドの産生と分泌が低下する．これを **GnRH アゴニスト療法（偽閉経療法）**と呼んでいる．

▶ **GnRH アンタゴニスト**

GnRH アンタゴニストは，GnRH の作用を阻害することによりゴナドトロピンの抑制効果を示すが，副作用や作用の弱さなどにより開発が遅れてきた．現在は，生殖補助医療における排卵誘発時の早発排卵予防に注射薬が用いられ，**子宮筋腫**に対して経口投与が可能な製剤が 2019 年に新たに製造販売承認を取得した．

▶ **副作用**

GnRH アナログの副作用としては，更年期障害様の症状の出現や，長期投与による骨塩量の減少が問題となる．

▌ **排卵誘発薬**

クロミフェンは，抗エストロゲン作用をもち，内因性エストロゲンと競合的に視床下部の受容体に結合し，その結果 GnRH の分泌が亢進し，卵胞の発育を促進する．

3 代表的な投与・治療方法

▌ **ホルムストローム療法（周期的プロゲスチン単独療法）**

ホルムストローム療法は，プロゲスチンを 10 ～ 14 日間投与して消退出血を起こす方法で，**第 1 度無月経**，**機能性子宮出血**などに対して行う．

▌ **カウフマン療法**

カウフマン療法は，周期の前半はエストロゲンのみ，後半はエストロゲンとプロゲスチンを同時に投与して消退出血を起こす．**第 2 度無月経**，**月経周期異常**や**機能性子宮出血**などに対して行われる．

▌ **経口避妊薬（OC），低用量エストロゲン・プロゲスチン配合薬（LEP）**

経口避妊薬（OC），低用量エストロゲン・プロゲスチン配合薬（LEP）は，エストロゲンとプロゲスチンが服用日ごとに所定の用量で配合されている．基本は 21 日間服用し，7 日間休薬またはプラセボを服用する．**避妊，月経困難症**や**子宮内膜症**などの治療を目的とする．避妊を目的として用いる薬剤を **OC**（oral contraceptive）と呼び，月経困難症や子宮内膜症などの治療を目的として用いる薬剤を **LEP**（low does estrogen-progestin）と呼んで区別している．

▌ **ホルモン補充療法**

ホルモン補充療法（hormone replacement therapy：HRT）は，エストロゲン欠乏に伴う諸症状や疾患の予防ないし治療を目的に行われる，エストロゲン製剤を投与する治療の総称である．HRT はその適正使用により閉経後女性の QOL の増進や維持に有用であるが，有害な作用をもたらす場合がある．使用に

当たってはベネフィットとリスクを十分に評価する必要がある.

▶ ホルモン療法によるリスク

エストロゲン製剤の長期投与は，子宮体癌や乳癌などの**エストロゲン依存性悪性腫瘍**の発生リスクを高めることがある．また，エストロゲン製剤の長期投与や OC の使用は，**血栓症**の発生リスクを高めるため，深部静脈血栓症などの症状に十分注意することを患者に説明する必要がある.

▌排卵誘発法

排卵障害による不妊に対する排卵誘発法として，**クロミフェン療法**や**ゴナドトロピン療法**など挙げられる.

▶ クロミフェン療法

クロミフェンにより GnRH の分泌を促進し，卵胞の発育を促進する．内因性エストロゲンの分泌が保たれた無排卵周期症，希発月経，第 1 度無月経が対象となる.

▶ ゴナドトロピン療法

ゴナドトロピン療法は，**hMG**（human menopausal gonadotrophin：**ヒト下垂体性性腺刺激ホルモン**）製剤を投与して卵胞の発育を促進し，**hCG**（human chorionic gonadotrophin：**ヒト絨毛性性腺刺激ホルモン**）を投与して排卵を誘発させる．排卵誘発の際には，過排卵による**多胎**と**卵巣過剰刺激症候群**（**OHSS**）の発症に注意が必要である.

▶ 高プロラクチン血症を伴う場合

血中プロラクチンの上昇を伴う排卵障害に対しては，**ドパミン作動薬**（**ブロモクリプチン**）の投与を行う.

▌子宮内膜異型増殖症と子宮体癌に対するホルモン療法

子宮内膜異型増殖症と子宮内膜に限局する類内膜癌 Grade1 相当では，妊孕性温存療法として**黄体ホルモン療法**が有用とされ，**酢酸メドロキシプロゲステロン**（medroxyprogesterone acetate：**MPA**）を投与する．しかし，再発率が比較的高く，重篤な血栓症を起こすことがある.

② 婦人科のホルモン療法を受ける患者の看護

1 観察のポイント

患者の卵巣機能や月経周期を確認する．女性ホルモンの減少によって生じる更年期様症状，骨粗鬆症の評価（骨密度）を確認する．服薬状況，副作用（悪心，不正出血，帯下，下腹部痛など）を観察する．治療開始後は月経の状況，更年期様症状，血液検査結果（FSH，LH，エストラジオール），骨盤超音波検査結果（子宮・卵巣の評価）を確認する．治療が患者の日常生活や仕事などの社会生活にどのように影響しているかを知ることも重要である.

2 アセスメントのポイント

治療の目的に対する効果と副作用を評価する．年齢，卵巣機能，がんの発生

部位やがん治療による性腺毒性，精神症状，社会・生活環境，摂食障害など，問題となる因子を把握する．ホルモン療法は，年齢に応じた治療法の選択がなされる．個々の状況における適切なホルモン量や生活に合わせた投薬方法の選択を検討する．治療に対する思い，治療への取り組み，体の変化や精神状態をアセスメントすることも治療継続を支援するために重要である．

3 看護のポイント

治療内容を理解し，患者に治療の目的，効果，経過や副作用について説明する．治療開始時のアレルギー症状，治療中の乳房緊満感，下腹部痛，不正出血の確認を行い，個々の患者における適切なホルモン量と投薬パターンの調整を支援する．薬剤に応じた副作用に注意する．ホルモン療法では，患者が自らホルモン療法を生活に取り入れていく上で，アドヒアランス*の観点が重要である．

治療方法による副作用の注意点

ホルモン補充療法では，下腿の疼痛や浮腫など血栓症の徴候に注意する．GnRHアゴニスト療法（偽閉経療法）では，不正出血，月経症状の悪化，無月経によるホットフラッシュや手のこわばり，腰痛などの更年期様症状，骨量の低下，うつ症状などがみられる．ドパミン作動薬（ブロモクリプチン）の投与では，悪心，血圧低下，倦怠感などに注意する．

6 乳房の治療

乳腺科で行われる乳房の治療は主に乳癌治療である．乳癌の治療は大きく局所治療と全身治療に分けられる．局所治療としては①手術療法と②放射線療法が，全身治療としては③薬物療法（内分泌療法，化学療法，分子標的療法）がある．化学療法と分子標的療法を合わせて化学療法と呼ぶこともある．これらを適切に組み合わせることにより，乳癌治療は行われている．乳癌患者のケアを行うに当たり，それぞれの治療の基本的な事柄について理解しておく必要がある．

1 手術療法

手術は現在においても，乳癌の最も基本的な治療法である．乳癌の手術は，表4-4のように乳房（皮膚・乳頭）の術式，リンパ節の切除範囲，再建方法を組み合わせて，略号を用いて表記することになっている．

1 乳房の手術

乳房全切除術

現在行われている標準的な**乳房全切除術**（乳房全摘出術）は，**胸筋温存乳房切除術**である．通常は乳頭乳輪を含めた一定の乳房皮膚も切除する（図4-15a）．近年では乳房の再建術を前提として，乳房の皮膚切除を最小限に

表 4-4 ■乳癌手術の記載法

乳房（皮膚・乳頭）の術式	略号
腫瘍摘出術	Tm
乳房部分切除術	Bp
乳房全切除術	Bt
乳管腺葉区域切除術	Md
皮膚温存乳房全切除術	Bt（SSM）
乳頭温存乳房全切除術	Bt（NSM）

リンパ節の切除範囲	略号
腋窩郭清（レベルⅠまで），（Ⅱまで），（Ⅲまで）	Ax（Ⅰ），Ax（Ⅱ），Ax（Ⅲ）
センチネルリンパ節（腋窩）	SN
センチネルリンパ節（内胸リンパ節）	SN（Im）

再建方法	略号
組織拡張器（tissue expander）	TE
インプラント	IMP
広背筋皮弁	LD
腹直筋皮弁	TRAM
その他	OTH（　　　）

日本乳癌学会. 臨床・病理　乳癌取扱い規約. 第18版, 金原出版, 2018, p.7.

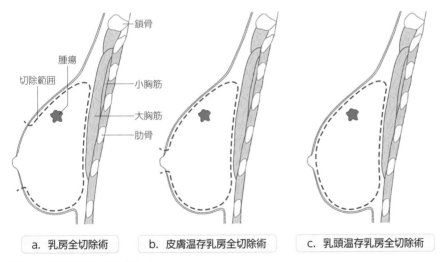

鎖骨

腫瘍

切除範囲

小胸筋

大胸筋

肋骨

a. 乳房全切除術　　　b. 皮膚温存乳房全切除術　　　c. 乳頭温存乳房全切除術

図 4-15 ■乳房全切除術式

とどめる**皮膚温存乳房全切除術**や乳頭乳輪を温存した**乳頭温存乳房全切除術**が
行われることもある（図4-15b，図4-15c）.

■ 乳房部分切除術

　乳房部分切除術（乳房温存手術）は，乳房を部分的に切除して乳房を温存す

る方法である．腫瘍から一定の距離をおいて切除する必要があり，その形式として**乳房円状部分切除術**と**乳房扇状部分切除術**がある（図4-16）．

術後温存乳房に**放射線療法**を行うことで局所再発を有意に低下させることができる．乳房部分切除術と温存乳房への術後放射線療法の二つを合わせて**乳房温存療法**と呼ぶことがある．乳房温存療法は，Stage Ⅰ・Ⅱの浸潤性乳癌の局所療法としての乳房全切除術と比較しても，生存率に差はないことが証明されている．現在のところ乳癌の手術では，この方法が最も多い．

しかしすべての症例に乳房温存療法が行えるわけではなく，その適応は慎重に判断する必要がある．乳房部分切除術の切除範囲を決定する際には，術前の画像検査所見をもとに慎重に検討を行う．

plus α
乳房温存療法の適応除外
Stage Ⅰ・Ⅱの浸潤性乳癌に対して乳房温存療法の適応除外となるのは，①多発癌が乳腺の異なる腺葉領域に認められる，②広範囲の乳癌の進展が疑われる（マンモグラフィで広範囲にわたる微細石灰化），③温存乳房に放射線療法が行えない（妊娠中，活動性のSLEや強皮症を合併など），④腫瘍と乳房の大きさのバランスから温存乳房の整容性が保てない，⑤患者が乳房温存療法を希望しない，の五つ．

2 リンパ節の手術

センチネルリンパ節生検

センチネルリンパ節とは，原発巣からリンパ流に乗ったがん細胞が最初に到達するリンパ節のことをいう（図4-17）．センチネルリンパ節を摘出して病理検査を施行し，転移の有無を調べるのがセンチネルリンパ節生検である．

センチネルリンパ節に転移があれば，それより末梢のリンパ節に転移を起こしている恐れがあるため，従来通り腋窩リンパ節郭清を行う．一方，センチネルリンパ節に転移がなければ，それより先のリンパ節転移の危険性は低いとみなし，腋窩リンパ節郭清を省略できる．よって，腋窩リンパ節郭清の術後に発生する上肢のリンパ浮腫や知覚異常などの合併症を回避することができる．

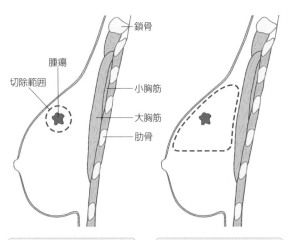

鎖骨
腫瘍
切除範囲
小胸筋
大胸筋
肋骨

a. 乳房円状部分切除術　　b. 乳房扇状部分切除術

図4-16 ■乳房部分切除術（乳房温存療法）

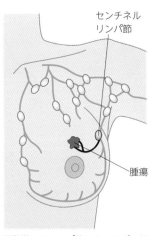

センチネルリンパ節
腫瘍

原発巣からリンパ管に入ったがん細胞が最初に到達するリンパ節のこと

図4-17 ■センチネルリンパ節

センチネルリンパ節の同定には，放射性同位元素を標識としたラジオアイソトープ（RI）法とインジゴカルミンなどの色素を使用する色素法があり，そのどちらかあるいは両方（併用）が行われる．手術の前に RI や色素を腫瘍周囲，腫瘍直上，傍乳輪などに注射すると，RI や色素がリンパ管を通ってセンチネルリンパ節に集まる．RI の取り込みはシンチグラムで確認できる．また，γプローブ*を用いて体表からも RI の検出は可能である．色素法では色素で青く染まったリンパ節を目視で確認することができる．

📖 *用語解説

γプローブ
γ線を発する部位に反応する検出器．

▌腋窩リンパ節郭清

腋窩リンパ節は，腋窩から鎖骨に向かって三つのレベルに分類され，原則的にはレベルⅠ〜Ⅱまでの郭清が行われる．レベルⅢの郭清は，レベルⅡに明らかな肉眼的リンパ節転移が認められる症例などに限られる．

３ 乳房再建術

乳房再建術とは，乳癌手術によって失ったあるいは変形した乳房に対し，人工物または自家組織を用いてできるだけ元の状態に戻す手術である．再建方法として人工乳房による再建と自家組織移植による再建がある．

▌人工乳房による再建

人工乳房による再建は大胸筋の裏側に**シリコンインプラント**を挿入して乳房のふくらみをつくる方法である（図4-18）．この方法は身体的な負担も少なく，手術時間，入院期間も短い．

▌自家組織移植による再建

自家組織移植による再建には腹部の皮膚・脂肪・腹直筋の一部を移植する**腹直筋皮弁法**と，背中の皮膚・脂肪・広背筋の一部を移植する**広背筋皮弁法**がある．自家組織の移植による再建は通常，形成外科が行う手術で，実施できる施設が限られる．

plus α

腋窩リンパ節のレベル
レベルⅠ：小胸筋外側縁より外側のリンパ節．
レベルⅡ：小胸筋の背側および腹側のリンパ節．大胸筋との間のリンパ節をRotter リンパ節と呼ぶ．
レベルⅢ：小胸筋内側縁より内側のリンパ節．

乳房再建の分類
①乳房再建の時期
一次再建：乳癌手術と同時に再建術を開始する．
二次再建：乳癌手術後ある程度時間をあけてから再建術を行う．
②再建手術回数
一期再建：1回の再建手術で完了させる．
二期再建：2回の再建手術で完了させる．
上記を組み合わせて，一次一期，一次二期，二次一期，二次二期の4種類の再建方法がある．

Column

乳房手術の変遷

　かつては「がんを根こそぎ取る」という考えのもと，1980 年代までは，乳房全切除＋大胸筋と小胸筋切除＋腋窩から鎖骨下リンパ節郭清を行うハルステッド（Halsted）手術のような広範囲の切除が行われていた．しかしこのような手術を施行しても予後の改善には貢献しないことが明らかになり，乳癌の手術は縮小方向に進み，1990 年代には，乳房全切除＋腋窩リンパ節郭清の胸筋温存乳房切除術であるオーチンクロス（Auchincloss）手術に取って代わられた．

　その後，乳房部分切除術（乳房温存術）が次第に増えていき，2000 年代には乳房部分切除術が主流となった．最近では乳癌の術後に乳房再建が行われるようになり，再建を予定して乳房全切除術を行う症例が増加しつつある．

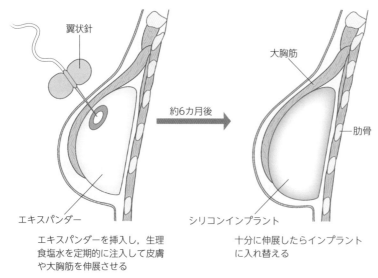

翼状針

大胸筋

約6カ月後

肋骨

エキスパンダー

シリコンインプラント

エキスパンダーを挿入し，生理食塩水を定期的に注入して皮膚や大胸筋を伸展させる

十分に伸展したらインプラントに入れ替える

図4-18 ■人工乳房（インプラント）による再建

Column

保険適用だった乳房インプラントが流通停止に

　人工乳房による乳房再建後に生じる非常にまれな合併症として，ブレスト・インプラント関連未分化大細胞型リンパ腫（Breast Implant Associated-Anaplastic Large Cell Lymphoma：BIA-ALCL）が知られている．この疾患は，挿入されたインプラントの周囲に形成される被膜組織から発生する増殖性腫瘍で，乳癌とは異なる悪性腫瘍である．インプラントを挿入して一定期間経過してから発症し，乳房が腫大する徴候がみられ，画像検査ではインプラント周囲の液体貯留や被膜組織の腫瘤形成を認めることが特徴とされている．

　乳房インプラントは，表面の性状でテクスチャードタイプ（表面がざらざらしたタイプ）とスムースタイプ（表面がつるつるしたタイプ）の二つに分けられるが，BIA-ALCLは，テクスチャードタイプのインプラントに発生しやすいことがわかっている．2019年7月，乳房インプラントを販売しているアラガン社が，このタイプのインプラントとエキスパンダーの販売停止を発表した．日本で保険適用となっているインプラントは同社製品しかなかったため，この時点において，保険診療内で使用できるインプラントは国内には存在しないという状況になった．

　なお，このタイプのインプラントがすでに挿入されている場合，症状がなければ予防的にインプラントを摘出する必要はない．BIA-ALCLの発生リスクは非常に低く，摘出手術に伴う出血などの合併症リスクのほうが上回ると考えられるためである．ただし，その場合でも長期間（10年以上）の自己検診と医療機関での定期検診は必要である．

　関連学会，関連省庁らが緊密に連絡をとって対処に動いており，新しい情報は日本乳房オンコプラスティックサージャリー学会（http://jopbs.umin.jp/general/index.html）などを参照してほしい．

2 放射線療法

放射線療法は局所治療であり，乳癌に対する主要な治療法の一つである．乳癌における放射線療法は，術後の再発防止を目的とした**術後照射**と，転移巣や再発巣による症状の緩和を目的とした照射がある．術後照射の場合は，できるだけ早期（遅くとも術後 20 週以内）に照射を開始する．化学療法との同時併用は推奨されておらず，化学療法が必要な場合は化学療法を先行する．

▌術後照射

▶ 乳房部分切除術後

乳房部分切除（乳房温存）例には，原則として全例に放射線照射が必要であり，**全乳房照射**が標準治療となっている．全乳房に対して総線量 45 〜 50Gy，1 回線量 1.8 〜 2.0Gy で照射され，治療にかかる回数は通常 25 回（5 週）である．切除断端陽性（切除断端に病理学的にがんが認められるもの）など再発のリスクが高いと判断される場合は，**追加照射（ブースト照射）**が行われることがある．

▶ 乳房全切除後

腋窩リンパ節転移が 4 個以上の乳房全切除後患者には，術後照射（胸壁と鎖骨上窩への照射）を行うことが局所再発の抑制だけでなく，生存率向上に寄与すると証明されている．腋窩リンパ節転移が 1 〜 3 個の患者にも基本的には術後照射を行うことが勧められているが，他の要素も含めて総合的に判断される．

▌転移巣や再発巣への照射

▶ 骨転移

骨転移は乳癌に多くみられる遠隔転移である．主な症状は疼痛で，進行例では**脊髄転移**による神経麻痺やしびれが出現することがある．骨転移による疼痛の緩和には放射線療法が有効なことが多く，乳癌の場合は 80 〜 90％の奏効率である．

▶ 脳転移

乳癌の**脳転移**は乳癌患者の 5 〜 10％にみられ，その治療に放射線療法が行われることがある．頭痛，悪心，嘔吐，意識障害などの頭蓋内圧亢進症状や，けいれん，麻痺などの神経症状を緩和する目的で照射する．その方法は，脳全体に照射する**全脳照射**とピンポイントに照射する**定位放射線照射**がある．全脳照射は頭痛やけいれんの 75 〜 85％に，運動障害の 30 〜 40％に有効と報告されている．

3 薬物療法

薬物療法は全身治療である．乳癌はある時期を過ぎて進行すると，全身に広がる「全身病」であると考えられている．したがって乳癌の治療においては，局所治療だけでなく全身に広がった**微小転移**を制御することも重要であり，こ

表 4-5 ▉乳癌のサブタイプ

増殖能力 (Ki67)	ホルモン受容体陽性		ホルモン受容体陰性
	低増殖能	高増殖能	
HER2 陰性	ルミナル A タイプ	ルミナル B タイプ (HER2 陰性)	トリプルネガティブ
HER2 陽性	ルミナル B タイプ (HER2 陽性)		HER2 陽性 (ルミナルタイプではない)

・増殖能力は通常細胞の Ki67 を染色し，癌における Ki67 陽性細胞数の割合で判断する．
・ホルモン受容体は，この表の場合はエストロゲン受容体 (ER) のことであるが，プロゲステロン受容体 (PgR) も考慮してサブタイプは決められる．また，最近では多遺伝子アッセイ*の結果も考慮するようになっており，現在のサブタイプ分類はもっと複雑である．

表 4-6 ▉乳癌のサブタイプ別薬物療法

サブタイプ	推奨されている薬物療法
ルミナル A タイプ	内分泌療法
ルミナル B タイプ (HER2 陰性)	内分泌療法＋化学療法
ルミナル B タイプ (HER2 陽性)	化学療法＋抗 HER2 療法＋内分泌療法
HER2 陽性 (ルミナルタイプではない)	化学療法＋抗 HER2 療法
トリプルネガティブ	化学療法

の目的のために薬物療法が行われる．薬物療法は，①内分泌療法，②化学療法，③分子標的療法に大きく分けることができる．これらに使われる薬剤は非常に種類が多く，その上，次々と新薬が開発されている．乳癌の薬物療法を理解するに当たり，**乳癌のサブタイプ**の知識は必須である．

▉乳癌のサブタイプ

　乳癌は**ホルモン受容体**や**HER2 タンパク**発現の程度により，五つのサブタイプに分けることができる．本来はがん細胞の遺伝子解析を行い分類するものであるが，日常診療では現実的ではない．そこで，一般の病理検査で行える免疫染色を用いた代替分類が便宜的に使用されている．表4-5 はその代替分類の基本部分である．

　サブタイプ分類は 2 年ごとに改定されており，現在はより複雑なものになっている．乳癌はサブタイプによって予後や薬の感受性が異なり，サブタイプ分類は薬物療法における薬剤選択の指標になる．サブタイプ別に推奨されている薬物療法を表4-6 に示す．

1 内分泌療法

　乳癌の約70%は，女性ホルモンに反応して増殖する**ホルモン依存性**の腫瘍であり，ホルモン受容体陽性の乳癌には**内分泌療法**が適応となる．内分泌療法は女性ホルモンの分泌や働きを妨げることで癌の増殖を抑える治療法である．主な薬剤には，体内のエストロゲン量を抑制する **GnRH アゴニスト**や**アロマターゼ阻害薬**，がん細胞のエストロゲン受容体に拮抗してがん細胞のエストロゲン取込みを阻害する**抗エストロゲン薬**などがある（➡ p.242 表9-5 参照）．

これらの薬剤は，患者が閉経前か閉経後かで使い分ける必要がある．

2 化学療法

　化学療法は抗がん薬を使用する治療法である．抗がん薬はがん細胞に直接作用して細胞のDNAやタンパク質の働きを阻害し，がん細胞の増殖を抑制，死滅させる．乳癌に用いられる代表的な抗がん薬には，**アントラサイクリン系**（ドキソルビシン，エピルビシン），**タキサン**（パクリタキセル，ドセタキセル），**アルキル化薬**（シクロホスファミド），**ピリミジン代謝拮抗薬**（フルオロウラシル，ゲムシタビン），**葉酸代謝拮抗薬**（メトトレキサート），白金製剤（カルボプラチン）などがあり，通常はこれらを組み合わせて投与する（➡ p.242 表9-4 参照）．乳癌の化学療法は，**術前化学療法**，**術後化学療法**，**再発転移に対する化学療法**の三つに分けられる．

▌術前化学療法

　ある程度進行した乳癌患者に術前化学療法を行うことで，手術が難しいと判断されていた場合でも，腫瘍を縮小させることにより手術が可能になることがある．また術前であれば，腫瘍が存在しているため抗がん薬の効果を直接判定することができ，無効な薬剤を術後に漫然と投与してしまうことを避けられるのも術前化学療法のメリットである．

▌術後化学療法

　術後化学療法の目的は，残存しているかもしれないがん細胞を死滅させて術後の再発を予防することである．さまざまな臨床研究により，乳癌の術後に化学療法を施行することで，再発率が低下し，生存率も延長することが判明している．

▌再発転移に対する化学療法

　遠隔転移を有する患者に，化学療法で治癒を目指すことは困難である．この場合に期待できる効果は，延命と，症状の緩和によりQOLを改善させることである．

3 分子標的療法

　がん細胞の増殖や転移には，細胞上のさまざまな分子が関わっている．それらの分子のみを狙い撃ちする治療を**分子標的療法**という．乳癌の分子標的薬は，ほとんどがトラスツズマブ，ペルツズマブ，ラパチニブ，T-DM1などの**抗HER2薬**である（➡ p.242 表9-6 参照）．癌の増殖に必要な物質を取り込むHER2タンパクを攻撃することで，癌の増殖を抑える．これらの薬剤は**HER2陽性乳癌**（乳癌全体の15～20%）のみで効果を発揮する．

④ 乳房の治療を受ける患者の看護

　乳房の治療のうち，乳癌の手術療法の看護について述べる．乳癌の手術療法においては，乳癌のサブタイプや進行度，患者の意向などによって多様な術式の選択肢があり，患者はどのような術式にするのかの意思決定を求められる．

したがって乳癌の手術療法に伴う看護には，術前の意思決定支援から術後のリハビリテーションまで，多様な知識と技術が求められる．また，術後にはボディイメージの変化やセクシュアリティに関する特有の問題があり，個別の患者背景を理解し支援することが重要となる．

1 術前看護

乳癌への気付きから検査，診断，手術までに，患者はショックや不安などの心理的な苦痛を体験している．その上，患者は治療に伴う意思決定や，生殖年齢であれば妊孕性温存についての意思決定などを行い，無事に手術が終わることを願って入院をしている．術前の看護では，手術に向けた身体の準備を行うとともに心理的な支援を行う．

手術までの患者の体験の理解

術前の看護では，患者がどのような経験をして手術を迎えようとしているのかを理解することが必要である．術前日に入院する場合が多く，患者の体験をゆっくりと聴く時間は短いかもしれないが，患者が入院までの期間をどのように過ごしたかを理解することは，患者との信頼関係の構築にもつながり，術後の看護にも有用である．入院の問診時やオリエンテーションは，患者の気持ちを理解できる場面であるととらえ，患者の治療選択の過程やその中で感じた思い，乳房の変化への思い，家族に対する思い，手術に期待することなどについて対話する．対話の中で，これまでの出来事に対処してきたことをねぎらうことも忘れない．また，患者の手術に対する期待がわかれば，その期待を支援する声掛けを行う．

身体的準備と術前オリエンテーション

併存症など術後合併症につながるリスクをアセスメントする．術前オリエンテーションでは，パンフレットやクリニカルパスを用いて，患者が術前に行われる処置や準備を理解し，術後の回復過程をイメージできることを目指す．術式・治療方針の理解の確認をするとともに，術後の創部や身体の回復過程，肩関節の可動域など手術によって起こる変化とその回復過程，術後の食事や清潔保持の方法などを伝え，理解を促す．また，痛みに対する患者の理解を確認し，術後の疼痛緩和の方法を話し合う．

2 術後の看護

術後合併症への看護

術後の合併症などは術式により固有のものもあるが，ここでは共通するものについて触れる．

▶ 術後出血

術後出血は術後24時間以内に起こることが多く，皮下に貯留することが多いため，創部からの出血に注意するだけでなく，創部周囲の腫れや皮下出血の有無，ドレーン挿入部にも注意を払い観察する．ドレーン排液の性状と排液量の観察が重要である．

▶ 術後疼痛

　乳癌術後の創部痛は，痛みそのものに対する不安や動かすことへの恐怖感などが痛みを助長させる場合がある．痛みやそれに伴う恐怖感は，術後のリハビリを阻害する因子となりうるため，術直後より鎮痛薬（非ステロイド抗炎症薬など）の使用，安楽な体位の工夫などを行い，積極的な苦痛緩和を図る．動かすと傷が開くのではないかという不安に対しては，気持ちを否定してしまうのではなく，そのような気持ちになるのは当然のことであるという理解を示した上で，創部が哆開（しかい）しないことを保証する．

▶ 感覚障害

　手術で操作した部位は術後に感覚が鈍くなることがあり，創部の変化に対して気付きにくくなることがある．

▌ドレーン管理

　術後のドレーン挿入は，術後出血の有無の確認とともに，手術に伴う死腔に貯留する血液，リンパ液や滲出液を体外に排泄し，創部の治癒の促進を目的としている．陰圧で持続吸引ができる閉鎖式のドレーンが用いられる（図4-19）．挿入部位は術式によって異なる．排液の量，性状の観察を行い，ドレナージが行えているか（ドレーンの屈曲や吸引圧）を確認する．また，挿入部の状態，ドレーンの固定状態も観察する．患者にドレーンの取り扱いについて説明し，移動時にドレーンを安全に取り扱うことができるよう指導する．また，ドレーン挿入中であっても，医師の許可が得られれば下半身のシャワー浴が許されることもあり，ドレーンをお湯に濡らさない取り扱い方法などを具体的に指導する．

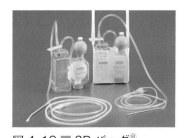

図4-19 ■ SBバッグ®
写真提供：住友ベークライト株式会社

▌患肢のリハビリテーション

　乳癌術後の合併症の一つに患側上肢の運動機能障害がある．機能障害予防のため，リハビリテーションは早期から取り組むことが望ましい．術後に出血がある場合や，乳房再建の場合には安静保持が必要なこともあり，患者の状態を確認して開始する．

　痛みなどによる関節可動域の制限や筋力の低下，乳房の瘢痕などによって肩関節の可動域の低下が生じる．術直後だけではなく退院後も継続してリハビリテーションを行う必要がある．退院指導の際には，自宅での上肢リハビリテーションの必要性を説明し，家事動作の中で，洗濯物干し，ガラス拭きなど肩関節を動かす動作を考えて，患者が無理なく可動域拡大のための運動ができるようにする．

　しかし術後の患者は，リハビリテーションによって創が開くのではないかという不安や，創部の治癒過程で生じる突っ張り感のために，リハビリテーションに消極的になることがある．突っ張り感は正常な経過であることを十分に説明し，患者の不安の軽減を図りながら段階的に進めることが重要である．

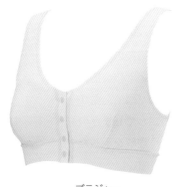

ブラジャー

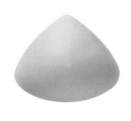

シリコンパッド

図4-20 ▮術後の補整下着

写真提供：株式会社ワコール

▮ ボディイメージに関する支援

　乳房の喪失や変化に対して，患者が自身のボディイメージをどのように感じているのかを理解した上で，必要な支援を行う．補整下着，補整パッド（図4-20）については，単に外見上の問題をカバーするだけではなく，補整することで身体のバランスを整えるといった目的もある．手術によって乳房の左右のバランス感覚に変化が生じ，肩こりや腰痛を引き起こしやすくなるからである．患者がこれまでどのような下着を着用していたのか，経済的な面なども考慮し，乳房を切除した人を対象にした製品を販売している下着メーカーやその問い合わせ先なども，必要時に紹介できるよう情報収集しておく．

　変化したボディイメージの受容に当たっては，患者自身の受け止めだけではなく，パートナーなど周囲の人のサポートも影響するため，患者の背景を把握して個別的な対応が必要となる．

▮ 再発を早期発見するための自己検診

　手術した部位と反対側の乳房の検診が必要となる．閉経前の患者では月経終了後1週間くらいの間に，閉経後の患者では毎月日にちを決めて行うように指導する．

▮ リンパ浮腫予防

　手術によりリンパ節郭清が行われた場合は，リンパ浮腫の発症リスクが高くなるため，患者がリンパ浮腫の発症に早期に気付き受診行動に移せるように，リンパ浮腫とその予防のための知識や技術を指導する．リンパ浮腫発症の初期にみられる徴候や，患肢の保護・保湿，蜂窩織炎を予防するための知識・技術を理解できるように支援する．

3 乳房再建術に伴う看護

　人工乳房による乳房再建の術後では，術後の感染予防や患側乳房の保護が重要となり，退院後の生活において患側乳房の圧迫を避ける方法などを具体的に指導する．

自家移植では，皮弁が生着しているかどうか，患部の観察を行う．皮弁壊死は，血管吻合部血栓形成や血管茎のねじれなどによる血流不足によって生じる．そのほか移植脂肪の壊死や硬化についても観察する．腹直筋皮弁法では，腹壁瘢痕ヘルニアを起こしていないかなどにも注意を払い観察する．

引用・参考文献

1）永野忠義編．はじめての婦人科看護：カラービジュアルで見てわかる！．メディカ出版，2017，144p．
2）大道正英編．婦人科看護の知識と実際．メディカ出版，2009，320p．
3）日本産科婦人科学会編．産科婦人科用語集・用語解説集．改訂第4版，日本産科婦人科学会事務局，2018，592p．
4）日本産科婦人科学会編．産科婦人科研修の必修知識2016-2018．日本産科婦人科学会，2016，842p．
5）日本リンパ浮腫研究会編．リンパ浮腫診療ガイドライン2018年版．第3版，金原出版，2018，104p．
6）平松祐司編．知っておくと役立つ腟の展開法，鉤の使い方．メジカルビュー社，2014，188p，（Obstetric and Gynecologic surgery，17）．
7）櫻木範明編．腹腔鏡・子宮鏡手術：基本編．メジカルビュー社，2014，204p，（Obstetric and Gynecologic surgery，19）．
8）竹田省編．腹腔鏡・子宮鏡手術：応用編．メジカルビュー社，2014，224p，（Obstetric and Gynecologic surgery，20）．
9）大須賀穣ほか編．知らなきゃ困る産婦人科小手術．産科と婦人科．2017，84（増刊）．
10）岡本愛光編．On Fleek 産婦人科手術．産婦人科の実際．2018，67（11）．
11）藤井信吾編．カラーアトラス臨床解剖学に基づいた新版産婦人科手術シリーズⅠ．診断と治療社，2012，144p．
12）武谷雄二ほか編．プリンシプル産科婦人科学1：婦人科編．第3版，メジカルビュー社，2014，920p．
13）杉山徹編．女性のがん治療．ヴァンメディカル，2017，116p．
14）佐治重衡ほか編．チームで学ぶ女性がん患者のためのホルモンマネジメント．篠原出版新社，2017，292p．
15）日本放射線腫瘍学会編．放射線治療計画ガイドライン2016年版．第4版，金原出版，2016，420p．
16）日本婦人科腫瘍学会編．子宮頸癌治療ガイドライン2017年版．第3版，金原出版，2017，224p．
17）日本婦人科腫瘍学会編．子宮体がん治療ガイドライン2018年版．第4版，金原出版，2018，264p．
18）日本婦人科腫瘍学会編．外陰がん・腟がん治療ガイドライン2015年版．金原出版，2015，112p．
19）久米恵江ほか編．がん放射線療法ケアガイド新訂版．中山書店，2013，288p．
20）日本放射線腫瘍学会編．患者さんと家族のための放射線治療Q&A2015年版．金原出版，2015，184p．
21）澁谷均ほか編．エビデンス放射線治療．中外医学社，2007，455p．
22）大西洋ほか編．がん・放射線療法2017．改訂第7版，学研

メディカル秀潤社，2017，1336p．
23）日本癌治療学会編．制吐薬適正使用ガイドライン2015年10月．第2版，金原出版，2015，112p．
24）日本婦人科腫瘍学会編．卵巣がん治療ガイドライン2015年版．第4版，，金原出版，2015，200p．
25）日本癌治療学会編．G-CSF適正使用ガイドライン2013年版：ver.5．http://www.jsco-cpg.jp/item/30/index.html，（参照2024-06-03）．
26）日本臨床腫瘍学会編．発熱性好中球減少症（FN）診療ガイドライン．改訂第2版，南江堂，2017，96p．
27）日本癌治療学会編．小児，思春期，若年がん患者の妊孕性温存に関する診療ガイドライン：2017年版．金原出版，2017，240p．
28）「入門腫瘍内科学」編集委員会編．入門腫瘍内科学．改訂第2版，篠原出版新社，2015，234p．
29）日本臨床腫瘍学会編．新臨床腫瘍学．改訂第5版，南江堂，2018，872p．
30）有害事象共通用語規準v5.0：日本語訳JCOG版．https://jcog.jp/assets/CTCAEv5J_20220901_v25_1.pdf，（参照2024-06-03）．
31）日本産婦人科医会編．研修ノートNo.88：ホルモン療法について．2011．
32）日本産科婦人科学会・日本産婦人科医会編．産婦人科診療ガイドライン：婦人科外来編2017．日本産科婦人科学会事務局，2017，374p．
33）日本産科婦人科学会，日本女性医学学会編．ホルモン補充療法ガイドライン2017年版．日本産科婦人科学会，2017，180P．
34）日本がん・生殖医療学会編．がん・生殖医療妊孕性温存の診療．医歯薬出版，2013，312p．4-5 kango
35）Loren, A.W. et al. Fertility Preservation for Patients With Cancer: American Society of Clinical Oncology Clinical Practice Guideline Update. J Clin Oncol. 2013, 31（19）p.2500-2510.
36）Ben-Aharon, I. et al.What lies behind chemotherapy-induced ovarian toxicity? Reproduction. 2012, 144（2），p.153-163.
37）Trudgen, K. et al. Fertility preservation and reproductive health in the pediatric, adolescent, and young adult female cancer patient. Curr Opin Obstet Gynecol. 2014, 26（5），p.372-380.
38）日本乳癌学会編．臨床・病理 乳癌取扱い規約．第18版，金原出版，2018，128p．
39）日本乳癌学会編．乳癌診療ガイドライン1治療編：2018年版．第4版，金原出版，2018，408p．

2

女性生殖器の疾患と看護

5 | 月経に関連する疾患

1 | 早発思春期・遅発思春期
precocious puberty・delayed puberty

1 早発思春期・遅発思春期とは

1 定義

　思春期とは，第二次性徴の出現から初経を経て第二次性徴が完了し，月経周期がほぼ順調になるまでの時期を指し，日本人では8〜9歳から17〜18歳までの時期にあたる．通常9〜11歳から乳房発育が始まり，陰毛発生（乳房発育より早い場合もあり），成長スパートがみられ，12〜13歳に初経を認めるのが日本人では平均的である．乳房発育，陰毛発生の評価に際しては，**タナー分類（Tanner 分類）**が用いられる（図5-1）[1]．

早発思春期

　早発思春期とは，女性ホルモン（エストロゲン）の分泌により，第二次性徴が標準より2〜3年以上早く出現した状態であり，日本産科婦人科学会が定めた定義では，乳房発育7歳未満，陰毛発生9歳未満，初経10歳未満でおのおのの発現が認められた場合を早発思春期としている[2]．

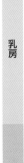

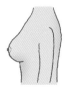

Ⅰ．発育なし

Ⅱ．乳頭，乳輪がややふくらみ，小さな隆起をつくる

Ⅲ．乳房，乳輪はふくらみを増すが，両者は同一平面上にある

Ⅳ．乳頭，乳輪が乳房の上に第二の隆起をつくる

Ⅴ．乳頭の隆起を残し，乳房，乳輪は同一平面となる

Ⅰ．発生なし

Ⅱ．色の薄いカールしていない毛を認める

Ⅲ．毛は黒さを増し硬くカールして，まばらに恥骨結合部に広がる

Ⅳ．毛は硬くカールして量，濃さを増すが，鼠径部を越えて大腿内側部までは広がっていない

Ⅴ．毛は鼠径部を越えて大腿内側部まで広がる

図5-1 ■タナー分類

■ 遅発思春期

遅発思春期に明確な定義はないが，乳房発育が 11 歳まで，陰毛発生が 13 歳まで，初経が 14 歳までに認められないものを遅発思春期としている[2]．日本産科婦人科学会では，15 歳以上 18 歳未満で初経発来がないものを**初経遅延**，18 歳になっても初経発来がないものを**原発性無月経**と定義している[2]．

早発思春期で留意すべきこととして，①骨端線が早期に閉鎖し低身長となる，②本人の心理的問題，周囲が戸惑う社会的問題が起きうる，③まれではあるが，エストロゲン分泌を促進する腫瘍などが原因疾患として潜んでいる場合がある，の 3 点が挙げられる．

2 検査・診断

■ 早発思春期

思春期徴候（乳房発育，陰毛発生，初経発来）を評価する．また身長の伸びや骨成熟の評価，ホルモン検査を行う．ホルモン検査では**ゴナドトロピン放出ホルモン（GnRH）**，**卵胞刺激ホルモン（FSH）**，**黄体形成ホルモン（LH）**，**エストロゲン**などを測定する．

早発思春期は真性（中枢性）と仮性（末梢性）に大別できる．**真性早発思春期**では視床下部からの GnRH 放出が亢進した結果，エストロゲン産生が促進されており，**仮性早発思春期**では GnRH とは無関係に末梢性にエストロゲン産生が亢進している．早発思春期の 70%は真性かつ特発性（原因不明）である[2]．しかし，真性早発思春期では脳腫瘍や脳の外傷・炎症が，仮性早発思春期では卵巣腫瘍や副腎腫瘍などのホルモン産生腫瘍が原因となっている場合もあり，画像診断による器質的疾患の除外が必要である．

■ 遅発思春期

原因検索を原発性無月経の場合と同様に行い（➡ p.130 参照），器質的疾患が除外されれば体質性の遅発思春期と診断する．

3 治療

■ 早発思春期

原因疾患が明らかな場合はその治療を行う．最も頻度の高い真性かつ特発性の場合は，**GnRH アゴニスト**を使い，下垂体からの卵巣を刺激する FSH，LH の分泌を抑える．また，心理・社会的サポートが必要である．

■ 遅発思春期

原因疾患が明らかな場合はその治療を行う．体質性の遅発思春期では，多くの場合は治療の必要がない．ただし，16 歳になっても初経を認めない場合は，原発性無月経に移行しないか注意深い観察が必要であり，治療介入も考慮する．

② 早発思春期・遅発思春期患者の看護

思春期には，成長スパートと第二次性徴の発現という二つの身体発達の特徴がある．これらの発達には個人差があり，個々の症例に合わせて治療するかどうかが検討される．早発思春期や遅発思春期の患者は，思春期の性に目覚める時期であり，診察や治療の際には，周囲との違いに敏感であることや羞恥心に配慮する必要がある．また，思春期は，親から自立したい気持ちと依存する気持ちが揺れ動く両価性（アンビバレンツ）の時期で，自分の身体発達に不安や心配があっても家族に相談できないこともある．このような思春期の患者本人や家族の気持ちに配慮し，スムーズに診察・治療が受けられるよう支援する必要がある．

1 早発思春期患者の看護

▌早発思春期における観察

早発思春期の場合，周囲の子どもより身体成熟が早く，乳房が大きくなり，女性型の体形に近づく．そのために，周囲の子どもよりも目立ち，自分の体形の変化に羞恥心を抱いたり，月経が早く開始するため，月経への対応に戸惑いや孤立感を感じたりすることがある．また，骨成熟も早期に進み，身長のスパートが早く終わって低身長になることへの不安もある．したがって，身体状況や心理的な影響を注意深く観察する．

▌検査・治療における看護

早発思春期の診断には，第二次性徴の発達段階を検査するために，乳房や外陰部の診察が行われる．6〜8歳になると，自分の性別や身体的変化を意識するようになり，裸になることへの羞恥心も芽生える．そのため，乳房や外陰部を観察する場合には，羞恥心を引き起こすデリケートゾーンであることに配慮し，診察の前には，必ず本人と家族の承諾を得ておく[3]．診察時には，不安を軽減するように寄り添い，できるだけ露出が少なくなるように配慮する．

2 遅発思春期患者の看護

▌遅発思春期における観察

遅発思春期では，低身長や第二次性徴の発達の遅れに対して，強い劣等感を抱く場合があるので，遅発思春期に対する心理的な影響があるかどうかを観察する．

▌検査・治療における看護

遅発思春期の診断には，早発思春期の場合と同様に第二次性徴の発達段階が診察される．乳房や外陰部といったデリケートゾーンの診察も同様に行われるので，本人と家族の承諾を得ておく．さらに，診察時には，不安を軽減するように寄り添い，露出が少なくなるように配慮する．

早発思春期の事例

　現在16歳，高校1年生．小学校3年生（9歳）のときに初経があり，早発思春期と診断された．恥毛の発生状態を診察するときに，医師が羞恥心に配慮し「少しだけ診せてね」と声をかけると，本人は母親に「後ろを向いてて」と言い，診察を受けていた．母親であっても見られたくないという患者の思いがうかがえる．

　身長は140cmを少し超えた程度で止まった．中学生になってから，友人のSNSに「チビ，デブ，毛がぼうぼう」と中傷する内容が，本人の写真とともに送られるという出来事が起こった．母親がそのことを知り，担任に報告して，その後SNSでの中傷はなくなった．本人だけでなく家族にとっても悔しいつらい出来事である．

　このように，第二次性徴が早まることで，身体の発達がいじめの対象となることもある．医療者はそのことを理解し，本人や家族の体験に寄り添い，サポートしていく必要がある．

2 無月経
amenorrhea

① 無月経とは

　無月経とは月経がない状態を指し，妊娠中などの生理的無月経ではない病的無月経は，原発性無月経と続発性無月経に分けられる．

▌原発性無月経　primary amenorrhea

　原発性無月経とは，満18歳になっても初経が起こらないものと定義される．原発性無月経の原因は，表5-1に示す五つに分けられる[4]．原因として**ターナー症候群**が最も多く，性腺形成不全を合併することによる．そのほか，主だったものとして子宮性無月経に分類される**アンドロゲン不応症候群**があり，中枢性（下垂体性無月経・視床下部性無月経），性管分化異常がそれに次ぐ．

➡性分化疾患，性器形態異常については10章参照

▌続発性無月経　secondary amenorrhea

　続発性無月経とは，これまでにあった月経が3カ月以上停止したものと定義されている．その原因は表5-2のように六つに分けられる[4]．

▌内因性ホルモン（エストロゲン）による分類

　無月経の分類法として，内因性のエストロゲン分泌が保たれているか否かにより分ける第1度無月経と第2度無月経という分類もある．エストロゲンが内因性に分泌されていれば**第1度無月経**，されていなければ**第2度無月経**となり，黄体ホルモン製剤（プロゲスチン）投与による**消退出血**の有無で鑑別できる．すなわちプロゲスチン投与により消退出血があれば第1度無月経ということになる．

　ただし，プロゲスチン投与で消退出血を認めなければ第2度無月経というわ

表 5-1 ▨原発性無月経の原因分類

1. 月経血の流出路の閉塞（処女膜閉鎖症，腟欠損症など）
2. 子宮性（子宮欠損，MRKH 症候群，アンドロゲン不応症など）
3. 性腺・性ステロイドホルモンの異常（ターナー症候群，先天性副腎酵素欠損症，性ステロイドホルモンの作用異常など）
4. 下垂体性（ゴナドトロピン受容体異常症，腫瘍や外傷などによる器質性機能低下など）
5. 視床下部性（カルマン症候群*，体重減少性や神経性やせ症などに伴う機能性視床下部障害など）

📖*用語解説

カルマン症候群
遺伝子変異に基づく視床下部の GnRH 産生障害により低ゴナドトロピン性性腺機能低下症と嗅覚低下が起こる．

表 5-2 ▨続発性無月経の原因分類

1. 子宮性（子宮内腔癒着を来すアッシャーマン症候群など）
2. 卵巣性（早発卵巣不全など）
3. 下垂体性（シーハン症候群など）
4. 視床下部性（体重減少性，神経性やせ症，肥満，乳汁漏出性など）
5. 多嚢胞性卵巣症候群（PCOS）
6. その他（甲状腺機能異常症などの内分泌・代謝性疾患）

けではなく，消退出血を起こすべき子宮内膜が存在しない子宮性無月経の場合もあるので，その鑑別が必要となる．第2度無月経と子宮性無月経の鑑別には，エストロゲンとプロゲスチンの両方を投与し，消退出血を認めれば第2度無月経，認めなければ子宮性無月経と診断する．

▌ 診断

原発性無月経の診断では，染色体異常や性発生・性発育の異常の検索が重要となる．続発性無月経は日常診療で遭遇する頻度が高い．その診断法を図5-2に示す[4]．

無月経を来す原因疾患のうち，重要性が高いと思われるものについて，解説する．

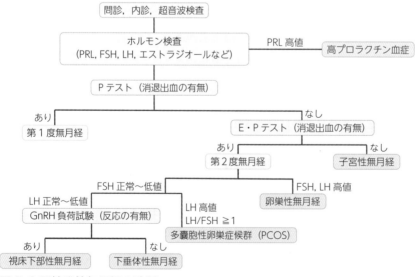

図 5-2 ▨続発性無月経の診断

日本産科婦人科学会編．産婦人科研修の必修知識2016-2018．日本産科婦人科学会，2018．p.403．より一部改変．

1 高プロラクチン血症　hyperprolactinemia

病態

　乳汁漏出を認め無月経を伴うものを**乳汁漏出性無月経**と呼び，90％に**高プロラクチン血症**を認める[5]．プロラクチン（PRL）分泌の過剰状態がPRL放出抑制因子である**ドパミン**の産生を促進する．ドパミンはGnRH，FSH，LHの分泌も抑制する作用があり，その結果，卵巣機能低下が起こり無月経を来す．

原因

　高プロラクチン血症の原因としては，**プロラクチノーマ**（下垂体腺腫），視床下部機能障害，原発性甲状腺機能低下症の頻度が高い．また，薬剤服用に起因する場合もあり，ドパミンの作用を抑える薬剤（胃腸薬，制吐薬，降圧薬などに多い）は高プロラクチン血症の原因となる（表5-3）．

診断

　血中プロラクチン（PRL）値が15ng/mL以上で高プロラクチン血症と診断され，50ng/mL以上ではプロラクチノーマを疑い，脳神経外科と連携の上，精査が必要である．血中PRL値は月経周期や食事の影響を受け，また日内変動もあるため，卵胞期初期の食後2時間以降の安静時に評価することが推奨されている[5]．

治療

　原因疾患に対する治療を行う．プロラクチノーマに対してはドパミン作動薬の投与が第一選択である．原因疾患のない機能性の場合もドパミン作動薬の投与を行う．薬剤性の場合は，原因薬剤の変更や中止を担当科と協議する．

表5-3 ■プロラクチンの分泌を促進する薬剤

I. ドパミンの生成を抑制
  1. レセルピン（アポプロン®）
  2. 高圧薬
    α-メチルドーパ（アルドメット®）
II. ドパミンの作用を阻害
  1. フェノチアジン系
    a) クロルプロマジン（ウィンタミン®，コントミン®）
    b) チオリダジン（メレリル®）
    c) ペルフェナジン（トリオミン®，PZC®）
  2. ブチロフェノン系
    ハロペリドール（セレネース®）
  3. 三環系抗うつ薬
    イミプラミン（トフラニール®）
  4. ベンズアミド系制吐薬
    a) スルピリド（ドグマチール®）
    b) メトクロプラミド（プリンペラン®）
III. 下垂体への直接作用
  1. エストロゲン
    経口避妊薬など

日本生殖医学会編．"不妊症1. 不妊因子の種類と診断 A. 排卵因子 1A-3. 乳汁漏出症"．生殖医療ガイドブック2010．金原出版，2010．p. 59．

2 体重減少性無月経　amenorrhea due to weight loss

病態

　月経は体重，体脂肪と密接に関連している．**体重減少は機能性視床下部障害**を来し，視床下部－下垂体－卵巣系の機能障害の程度は体重減少の程度と相関する．最初は**無排卵周期症**（➡ p.134参照）を認めていても，体重減少が進むと第1度無月経，さらに第2度無月経に至る[6]．初経後の思春期に起こると続発性無月経となり，より低年齢で起こると原発性無月経の原因となる．

診断

　体重減少性無月経と**神経性やせ症**（anorexia nervosa）を鑑別することが肝要である．どちらも無月経を主訴として産婦人科を受診することが多いが，神経性やせ症は**摂食障害**を伴う精神疾患であり，体重減少性無月経には心因的背景はない．体重減少性無月経は，単にやせてきれいになりたいという動機でダ

イエットをした結果，無月経になるものであり，自身の病識もある．体重減少の程度は神経性やせ症より軽度である．

神経性やせ症は，標準体重の－20％以上のやせ，拒食や過食などの食行動異常やゆがんだボディイメージを認め，病識に乏しく，体重減少が高度になると死に至る疾患である．そのため，全身管理を要するとともに，心身医学の専門家の介入が必要となる．

▋ 治療

まず体重減少前の体重，または標準体重の90％以上を目標に体重の回復を指導する [6]．7割程度の患者では，体重の回復とともに月経周期が正常に回復する．その際にはゴナドトロピンは，まず卵胞刺激ホルモン（FSH）から回復を認め，遅れて黄体形成ホルモン（LH）の回復を認める．

体重回復後も無月経が続く場合には，挙児希望がなければホルモン補充を行う．第1度無月経であれば**ホルムストローム療法**を，第2度無月経であれば**カウフマン療法**を行う．いずれの場合も3周期程度投与した後，いったん休薬して経過観察する．第1度無月経であれば自身の月経が回復するかどうか，第2度無月経であれば第1度無月経へと回復しているかどうかを確認する．第2度無月経が第1度無月経へと回復していれば，ホルムストローム療法へと移行する．いずれの場合も3カ月ほど休薬してみて変化がなければ，また治療を再開し，このような投薬・休薬のサイクルを反復する．

➡ホルモン療法については
4章5節参照

挙児希望がある場合は排卵誘発を行う．第1度無月経すなわち内因性のエストロゲンが保たれている場合には，**クロミフェン**の投与をまず試みる．これに反応しない場合，あるいは第2度無月経の場合には**ゴナドトロピン療法**を行う．排卵誘発への反応性は概して良好である．

Column

スポーツ選手と無月経

スポーツ選手における無月経が健康問題として認識され始めている．特に長距離陸上選手や，審美系競技の新体操選手などに頻度が高い．競技特性による本人のやせ願望に起因する場合もあるが，やせ願望がなくてもトレーニングにより消費されるエネルギーと摂取エネルギーとのバランスが崩れ，消費されるエネルギーが過剰になる low energy availability（利用可能なエネルギー不足）に陥ると，体重減少性無月経と同様の機序で視床下部―下垂体―卵巣系の機能障害を引き起こす．

これまでは指導者，選手双方において，無月経が重要な健康問題であるという認識が薄かった．しかし第2無月経を放置すれば低エストロゲン状態による骨量減少，骨粗鬆症を招き，骨折リスクが上がり，当初の目的である選手生命すら脅かしかねない．選手としてのパフォーマンス，引退後の長い人生における妊孕性を含めた健康の両方の観点から，栄養管理を含めた全身の体調管理が重要であり，無月経になった場合には早期の積極的な介入が望まれる．

3 肥満

■ 病態

　肥満は**機能性視床下部障害**の原因となる．日本肥満学会では**BMI**（body mass index）25 以上を肥満と定義している．なお，BMI 35 以上を**高度肥満**と称する．BMI が 25 以上 30 未満（pre-obese）の状態で排卵障害を認めることはあまりないが，海外における肥満の定義である BMI 30 以上（obese）となると，排卵障害を伴う頻度が高まる．肥満女性においては，排卵が定期的に起こっていても**黄体機能不全**，卵子の質低下などによる**不妊症**を認める頻度が高いことから，肥満により卵巣機能低下を来す機序は視床下部性のみではなく，卵巣局所因子の異常など種々の要因が重なっていると考えられている．

➡不妊症については11章1節参照

■ 治療

　ほかに原因疾患のない単純性肥満においては，食事・生活指導などによる減量を第一に取り組む．肥満に起因する無月経の多くは第 1 度無月経で，内因性のエストロゲン分泌は保たれているため，挙児希望がない場合は，ホルムストローム療法を行う．子宮内膜の**unopposed estrogen***による子宮体癌発症を予防するためである．挙児希望がある場合には排卵誘発薬を使用するが，肥満合併妊娠の周産期合併症のリスクを鑑み，十分な減量を先行させる．

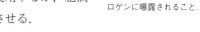

用語解説

unopposed estrogen
プロゲステロンによる抵抗のない状態で継続的にエストロゲンに曝露されること．

4 多嚢胞性卵巣症候群　polycystic ovary syndrome：PCOS

■ 病態

　多嚢胞性卵巣症候群（PCOS）は，卵巣局所の男性ホルモン産生異常，視床下部−下垂体−卵巣系の異常にインスリン抵抗性などの代謝異常を伴う複雑な病態を示し，広範なスペクトラムを呈する症候群である．その病態，病因は複雑で，いまだ全容は解明されてない．肥満を合併する場合もあるが，肥満の合併頻度には人種差があり，日本を含む東アジアでは，他の地域に比べ肥満の合併頻度が低い．つまり，PCOS における排卵障害の原因は，肥満における排卵障害の原因とは必ずしも同一でないといえる．

■ 診断

　日本産科婦人科学会の診断基準では，以下の 3 項目すべてを満たすものを PCOS と診断する[7]．
①無月経，希発月経，無排卵周期症などの月経異常
②多嚢胞卵巣（図5-3）
③血中男性ホルモン高値，または，LH 基礎値高値かつ FSH 基礎値正常．

■ 治療

　肥満を合併する場合には，まず減量から取り組む．また，インスリン抵抗性を合併する場合には，糖尿病治療薬の**メトホルミン**の投与を考慮する．PCOS の無月経も肥満同様，大半が第 1 度無月経であるため，挙児希望

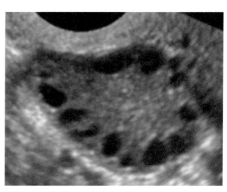

卵巣内に，多数の卵胞がつながって見えるネックレスサインがみられる．

図 5-3 ■多嚢胞性卵巣症候群（PCOS）の超音波像

写真提供：埼玉医科大学病院 岡垣竜吾先生

がない場合は，子宮体癌予防にホルムストローム療法を行う．挙児希望がある場合には排卵誘発薬を使用するが，**卵巣過剰刺激症候群*** （ovarian hyperstimulation syndrome：OHSS）のリスクが高いため，慎重に行う．

S t u d y

無排卵周期症　anovulatory cycle

無排卵周期症とは，月経様の性器出血を認めるものの排卵を伴わないものを指す．排卵を伴う正常な月経周期においては，卵胞発育に伴いエストロゲンの上昇を認め，排卵後に形成される黄体からプロゲステロンが分泌される．その間，子宮内膜はエストロゲンに反応して増殖期内膜になり，そして排卵後はプロゲステロンの作用により分泌期内膜へと変化する．妊娠が成立しなかった場合には，黄体の退縮に伴いエストロゲンとプロゲステロンレベルが下がり，これらのホルモンの変動に子宮内膜が反応して剥脱することにより，消退出血，すなわち月経が起こる．

無排卵周期症においては，排卵が起こらないため黄体が形成されず，プロゲステロンが産生されない．それにもかかわらず性器出血を認める理由には，次の二つがある．
①存続した卵胞から持続的に分泌されるエストロゲンに対し子宮内膜が反応性に増殖するが，際限なく増殖することはできないため，剥脱し破綻出血を起こす．
②成長が止まった卵胞の退縮に伴い，急激にエストロゲンレベルが下がることにより消退出血を起こす．

無排卵周期症の患者は，問診にてしばしば月経周期や経血量，持続期間などの異常を訴え，基礎体温は**低温一相性**を示す．黄体形成を認めない無排卵周期症では，体温上昇作用をもつプロゲステロンが産生されないからである．また，超音波検査にて卵胞発育を認めない．

排卵障害の原因として，機能性視床下部障害（ストレス，体重減少性，肥満など）や多嚢胞性卵巣症候群（PCOS），高プロラクチン血症などが挙げられる．これらは無月経の原因ともなるため，無月経の治療に準じる．

5 シーハン症候群　Sheehan syndrome
病態

シーハン症候群は，分娩，産褥期の**大量出血**により起こる**下垂体機能障害**であり，続発性無月経の原因となる．妊娠中に下垂体は増大し，酸素消費量が増えて必要な血液循環量も増加する．そのため，大量出血による循環血液量低下の影響を受けやすく，主として下垂体前葉が傷害される[8]．下垂体前葉からは，FSH，LH，甲状腺刺激ホルモン（TSH），成長ホルモン（GH），副腎皮質刺激ホルモン（ACTH），PRL が分泌されているため，各種ホルモンの低下によりさまざまな障害が発生する．FSH，LH の低下により排卵障害や無月経を，TSH の低下により不活発や耐寒性の低下を来す．GH の低下では低血糖が，ACTH の低下では低血糖や低ナトリウム血症，易疲労感などが，PRL の低下では乳汁分泌不全が起こる．

■ 治療

下垂体機能低下の程度は症例により異なるため，治療としては症例ごとに不足しているホルモンを補う[9]．

6 子宮性無月経

■ 病態

卵巣機能は正常であるにもかかわらず，エストロゲン・プロゲステロンに反応する機能性子宮内膜がないことにより無月経を来している状態を指す．

■ 原因

主な原因としては，原発性無月経の原因となる MRKH 症候群，続発性無月経の原因となるアッシャーマン症候群が挙げられる．

MRKH 症候群は，胎児期の内性器の分化異常のため，機能性子宮がなく，腟も一部あるいは全部欠損している病態である．**アッシャーマン症候群**では，子宮内腔の癒着による機能性子宮内膜の菲薄化あるいは欠損によって，無月経または過少月経を起こしている．癒着は子宮内容除去術などの子宮内操作が原因となる場合が多い．

➡ MRKH 症候群については10 章 2 節参照

■ 治療

MRKH 症候群は46,XX で，卵巣は正常，ホルモン状態も正常であるが，子宮がないため，現時点では，自身での妊娠出産は不可能である．よって，治療としては，性交渉を可能にする目的で**造腟術**が行われる．

アッシャーマン症候群では癒着剝離を行う．再癒着を起こしやすいので，子宮内に IUD やバルーンを一定期間留置する．その後，子宮内膜再生のためにカウフマン療法を行う．

7 早発卵巣不全　primary ovarian insufficiency：POI

■ 病態

早発卵巣不全（POI）とは，40 歳未満で，4 カ月以上の**高ゴナドトロピン性低エストロゲン血症**を持続する続発性無月経となる状態を指す[10]．40 歳未満で卵胞が枯渇した**早発閉経**も含まれる．POI には自然発症のものと医原性のものとがある．自然発症の原因としては，染色体異常や遺伝子異常，自己免疫疾患が挙げられる．医原性の原因としては，卵巣機能障害を来すような治療，すなわち化学療法，放射線療法や卵巣手術が挙げられる．

■ 検査と診断

40 歳未満で続発性無月経となり，1 カ月以上間隔を空けた 2 回以上の採血で，FSH 値が40mIU/mL 以上を示す場合に診断される[9]．半数程度は無月経でなく，過少月経，希発または頻発月経を呈するため，これも併せて臨床診断とする[10]．

■ 治療

挙児希望がない，あるいは妊娠が不可能である場合は，エストロゲン欠落に伴うホットフラッシュや骨粗鬆症の予防のために，ホルモン補充療法を行う．

表 5-4 ■妊孕性温存治療の特徴

	卵子凍結	受精卵凍結	卵巣組織凍結
確立しているか	Yes	Yes	No
年齢制限はあるか	Yes（初経開始後）	Yes（初経開始後）	No
パートナーが必要か	No	Yes	No
凍結までにかかる時間	最短約2週間	最短約2週間	即日可

挙児希望がある場合は，まずエストロゲン補充を行って血中FSH値を下げ，自然な卵胞発育を期待するか排卵誘発を試みる．挙児希望の有無にかかわらず，心理的な支援が必要である．

　また，悪性腫瘍の治療などで化学療法や放射線治療を行う予定がある場合には，医原性の早発卵巣機能不全になるリスクを十分に説明し，**妊孕性温存**のための卵子・受精卵・卵巣組織凍結などの**選択肢を提示する**[11]．各方法の特徴を表5-4に示す．

➡がん生殖医療については
11章3節参照

② 無月経症候のある患者の看護

　無月経症候による妊孕性の低下や疲労骨折などの身体的影響を少なくするために治療が行われる．しかし，特に体操，フィギュアスケート，長距離走などの競技選手では，低体重であることが競技の好成績につながることもあり，無月経症候を受け入れ放置した結果，疲労骨折などの合併症を引き起こす恐れがあるので注意が必要である．

1 原発性無月経における看護

　原発性無月経の原因には，ターナー症候群，アンドロゲン不応症，MRKH症候群などの遺伝学的，解剖学的な異常に起因する器質的疾患によるものが多い．それぞれの疾患の特徴を理解して看護を行う．ここでは，原発性無月経となる染色体異常の中では最も多く，女児の2千人に1人の割合で発症するターナー症候群の看護について述べる．

▌ ターナー症候群患者の看護

　ターナー症候群では，低身長，性腺機能不全による原発性無月経，早発閉経，骨粗鬆症などを認める．ただし，モザイク型などでは約30％に第二次性徴や月経を認め，妊孕性のある場合もあるが，多くは続発性無月経や早発閉経に至る．ターナー症候群は小児期に発見されることが多く，小児期では，成長ホルモン療法（GH療法）が行われ，思春期以降は，エストロゲン補充療法に移行する．

　子どもがターナー症候群と診断された親は，診断に衝撃を受け，子どもへの治療が続く中でさまざまな不安を抱く．子どもが思春期になったとき，月経が発来しないことをどのように説明すればいいのか戸惑う．また，性腺機能不全による妊孕性の低下から子どもの将来の結婚への影響を心配したり，生殖補助

医療に期待したりするなど，複雑な思いが生じる[12]．本人は，GH療法からエストロゲン療法に移行するときに不安を抱く[13]．看護師は，特に診断時や治療の移行時など，本人や家族の不安や葛藤のプロセスを理解し，思いに寄り添い，他職種と連携しながら支援する．

2 続発性無月経における看護

　続発性無月経の原因は多岐にわたるが，特に思春期には，さまざまなストレスが誘因となって無月経を引き起こすことが多い．思春期の続発性無月経の誘因のうち，第2度無月経の61％は体重減少性無月経で，次いで環境などのストレス，過度のスポーツがそれぞれ10％となっている[14]．続発性無月経の患者を看護する上では，まず無月経の経過，無月経の誘因となる栄養摂取状況，環境ストレス，運動等の状況を観察し，誘因となる状況があれば，それらを改善する保健指導やカウンセリングを行う．続発性無月経の原因には，多嚢胞性卵巣症候群（PCOS）や高プロラクチン血症などの器質的疾患による無月経もあるが，ここでは体重減少性と運動性による無月経患者の看護について述べる．

▌体重減少性無月経患者の看護

　体重減少性無月経は，受験，学校での試験勉強，友人関係のストレス，ダイエットなどによって食事の摂取量が減少し，体重が減少することにより生じる無月経である．体重減少が長期間続くことで極端な低栄養になると，貧血により動悸・息切れが起こり，階段を上ることも困難になる．また，学校では，減食により少量しか摂取できない状況を友人に見られたくない，痩身の腕を見られたくないという思いから，夏でも長袖の上着を着用するなどの行動をとり，友人から孤立してしまうことがある．体重減少の程度，日常生活への影響，誘因などを観察し，体重の改善に向けて保健指導を行う．

　試験勉強などのストレスには，リラックスや気分転換など，緊張を緩和するセルフケア方法を指導する．また，食事の摂取量を監視されないために周囲の視線を避け，孤食することもあるため，友人や家族に食べる量を監視しないなどの配慮をしてもらうことも大切である[15]．食べられない自分に対して否定的になり，ますます食べられなくなる悪循環に陥ることがあるが，そのような場合は，食べること以外の楽しみや目標を見つけることで，自分の状況を前向きにとらえ改善することがある．新たな目標を見つけ，それを達成するために料理教室に通い，自分の食事管理を行うことで体重が回復した例もあり，気持ちの切り替えができるきっかけを一緒に探すことも支援となる．

▌運動性無月経患者の看護

　現在，トップレベルのアスリートの無月経が問題になっている．体操では75％，新体操40.9％，フィギュアスケート28.6％と，審美系の競技で無月経になっている割合が高い[16]．無月経が長期に続く場合には，疲労骨折を起こすことも多い．その原因には，利用可能なエネルギー不足，精神的ストレス，摂食障害が隠されている場合もある．アスリートには，完璧主義や強迫性などの心

理行動的特性があり，身体的成熟を拒否する場合もある．特に審美系競技では42％，持久系競技では24％が摂食障害になっているとの報告もある．

　エネルギー不足がある場合には，減少した体重を月経が回復する体重にまで回復させるように栄養状況を改善する必要があり，体重はゆっくり数カ月かけて回復させる．摂食障害が疑われる場合には，体重増加を指導するのではなく，精神科や心療内科の受診を勧める．

3　月経随伴症状

1　月経随伴症状とは

　月経随伴症状には，過多月経・過長月経，月経困難症，月経前症候群（PMS）・月経前不快気分障害（PMDD）が挙げられる．

1　過多月経・過長月経　hypermenorrhea・prolonged menstruation

▍定義

　一般に，月経の出血量は 20 ～ 140mL，平均 50 ～ 60mL，月経持続日数の正常範囲は 3 ～ 7 日間とされている[17]．これを超えて量の多いものを**過多月経**，期間の長いものを**過長月経**と呼ぶ．いずれも本人の QOL を低下させると同時に，経血量増加のため**鉄欠乏性貧血**をしばしば来す．

▍診断

　内診，超音波検査，MRI 検査などで器質的疾患を認めなければ機能性と診断する．若年女性では機能性の場合が多い．性成熟期女性では器質性の場合が多く，原因となる器質的疾患としては，子宮筋腫，子宮内膜ポリープ，子宮腺筋症などが挙げられる．

▍治療

　器質性疾患がある場合はその治療を優先させる．子宮内腔に突出する病変である粘膜下子宮筋腫や子宮内膜ポリープに対しては，子宮鏡下切除術が低侵襲で有効である．子宮筋腫や子宮腺筋症に対しては，病変の位置や広がり，大きさを評価し，挙児希望の有無も勘案して，腹腔鏡下手術，開腹手術，あるいは偽閉経療法である GnRH アゴニストの使用などを考慮する．

　機能性過多月経・過長月経に対しては，保険適用を有していないが，**低用量エストロゲン・プロゲスチン配合薬**（**LEP**）が月経量調節に有効な場合が多い．

2　月経困難症　dysmenorrhea

▍定義

　月経困難症とは，月経期間中に月経に随伴して起こる病的症状を指す．下腹痛，腰痛，腹部膨満感，悪心などが多くみられる[18]．

▌ 診断

　内診，超音波検査，MRI 検査などで器質的疾患を認めなければ，**機能性月経困難症**（primary dysmenorrhea）と診断する．機能性月経困難症の痛みの原因は，子宮内膜からプロスタグランジン（PG）が過剰産生されることにより子宮が過剰に収縮するためであるといわれている．**器質性月経困難症**（dysmenorrhea with organic causes）の原因疾患としては，子宮内膜症，子宮腺筋症，および子宮筋腫が挙げられる．

▌ 治療

▶ 機能性月経困難症

　機能性月経困難症の治療には，**非ステロイド抗炎症薬（NSAIDs）** が有効である．NSAIDs が効かないと訴える患者に対し詳細に問診を取ってみると，服用をできるだけ我慢し，どうしても我慢できなくなったときに初めて服用しているという場合が往々にして見受けられる．このような患者に対しては，早めの鎮痛薬服用を指導するのみでも十分な除痛を図ることができる場合が多い．

　また NSAIDs で効果が不十分な場合には，**LEP** を考慮する．**レボノルゲストレル放出子宮内システム（LNG-IUS）** も，性交経験がない症例では使用できないなど適用の制限はあるが，有効な選択肢の一つである．

▶ 器質性月経困難症

　器質性月経困難症においては，疼痛の管理と原因疾患の治療とを併せて行う．ここでは器質性月経困難症の各原因疾患の治療の詳細は割愛するが，代表的な原因疾患である子宮内膜症の管理について簡単に述べる．

　卵巣チョコレート囊胞（子宮内膜症性卵巣囊胞）を認める場合は，囊胞の大きさ，年齢，不妊症の有無などに応じて摘出術の対象となるかを判断し，それ以外は薬物療法を原則とする．手術療法は痛みの緩和に有効であるが，術後の痛みの再発率が高く，術後薬物療法を含めた長期管理が必要である．

　子宮内膜症に起因する月経困難症の管理に際して，NSAIDs を上手に使用することは機能性月経困難症の場合と同様である．経口ホルモン薬として，LEP，プロゲスチン製剤であるジエノゲストが，子宮内膜症そのものの治療に対する適用を有している．LNG-IUS も，卵巣チョコレート囊胞に対する効果は明らかでないが，疼痛の管理には有用である．いずれも無効の場合には，GnRH アゴニスト投与が考慮される．

３ 月経前症候群　premenstrual syndrome：PMS

▌ 定義

　月経前症候群（PMS） は，月経前 3 ～ 10 日の間続く身体的あるいは精神的症状で，月経発来とともに減退ないし消失するものを指す[19]．身体的症状としては乳房痛，腹部膨満感，頭痛，関節痛・筋肉痛，手足のむくみなど，精神的症状としては，抑うつ，怒りの爆発，いら立ち，不安，混乱などを認める[20]．

　月経前不快気分障害（premenstrual dysphoric disorder：**PMDD**）は，PMS

に比べ精神症状が主体で強いものを指し，診断には米国精神医学会の定めた基準の DSM-5 が用いられる[19, 21]．日本人女性を対象とした調査で，社会生活困難を伴う中等症以上の PMS の頻度は 5.3%，PMDD の頻度は 1.2% と報告されている[22]．

▌原因

PMS の原因としては，卵巣から分泌されるエストロゲン，プロゲステロンの濃度の変動や，それに伴う脳内のホルモンや神経伝達物質の変化が関与すると考えられている．しかし，これらの卵巣ステロイドの変動のみでは病態を説明することができず，病因の詳細はいまだ明らかではない．

▌診断

症状と月経周期との関連を把握することが大切であり，**複写式症状記入基礎体温表**や **MDQ**（menstrual distress questionnaire）などを用いて行う[19]．

▌治療

PMDD と診断された場合には，精神科や心療内科との連携を図る．PMS の治療は，カウンセリングと生活指導，薬物療法から成る[19, 23]．軽症から中等症の PMS に対しては，カウンセリング，生活指導が有効である．

カウンセリングとしては，症状日記を付けて疾患を理解し，発症時期を認識することで，月経に関連した症状に対する行動の改善を促す認知行動療法を行う．生活指導としては，休息，有酸素運動，カフェイン・塩分・アルコール摂取制限，禁煙，仕事量の制限などが勧められる．

薬物療法としては，精神安定薬や，身体症状が優位な場合には NSAIDs，利尿薬，漢方薬などを対症的に使用する[19]．また，LEP が身体症状に有効な場合もあるが，精神症状には有効でない場合が多い．欧米では，気分障害が強い PMS・PMDD に対しては，**選択的セロトニン再取込み阻害薬（SSRI）**が第一選択である[23]．重症例には GnRH アゴニスト投与が考慮される．

② 月経随伴症状のある患者の看護

月経随伴症状は，軽い症状も含めれば 9 割以上の女性に認められる[24]．月経困難症は生殖年齢の女性の約 30%，月経前症候群は約 5% に認められる．月経教育やセルフケア指導を行うことで，症状が軽減するとの報告もある[25, 26]．器質的疾患のない月経随伴症状のある女性には，月経記録を付けて月経周期に伴う症状を把握してもらう．記録を付けるだけで症状が改善することもある．その後，月経教育やセルフケアの指導を行い，症状の改善を図る．

1 月経困難症患者の看護

▌機能性月経困難症

NSAIDs の服薬は，月経痛が強くなる前に開始するように指導する．LEP については，有害事象として**動静脈血栓塞栓症（VTE）**のリスクがあるので，激しい腹痛，激しい胸痛，激しい頭痛，視野欠損，ふくらはぎの痛みなどの症状

表 5-5 ■月経痛を緩和するセルフケア

項　目	方　法
1. 腹部や腰部を温める	腹部や腰部の温罨法や，暖かい場所で腹部や背部のマッサージを行う.
2. 下腹痛や腰痛を軽減する食品をとる	冷たい飲み物や食事は腹部を冷やし，さらに子宮を収縮させるので避ける．身体を温めるお茶・紅茶・焙じ茶や，唐辛子，にんにく，しょうが，ねぎ，にら，玄米などの食品を摂取する.
3. 骨盤内の血液循環を良くする	三陰交のツボ指圧，入浴，足浴，マッサージ，マンスリービクスのような体操を行い，骨盤内の血液循環を良くし，子宮周囲のうっ血を改善して痛みを和らげる.
4. 下半身を冷やさない	冬季や，夏季でも冷房が強い場合には，足腰が冷えて子宮収縮が強くなるので，下半身を冷やさないように膝掛けを使用したり，レッグウオーマーを履くなどして，身体を冷やさないようにする.

がみられたら，直ちに服用を中止し受診するよう指導する.

　服薬に対して慎重な場合には，腹部に温熱シートを貼付する温熱療法など，子宮収縮を緩和させ疼痛を改善するセルフケアの方法を指導する(表5-5).

■ 器質性月経困難症

　器質性月経困難症の原因となる疾患は，月経痛が強いだけではなく，妊孕性低下の原因となる恐れがあり，そのことを踏まえた看護が必要である．原因疾患のうち、代表的な子宮内膜症と子宮筋腫について述べる.

▶ 子宮内膜症

　子宮内膜症は月経痛と不妊が主訴のエストロゲン依存性の疾患で，生殖年齢層の女性の約10%に発生する．田渕らの調査[27]では，子宮内膜症患者は，月経痛を自覚してから平均11年間の長期にわたり自己判断による対症療法を行い，確定診断を受ける31.4歳まで，適切な医療を受けていない実態があることを認めている．また，子宮内膜症患者の月経状態は，月経周期28日未満，月経持続日数8日以上で，鎮痛薬が効かない，月経終了後の下腹部痛や腰痛，月経期間中の排便痛や肛門痛などを認め，一般女性よりも有意に痛みの症状が多いことも認めている．子宮内膜症は不妊と関連があるので，月経痛が強い状態が続いている女性に対しては，対症療法で済まさず，自身で月経の状態や自覚症状を観察し，早期に受診することを勧める.

▶ 子宮筋腫

　子宮筋腫は月経痛と過多月経が主な症状で，生殖年齢層の女性の20～25%に発生する．30～40代に多く，一般に子宮筋腫の大きさが手拳大以下で，特に症状がない場合には経過観察となる．治療には手術療法と薬物療法があるが，年齢や挙児希望の有無を考慮して決定される．子宮は女性であることの象徴でもあり，子宮を摘出することで「女性でなくなる」とショックを受ける患者もいる．子宮や卵巣を喪失する感情に十分配慮する必要がある.

2 月経前症候群（PMS）患者の看護

　月経前症候群（PMS）には，ホルモン療法，漢方療法，対症療法などが行われるが，軽症や中等症の場合には，運動や栄養の改善といった日常生活でのセ

表 5-6 ▨月経前症状を緩和するセルフケア

項　目	方　法
1. イライラした気分を軽減する食品をとる	牛乳，ヨーグルト，小魚，海藻などのカルシウムを多く含む食品を摂取する．また，タンパク質や脂質の代謝，セロトニンなどの神経伝達物質の合成に必要なビタミンB_6が多く含まれるとうもろこし，レバー，トマト，ナッツ類といった食品を摂取する．
2. ストレスを減らす	ストレスはイライラ感を悪化させるので，仕事や家事が忙しくても無理せず，十分な睡眠をとり，規則的な生活を送ることで身体の調子を整える．気軽に話ができる家族や友人とおしゃべりを楽しむのもよい．
3. 緊張を和らげる	疲れたら休養し，アロマオイルの入ったお風呂にゆっくり入る，マッサージをする，好きな音楽を聴くなど，自分が一番リラックスできることを行い，心身の緊張を和らげる．リラックスできるように室内の照明を少し暗くし，植物を置いたり，ラベンダーなどのアロマを香らせたりするのも緊張を和らげる．
4. 家族や周囲の人に理解してもらう	イライラ感が強く，家族や周囲の人との人間関係を悪化させている場合には，周囲からのサポートが得られにくく，さらに症状を悪化させる恐れがある．PMSが起こることを家族や周囲の人に説明し，理解してもらうことも大切である．また，PMSのピアサポートグループもあるので，それらに参加し，一緒に症状を改善していくのもよい．
5. 食欲亢進への対応	血糖値をできるだけ一定に保つように，1回の食事量を減らし，食事回数を5〜6回に増やす．血糖値を急に上げない食品の摂取も大切で，野菜や果物，チーズなど血糖値の変動幅が小さい食品をとるのがよい．消化に時間のかかる，腹持ちのよい食品を摂取する．食べたくなったら環境を変え，食べたい気分を忘れてしまうような工夫をしてみる．それでも食べたいときは無理をしない．無理に食事を制限すると，かえってストレスがたまり，やけ食いが増えてしてしまうこともある．

ルフケアが推奨されている．月経前のイライラ感，抑うつ症状，食欲亢進といった症状を軽減するセルフケアの方法を指導する（表5-6）．

 臨床場面で考えてみよう

Q1 5歳の女児をもつ母親が，娘の低身長が気になり医療機関を受診し，ターナー症候群と診断された．どのような支援が必要か．

Q2 16歳の女子が急激なダイエットの後，生理が止まったと訴えている．どのような提案が考えられるか．

Q3 20代の女性が体重減少性無月経と診断された．どのような支援が必要か．

Q4 30歳の未婚女性が乳癌と診断され，医師から抗がん薬治療が必要と告げられている．将来の妊娠出産に関してどのような提案が考えられるか．

Q5 産婦人科未受診の20代の女性が月経困難症に鎮痛薬が効かないと訴えている．どのような提案が考えられるか．

Q6 30代の女性が月経前症候群（PMS）と診断された．どのような支援が必要か．

考え方の例

1 ターナー症候群と診断された家族への支援

娘がターナー症候群と診断された親は，ショックを受けることが多い．ターナー症候群の女児は，低身長に対する成長ホルモン治療を受け，その後はエストロゲン補充療法が行われるなど，医療的ケアを必要とする．家族の抱く成長・発達への不安な気持ちに寄り添い，円滑に治療が行われるよう情報提供し，支援する．

2 急激なダイエットで無月経になった女性への提案

体重を戻すように提案する．また同時に，急激なダイエットは摂食障害が考えられ，神経性やせ症の場合は病識が乏しく重症化することがあるので，早期の受診を強く勧める．

3 体重減少性無月経女性への支援

体重減少性無月経は，さまざまなストレスによって発症することが多い．まずは体重減少の原因，体重減少による心身への影響をアセスメントし，ストレスに対応したセルフケアの方法を指導する．

4 抗がん薬治療に対する妊孕性温存

抗がん薬治療により卵巣機能不全が起こる危険性と抗がん薬治療前の妊孕性温存治療の可能性について，生殖医療施設を受診し相談をしてみることを勧める．

5 月経困難症に自己判断で対応している女性への提案

子宮内膜症などの器質的な疾患が背景にある恐れがあるため，我慢せずに産婦人科を受診することを勧める．

6 月経前症候群（PMS）女性への支援

月経前症候群（PMS）で軽症や中等症の場合は，まずは月経の症状記録を付けることで，自分の月経周期に伴う症状を把握してもらう．その後，症状に合わせたセルフケア方法を指導する．

引用・参考文献

1) 日本小児内分泌学会性分化・副腎疾患委員会．Webtext：性分化疾患の診断と治療．2016，p.9-20．http://jspe.umin.jp/medical/files/webtext_170104.pdf，（参照2024-06-03）.
2) 日本産科婦人科学会編．産婦人科研修の必修知識2016-2018．日本産科婦人科学会，2018，p.424-429.
3) 橋本伸子．性早熟の問題：内分泌学の立場から．外来小児科．2016，19（1），p.64-69.
4) 前掲書2），p.398-403.
5) 前掲書2），p.412-416.
6) 前掲書2），p.408-412.
7) 本邦における多嚢胞性卵巣症候群の新しい診断基準．日産婦誌．2007，59，p.1131.
8) 日本生殖医学会編．生殖医療ガイドブック2010．金原出版，2010，p.54-55.
9) 前掲書2），p.430-438.
10) 前掲書2），p.421-423.
11) Harada, M., Osuga, Y. Fertility preservation for female cancer patients. Int J Clin Oncol. 2019, 24, p.28-33.
12) 市江和子ほか．ターナー症候群女児の家族における子どもの成長・発達とQOLに対する思いのプロセス．聖隷クリストファー大学看護学部紀要．2018，26，p.41-49.
13) 市江和子．ターナー症候群の子どもをもつ家族の成長ホルモン治療継続に関する意識のプロセス．日赤看会誌．2014，14（1），p.19-25.
14) 中村幸雄ほか．生殖内分泌委員会報告　思春期における続発性無月経の病態と治療に関する小委員会（平成9年度～10年度検討結果報告）18歳以下の続発性無月経に関するアンケート調査-第1度無月経と第2度無月経の比較を中心として．日産婦誌．1999，51（8），p.755-761.
15) 東京大学医学部附属病院心療内科摂食障害ハンドブック作成ワーキンググループ．摂食障害ハンドブック．2016，p.22-23．https://plaza.umin.ac.jp/~psmut/psmdis/guidebook/，（参照2024-06-03）

16) 能瀬さやかほか．女性トップアスリートにおける無月経と疲労骨折の検討．日本臨床スポーツ医学会誌．2014，22（1），p.122-127.
17) 前掲書2），p.403-404.
18) 前掲書2），p.404-405.
19) 前掲書2），p.405-408.
20) The American College of Obstetrics and Gynecologists（ACOG）．"Premenstrual syndrome". Guidelines for women's health care. A resource manual. 4th ed., The American College of Obstetrics and Gynecologists, 2014, p.607-613.
21) American Psychiatric Association. "Premenstrual dysphoric disorder". Diagnostic and statistical manual of menstrual disorders. 5th ed., American Psychiatric Publishing, 2013, p.171-175.
22) Takeda, T. et al. Prevalence of premenstrual syndrome and premenstrual dysphoric disorder in Japanese women. Arch Womens Ment Health. 2006, 9, p.209-12.
23) Johnson, S.R. Premenstrual syndrome, premenstrual dysphoric disorder, and beyond：a clinical primer for practitioners. Obstet Gynecol. 2004, 104, p.845-59.
24) 松本清一．月経に関する意識と行動の調査．MSG研究会．1990，p.32.
25) 松本清一 ほか．PMSの研究：月経・心・からだ．文光堂，1995.
26) 川瀬良美．女子学生の月経問題と教育プログラム．淑徳大学社会学部研究紀要．2004，38，p.171-187.
27) 田渕康子ほか．子宮内膜症患者の月経に伴う自覚症状の特徴と診断・治療の実態．看護科学研究．2013，11，p.34-41.

6 | 性器の炎症・性感染症

1 | 外陰部・腟の炎症

① 外陰部・腟の炎症とは

外陰炎（vulvitis）や**腟炎**（vaginitis）は，腟や外陰部における病原微生物（細菌，真菌，原虫，ウイルスなど）の感染，外的な刺激，エストロゲン欠乏が原因となる．原因によって病態・症候や治療法は異なる．

1 細菌性腟症　bacterial vaginosis：BV

▌病態・症候

成人女性の腟内は，**ラクトバチルス**が最優位菌として**常在菌叢**を形成している．近年では正常細菌叢におけるラクトバチルス・クリスパタス（*Lactobacillus crispatus*）の重要性が報告されている [1]．**細菌性腟症**は，この常在菌叢が崩れ，通性嫌気性菌のガードネラ・バギナリス（*Gardnerella vaginalis*），嫌気性菌のバクテロイデス（*Bacteroides*）属，モビルンカス（*Mobiluncus*）属などが異常増殖した病的状態である（図6-1）．明らかな炎症所見がなく，帯下の

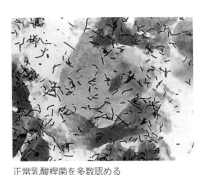 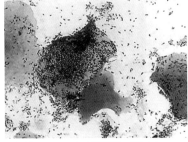

正常乳酸桿菌を多数認める	短桿菌を認めるが，乳酸桿菌は認めない
正常	**細菌性腟症**

図 6-1 ▌細菌性腟症
日本産婦人科医会編．目でみてわかる腟・外陰・皮膚・乳房疾患のすべて．研修ノート．2015，95，p.4.

表 6-1 ▌Amsel の臨床的診断基準

以下の 4 項目のうち少なくとも 3 項目が満たされた場合に，BV と診断する．
1. 腟分泌物の性状は，薄く均一である．
2. 腟分泌物の生食標本で，顆粒状細胞質を有する clue cell が存在する．
3. 腟分泌物に 10% KOH を 1 滴加えたときに，アミン臭がする．
4. 腟分泌物の pH が 4.5 以上である．

Amsel, R. et al. Nonspecific vaginitis. Diagnostic criteria and microbial and epidemiologic associations. Am J Med. 1983, 74（1），p.14-22.

表6-2 ■ Nugent score

Type	Lactobacillus type					Gardnerella type					Mobiluncus type					合計
菌数/視野 (1,000倍)	0	<1	1~4	5~30	>30	0	<1	1~4	5~30	>30	0	<1	1~4	5~30	>30	
スコア	4	3	2	1	0	0	1	2	3	4	0	1	1	2	2	

判定；合計スコア　0～3（正常群），4～6（中間群），7～10（BV群）

Nugent, R.P. et al. Reliability diagnosing bacterial vaginosis is improved by a standardized method of gram stain interpretation. J Clin Microbiol, 1991, 29（2），p.297-301.

表6-3 ■ Lactobacillary grade

Lactobacillus spp. only：grade Ⅰ（正常群）
Lactobacillus spp. ＞ other：grade Ⅱa（中間群）
Lactobacillus spp. ＜ other：grade Ⅱb（中間群）
others only：grade Ⅲ（BV群）

Donders, G. et al. Wet mount microscopy reflects functional vaginal lactobacillary flora better than Gram stain. J Clin Pathol, 2000, 53（4），p.308-313.

鏡検でも炎症細胞が少ないため，腟炎ではなく腟症といわれている．50%以上が無症状であるが，症状を呈する場合には，灰色がかった希薄で均質な性状で，魚のような生臭い不快な帯下を特徴とする．

■ 検査・診断

Amselの臨床的診断基準，帯下のグラム染色標本を用いた**Nugent score**，帯下生食標本を用いた**Lactobacillary grade**のいずれかを用いて客観的に診断する（表6-1，表6-2，表6-3）．

■ 治療

局所療法と内服療法があるが，基本的には局所療法が行われる．第一選択として**メトロニダゾール**（フラジール®腟錠）がある．**クロラムフェニコール**（クロマイ®腟錠）は，細菌性腟症のときには適応となるが，雑菌だけでなく乳酸菌まで殺菌し，腟の自浄作用を損なうことになる．

2 バルトリン腺炎　Bartholinitis

■ 病態・症候

バルトリン腺炎とは，バルトリン腺（腟口後端，両側5時あるいは7時方向）の細菌感染による炎症が原因である．原因菌としてブドウ球菌，レンサ球菌，大腸菌，淋菌，嫌気性菌，クラミジアが推定される．バルトリン腺の排泄管に感染してその周囲に炎症が生じると，排泄管が塞がり分泌物や膿がたまった状態になる．このように開口部の閉塞により囊胞状に腫脹したものが**バルトリン腺囊胞**（Bartholins's cyst）であり（図6-2），感染により膿瘍を形成したものを**バルトリン腺膿瘍**（Bartholin's abscess）と呼ぶ．

バルトリン腺の炎症が治まれば囊胞は縮小するが，繰り返し発症する場合がある．多くは片側に発生する．バルトリン腺膿瘍の

plus α

腟の自浄作用
妊娠期には，エストロゲン分泌量が激増するためpHがさらに酸性に傾き，酸に弱い一般細菌である表皮ブドウ球菌や大腸菌などの侵入が強力に阻止される．一方で，酸に強いカンジダ菌が増殖し，腟カンジダ症を発症しやすい．月経時や不正性器出血がみられるときには，酸性度が低下して微生物が侵入・増殖しやすくなる．小児期，老年期にはエストロゲン分泌量が少ないため，腟の自浄作用が弱く，一般細菌による腟の炎症が生じやすい．

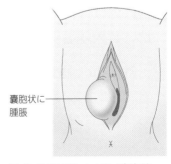

囊胞状に
腫脹

図6-2 ■バルトリン腺囊胞

場合には，疼痛が強くなり，性交，座位，歩行が困難となることがある．

▌検査・診断

視診と触診で容易に診断できる．視診では分泌物の性状，触診では囊胞の位置，大きさ，疼痛の程度を診る．原因となる細菌を明らかにするために，分泌物や囊胞の内容物を細菌培養検査に提出する．

▌治療

腫脹が軽度の場合は，経過観察も可能である．まず広域スペクトラムの経口抗菌薬を投与し，原因菌が判明したら感受性のある抗菌薬に変更する．膿瘍を形成して症状が強い場合は，穿刺もしくは切開による排液排膿をし，経口抗菌薬による治療を行う．繰り返す場合や症状が持続する場合には，**造袋術**（開窓術）を行う．

3 接触性外陰炎

▌病態・症候

接触性外陰炎は，帯下，ナプキン，下着，便や尿，石けんやデオドラント製品などによる外的な刺激が，外陰皮膚に接触することによって生じる皮膚炎である．

▌検査・診断

問診と視診によって診断する．

▌治療

刺激の除去を行う．**ステロイド軟膏**の塗布が有効である．

4 萎縮性腟炎　atrophic vaginitis

▌病態・症候

萎縮性腟炎は，上皮の厚さ，弾性，分泌機能に影響を与えるエストロゲンが，閉経によって欠乏することによる萎縮性の炎症である．**腟壁の菲薄化**とともに，乳酸菌が減少して腟の自浄作用が低下し，細菌性腟症や尿路感染症を起こしやすくなる．腟・外陰の乾燥感・違和感・瘙痒感，性交痛，尿意切迫などの泌尿器症状を来す．

▌検査・診断

視診により腟壁の萎縮・充血・点状の出血，腟壁の易出血性，黄褐色の漿液性帯下などで診断する．

▌治療

エストロゲン腟錠や，全身的な**ホルモン補充**を検討する．

② 外陰部・腟に炎症のある患者の看護

女性器は，その解剖学的構造やエストロゲン分泌の変化などにより，外界からの微生物の侵入を受けやすい．性感染症の症状として外陰部・腟に炎症を来す場合と，腟カンジタ症のように疲労やストレスの蓄積による免疫力の低下が腟内の常在菌の増殖を招き，トラブルを来す場合とがある．

看護においては，初診時には診断の助けとなるよう適切な情報収集を行い，また，診断後治療が開始された際には，患者のセルフケアを促す指導を行うことが重要である．

1 問診時の情報収集

▌症状と発現時期，部位，範囲

帯下・性器出血の性状・色・におい，外陰部・腟の瘙痒感・疼痛・灼熱感・発赤・水疱・白斑・潰瘍などの有無とその程度を確認する．

▌身体の状態，生活状況

バイタルサインの測定と疲労，ストレス，睡眠，栄養，食事，排泄，服薬，性行動などについて聴取する．特に患者から性行動に関する情報を語ってもらうためには，プライバシーが確保できる環境と医療者の温かく親身な態度が必要である．

2 セルフケアに関する指導

▌瘙痒感・疼痛・灼熱感への対処

外陰部の疼痛・灼熱感・瘙痒感には，陰部を清潔にした上で，処方された外用薬剤を指示通りに使用する．その際，手洗い後に使い捨て手袋や指囊をはめ，薬剤を患部に薄く伸ばすように塗布する．特に瘙痒感が激しい場合は，夜間就寝中に無意識に搔いてしまうことがあるため，就寝前に外用薬剤を塗布し，手袋をして就寝するなどの工夫をする．

▌外陰部の保清・安静

シャワー・入浴時には弱酸性・低刺激性の液体ソープを十分に泡立て，泡で洗浄するようにする．その際，腟の自浄作用を損なわないために，腟内に洗浄剤の成分が入らないように留意する．固形石けんは細菌繁殖の温床となるので，液体ソープが望ましい．排泄後はもちろん，トイレに入る前にも手洗いをし，手指を清潔にしておく．排泄時には，温水洗浄便座であればビデを使用して外陰部を洗浄し，吸水性の良いトイレットペーパーで前から後ろに水分を押さえ拭きし，乾燥させる．

下着は通気性の良い綿製のものを着用する．化学繊維製の下着は，摩擦による刺激が炎症の原因となるため避ける．冬でも下半身の通気性を考慮し，ガードルの着用は控え，タイツは大腿部からつま先までのものが望ましい．帯下が多い場合や性器出血がある場合には，市販のコットン製のおりものシートか，あるいはガーゼを折り畳んで当て，こまめに交換する．紙製ナプキンは通気性が劣る上，繊維，蛍光剤，香料などが刺激となり症状を悪化させることがある．

▌全身の健康管理

外部から腟内に微生物が侵入する以外に，ストレスや疲労により免疫力が低下した場合にも腟炎となることがあるため，十分な睡眠と休養，精神的ストレスの軽減，規則正しく栄養バランスの良い食事，全身の清潔などのセルフケアを行う．

2 骨盤内炎症性疾患

pelvic inflammatory disease：PID

1 骨盤内炎症性疾患（PID）とは

骨盤内炎症性疾患（PID）は，子宮頸管より上部の生殖器の感染症を指し，具体的には子宮内膜炎，子宮留膿腫，付属器炎，卵管卵巣膿瘍，骨盤腹膜炎などを含む疾患の総称である．外性器からの**上行性感染**を主体とするが，一部，虫垂炎や結核性腹膜炎からの炎症の波及による下行性感染も存在する．

1 病原微生物

主要な病原微生物として，クラミジア，淋菌，大腸菌，ブドウ球菌，連鎖球菌などの好気性菌，バクテロイデス，ペプトストレプトコッカスなどの嫌気性菌が挙げられる．好気性菌と嫌気性菌の複合感染も起こりうる．また，**子宮内避妊具**（intrauterine device：IUD）の長期留置に伴う嫌気性菌の放線菌感染にも注意を要する．

女性生殖器から侵入した病原体により，骨盤内腔の炎症から**肝周囲炎**に至った感染症を**フィッツ・ヒュー・カーティス症候群**（Fitz-Hugh-Curtis Syndrome）という（図6-3）．原因となる病原体としては**クラミジア**が多く，次いで**淋菌**によるものが多い．若年女性の**急性腹症**の原因となる．

2 検査・診断

病原微生物が多種多様であるため，一般細菌培養だけにとどまらず幅広い検索を必要とする．

必須診断基準は，**下腹痛，下腹部圧痛，子宮・付属器の圧痛**の所見の存在である．特に性活動を有する女性がこのような症状を呈する場合には，PIDを疑う．付加診断基準として38℃以上の発熱，白血球数増加，CRPの上昇，特異的診断基準として経腟超音波やMRIによる膿瘍像確認，腹腔鏡による炎症の確認がある．

虫垂炎，胃腸炎，異所性妊娠，卵巣腫瘍の捻転や破裂，骨盤内出血，子宮内膜症などの多数の疾患との鑑別を要する．鑑別診断のためのフローチャートを示す（図6-4）．

3 治療

不妊症や異所性妊娠などの原因とならないように，早期の診断・治療開始が重要である．外来治療が原則であるが，外科的な緊急疾患を除外できない場合や，妊婦，経口抗菌薬が無効であった症例，経口抗菌薬投与が不可能な症例，悪心・嘔吐や高熱を伴う症例，卵管卵巣膿瘍を伴う症例では，入院の適応となる．

経口抗菌薬と注射薬のどちらを選択するかは，自他覚症状や臨床検査所見に

plus α

IUD
子宮内にポリエチレン製の器具を挿入することにより，異物に対する子宮の無菌的炎症性反応が起こり，精子が死滅するとともに，着床できなくなる．銅付加IUDが一般的となっているが，銅により炎症反応が増強される．

虫垂炎の診断
虫垂炎では診断の助けとなる圧痛点にマックバーニー点とランツ点がある．マックバーニー点は右上前腸骨棘と臍を結ぶ線上で前者から1/3のところ，ランツ点は左右の上前腸骨棘を結ぶ線上の中点より右に1/3のところである．

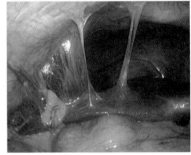

クラミジア感染による肝周囲の癒着

図6-3 ■フィッツ・ヒュー・カーティス症候群

写真提供：宮崎大学 松澤聡史先生

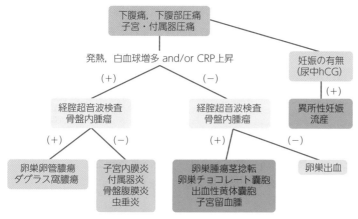

図6-4 ■ PID 鑑別診断のためのフローチャート

日本性感染症学会編. 性感染症 診断・治療ガイドライン2016. 日本性感染症学会誌. 2016, 27 (1), p.34.

応じて判断する. 経口抗菌薬では**セフェム系**や**β-ラクタマーゼ阻害薬配合ペニシリン系，ニューキノロン系**の内服薬を投与する. 注射薬ではセフェム系，β-ラクタマーゼ阻害薬配合ペニシン系，**アジスロマイシン**を投与する. クラミジアや淋菌が原因菌と判明した場合には，それらに対する抗菌薬を選択する.

また，直近に子宮内操作歴がある症例のように嫌気性菌が原因菌として疑われる場合には，**メトロニダゾール**の経口を併用する. 経口摂取が困難な重症例に対しては，メトロニダゾールの点滴投与も可能である.

膿瘍を形成した症例では，抗菌薬による保存的治療に抵抗性であることが多く，ドレナージや膿瘍除去などの外科的処置が必要となる.

2 骨盤内炎症性疾患（PID）患者の看護

骨盤内炎症性疾患（PID）の大部分が上行性感染であり，その原因の多くが性行為による感染である. 多くのPIDで帯下，下腹部痛，下腹部圧痛，下腹部不快感，時に性器出血を認める. 下腹部痛の程度は軽微なものから非常に強いものまであり，発熱を伴う場合と伴わない場合がある. 骨盤内に膿瘍を形成しているような場合には下腹部の激痛と高熱を伴い，手術の適応となる場合もある. さらには敗血症性ショックに至る重篤なものもある. 治療は重症度により異なるが，抗生物質の投与が基本である.

リスク因子としては，性感染症の既往，バリア法不使用での性行為，卵管通水検査や子宮卵管造影検査，採卵処置などの不妊治療に伴う検査・処置，子宮頸癌や体癌などの悪性腫瘍，良性の卵巣嚢腫，子宮内膜症，子宮内避妊具（IUD，IUS）が挙げられる.

PIDの診断では，隣接骨盤内臓器である尿路系・消化管系の炎症性疾患，特に急性憩室炎・虫垂炎との鑑別が重要である.

急性期では強い下腹部痛がみられ，骨盤腹膜炎に発展すると腹膜刺激症状（圧

plus α

バリア法
男性器に被せる男性用コンドームと，女性器や口唇などを覆う膜様のデンタルダムが販売されている. デンタルダムは歯科治療の際に用いられる合成ゴム製の膜であるが，性感染症予防のためにも使用することが勧められている.

IUS
intrauterine system の略. ポリエチレン製の器具に付加された黄体ホルモンが徐々に放出されることにより子宮内膜の増殖が抑えられ，着床が妨げられる. 加えて，子宮頸管粘液の性状を変化させて精子の侵入を妨げる. レボノルゲストレル放出子宮内システム（LNG-IUS）がその代表.

➡下腹部痛については2章4節参照

痛，悪心・嘔吐，筋性防御，ブルンベルグ徴候）が出現する．PIDは消化器系・腎泌尿器科系疾患との鑑別が難しい疾患であるため，診断の助けとなるよう患者の観察および問診にて適切な情報収集をし，また，治療開始後には，投与薬の効果判定や施行された処置後の回復確認のための観察を実施し，患者のセルフケアを促すための保健指導を行う．

1 問診時の情報収集

▌ 症状，部位，範囲，発現時期

下腹部痛，圧痛点，下腹部圧迫感，腰背部痛，悪心・嘔吐，帯下・性器出血の性状・色・におい，外陰部・腟の瘙痒感・疼痛・灼熱感・発赤・水疱・白斑・潰瘍などの有無とその程度を確認する．

▌ 身体の状態，生活状況

バイタルサインの測定と，疲労・ストレス・睡眠・栄養・食事・排泄の状況，服薬，性行動，不妊検査・治療の有無，虫垂炎の既往，婦人科疾患の既往，人工妊娠中絶術の既往，子宮内避妊具（IUD，IUS）の挿入の有無などを聴取する．特に患者から性行動や妊娠，不妊，避妊などセクシュアリティに関する情報を語ってもらうためには，プライバシーが確保される環境と，寄り添う医療者の姿勢，温かく親身な態度が必要である．

2 処置後の回復の確認

骨盤腔内の膿瘍形成部位に排膿ドレーンが挿入された場合には，排液の性状・量，出血の有無について観察すると同時に，バイタルサインと疼痛や腹部違和感などの自覚について確認を行う．

3 再感染予防に関する保健指導

炎症の原因に沿った保健指導を行う．子宮内避妊具（IUD，IUS）を挿入中の女性においては，挿入後1カ月前後の最初の月経時，3カ月後，半年後，1年後，その後は抜去まで最低でも半年に1回は定期検診を受けること，または医師に指示された通り受診するよう指導する．

➡手術については4章2節参照

plus α

投与薬の効果判定
一般に起炎菌の同定には数日を要するため，骨盤内炎症性疾患と診断されればすぐに治療を開始する．薬剤は一般細菌を対象とした抗菌スペクトルの広い薬剤で，骨盤内炎症性疾患に保険適用のものが選択される．このため投薬された薬剤の効果判定は重要である．

---

3 性感染症

sexually transmitted infections：STI

1 性感染症（STI）とは

性感染症（STI）は，性行為あるいは性行為に類似する行為によって感染する疾患である．性行為に類似する行為は，口と口，口と性器，口と肛門との接触，肛門性交などである．1999年から世界保健機関（WHO）は，従来の英語表記の**STD**（sexually transmitted diseases）より広い意味をもつSTIの使用を推奨している．発病した状態を表現するdiseaseよりも，ヒト免疫不全ウイルスのように長い無症状の期間に感染を拡大させてしまう性感染への理解を深

めるためである．

▌ 病原微生物

　細菌（梅毒，淋菌感染症，性器クラミジア感染症，軟性下疳，鼠径肉芽腫症など），**ウイルス**（性器ヘルペス，ヒトパピローマウイルス感染症，ウイルス性肝炎，HIV 感染症など），**真菌**（腟カンジダ症），**原虫**（腟トリコモナス症），**寄生虫**（疥癬，毛じらみ症）が原因となる．不妊の原因となり，また，妊娠分娩中の感染では新生児の予後に影響を与える恐れがある．

▌ 発生動向

　定点サーベイランスとされている性器クラミジア症，性器ヘルペスウイルス症，尖圭コンジローマ，淋菌感染症の年次推移を図6-5 に示した．性器クラミジア症は近年では減少傾向にあるものの，依然として最も多い性感染症である．淋菌感染症は，2002（平成 14）年をピークに報告数は減少したが，近年では性器ヘルペスウイルス症や尖圭コンジローマと同様に報告数は横ばいの状況である．一方，**全数報告**の梅毒に関しては（図6-6），2012（平成 24）年以降，増

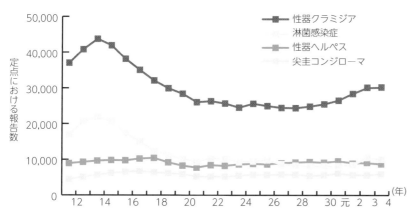

図 6-5 ■定点あたりの 4 性感染症の年次推移（平成 12 年～令和 4 年）

厚生労働省．感染症発生動向調査．

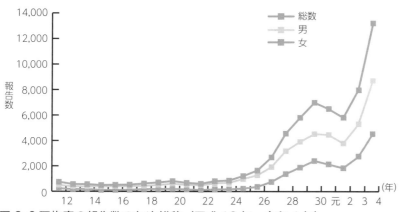

図 6-6 ■梅毒の報告数の年次推移（平成 12 年～令和 4 年）

厚生労働省．感染症発生動向調査．

加傾向にあり，いったん減少したが，2021（令和3）年から急増している．

1 梅毒 syphilis

梅毒はスピロヘータの一種である**梅毒トレポネーマ**（*Treponema pallidum*：T.p.）による感染症である．性交渉によって粘膜の小さな傷から侵入する．局所だけでなく，全身性に多彩な臨床症状を呈する．

症候（表6-4）

▶ **第1期梅毒**

罹患後3～6週間の潜伏期間を経て発症する．外陰部粘膜に初期硬結と呼ばれる丘疹や，**硬性下疳**と呼ばれる潰瘍性病変を生じる．痛みが乏しく，無治療のまま放置しても数週間で軽快し，潜伏期に移行する．硬い局所のリンパ節腫脹（**無痛性横痃**）を伴うこともある．

▶ **第2期梅毒**

罹患後3カ月が経過すると，梅毒トレポネーマが全身に広がり，全身の皮膚や粘膜に**梅毒性バラ疹**，丘疹性梅毒疹，梅毒性乾癬，扁平コンジローマ，膿疱性梅毒疹，梅毒脱毛などの多彩な皮膚症状が出現する．約3カ月～3年にわたり全身性の皮疹を認めるが，自然軽快すると梅毒血清反応のみが陽性の無症候性梅毒となる．

▶ **第3期梅毒**

ゴム腫，結節性梅毒疹がみられる．この段階まで至る症例は，現在ではほとんどみられない．

▶ **神経梅毒**

第1～2期梅毒の一部の症例で，梅毒トレポネーマが中枢神経系に浸潤すると髄膜炎・脳炎症状や眼症状が出現する．治療されないと**脊髄癆**，進行麻痺がみられるようになる．

確定診断

顕性梅毒は，皮膚や粘膜の発疹の性状で疑い，粘膜疹や皮膚疹の表面をメスで擦過して得られた漿液をスライドグラスに塗布し，病原体をパーカーインク法によって染色し，鏡検で診断する．**無症候梅毒**は梅毒血清反応により診断する．梅毒は感染症法の5類感染症で，医師は全例を7日以内に都道府県知事に

表6-4 ■梅毒の病期別症状

病 期	出現時期など	症 状
第1期	約3週間の潜伏期を経て出現し，2～3週間で消退	初期硬結，硬性下疳，無痛性横痃
第2期	その後約3カ月の無症状期を経て3カ月～3年間出現	T.p. の血行性全身散布による症状 梅毒性バラ疹，丘疹性梅毒疹，梅毒性乾癬 など
第3期	感染後3年以上経過し生じる	結節性梅毒疹，ゴム腫
第4期	感染後10年以上経過し生じる	大動脈炎，大動脈瘤，脊髄癆，進行麻痺

届ける義務がある.

▶ 梅毒血清反応

カルジオリピンを抗原とする**STS 法**と梅毒トレポネーマを抗原とする方法（**TP 抗原法**）がある. 前者には, RPR カードテストと凝集法が汎用されている. 後者には TPHA 法や FTA-ABS 法などがある.

STS 法は, 梅毒トレポネーマを直接の抗原としていないため, 梅毒に感染していなくても陽性を示すことがある. これを生物学的偽陽性（biological false positive）という. 妊娠, 老年, 膠原病, 慢性肝疾患, 結核, HIV 感染時にみられることがある. 一方, TP 抗原法は特異性に優れ, 確定診断に使用されるが, STS 法と比較して感染後に陽性を示す時期に至るまでに時間がかかる. また, 治癒後も陽性が続くため, 治療効果の判定に使用することができないという欠点がある.

血清反応検査による評価と対応について表6-5 に示す.

▍治療

経口合成ペニシン薬（1 日 500mg × 3 回）を投与する. ペニシリンアレルギーの場合は**ミノサイクリン**（ミノマイシン®）を 1 日 100mg × 2 回投与するが, 妊婦の場合は**スピラマイシン**（アセチルスピラマイシン®）を 1 日 200mg × 6 回内服する. 投与期間は, 第 1 期は 2 ～ 4 週間, 第 2 期は 4 ～ 8 週間を目安とする. 感染期間が不明な場合は, 8 ～ 12 週間投与する. 現在のところ, 耐性菌の報告はない.

妊婦の場合にも, 妊娠週数にかかわらず治療を開始する. また, 性的パートナーに梅毒検査を勧めることは, 治療の機会を提供し, 他者への感染を防ぐために重要となる.

2 HIV 感染症 human immunodeficiency virus infection

HIV 感染症は**ヒト免疫不全ウイルス**（human immunodeficiency virus：**HIV**）による感染症である. 性行為感染以外に**母子感染**も重要である. 母子感染対策として, 妊娠早期の HIV スクリーニング検査による感染の診断, 抗 HIV 療法, 陣痛発来前の選択的帝王切開術による分娩, 帝王切開時の**ジドブジン**（アジド

表 6-5 ■梅毒血清反応検査による評価と対応（無症候の場合）

		TPHA 陰性：届け出不要	TPHA 陽性
届け出不要	STS 陰性	正常 感染初期（抗体陰性期）	陳旧性梅毒（治療不要）
	STS： 8 倍以下	感染初期 生物学的偽陽性	梅毒 （要治療） 陳旧性梅毒（治療不要）
	STS： 16 倍以上	感染初期 生物学的偽陽性（まれ）	梅毒 （要治療・届け出） 陳旧性梅毒（治療不要・届け出不要）

5 類感染症全数把握疾患：7 日以内に最寄りの保健所に届け出が必要
日本産科婦人科学会・日本産婦人科医会編. "妊娠中の梅毒スクリーニングと感染例の取り扱いは？". 産婦人科診療ガイドライン：産科編 2017. 日本産科婦人科学会事務局, 2017. p.383.

チミジン：**AZT**）点滴静脈内投与，出生児への AZT シロップの予防投与，児への人工栄養，の六つの項目を実施することが重要である．

症候

▶ 感染初期

HIV が体内に侵入して 2 ～ 3 週間後のウイルスが増殖する時期に，全例ではないが発熱，筋肉痛，全身倦怠感などのインフルエンザに類似した症状が出現する．また，1cm 程度の赤い発疹を認める．積極的な治療をしなくても，これらの症状は自然に改善する．

▶ 無症候期

自覚症状に乏しい時期が無治療でも数カ月から 10 年程度続く．治療の必要性を感染者が感じることがないため，治療の遅れや他人に感染させてしまうリスクがある．

▶ エイズ（AIDS）期

慢性的に経過する時期であり，免疫機能が障害されて日和見感染を起こすようになる．悪性リンパ腫などの悪性腫瘍を発症することもある．さらに，HIV 脳症を引き起こし，意識状態の変化や認知機能の低下がみられるようになる．

診断

HIV-1 抗原と HIV-1，2 抗体の抗原抗体同時検査を用いた一次検査を行う．陽性の場合は，HIV-1 ウェスタンブロット法（HIV 抗体価精密測定）と HIV-PCR 法（HIV 核酸増幅定量精密検査）の両者による確認検査を同時に行う．

HIV 感染症をモニターするには，免疫状態の指標となる CD4 陽性 T リンパ球数および抗ウイルス療法の治療効果の指標となる血中 HIV RNA 量が重要なパラメータとなる．

確認検査前の説明に際しては，陽性を告知された妊婦の心理的重圧に配慮して，一次検査（スクリーニング検査）陽性例の約 95％が偽陽性（陰性）であることを伝えた後に，確認検査を行うようにする．

治療

抗レトロウイルス療法（anti-retroviral therapy：**ART**）は，複数の抗 HIV 薬を組み合わせる治療法であり，cART（combination anti-retroviral therapy）とも呼ばれる．バッグボーンドラッグとして**核酸系逆転写酵素阻害薬**，キードラッグとして**プロテアーゼ阻害薬，インテグラーゼ阻害薬**または**非核酸系逆転写酵素阻害薬**を組み合わせて行われる．ART により効果的に HIV の増殖を抑制し，感染者の AIDS 進行を防止できる．しかし，ART により体内からウイルスを駆逐するためには少なくとも数十年の治療が必要と考えられており，治癒は事実上困難である．

3 性器クラミジア感染症　genital chlamydial infection

性器クラミジア感染症は，クラミジア・トラコマティス（*Chlamydia trachomatis*）が性行為を介して子宮頸管，尿道，咽頭に感染を起こすもので

ある．子宮頸管粘膜に感染すると，1 ～ 3 週間で**子宮頸管炎**を発症する．男女ともに最も頻度が高い性感染症である．性活動の多様性に伴い口腔感染症もみられるようになった．

▌症候

子宮頸管炎の症状では，帯下増量（乳白色帯下）や不正性器出血の頻度が高い．

▌診断

子宮頸管分泌物を用いて**核酸増幅法**（PCR 法，SDA 法，TMA 法など）による病原体診断を行う．クラミジア感染症の 15 ～ 30％は淋菌感染症に重複感染しており，混合感染の診断のために，クラミジアと淋菌を同時に検出することが可能な核酸検出キットを用いて診断する．

▌治療

マクロライド系もしくはニューキノロン系の抗菌薬の内服が有効である．コンプライアンスの悪い患者（服薬の飲み忘れの危惧）には，**アジスロマイシン**（ジスロマック®）の単回投与が有効である．妊婦には，安全性を考慮してマクロライド系抗菌薬（アジスロマイシン）を選択する．治療開始後は 3 週間以上の期間をあけて，治療効果の判定を核酸増幅法にて行う．

4 淋菌感染症 gonococcal infection

淋菌感染症はナイセリア（*Neisseria*）属のグラム陰性双球菌による感染症である．主に性交渉により性器，咽頭，直腸，結膜の粘膜に感染する．バルトリン腺炎，卵管炎，尿道炎，骨盤内炎症性疾患，肝周囲炎を引き起こし，卵管性不妊，卵管妊娠，フィッツ・ヒュー・カーティス症候群の原因となる．淋菌感染症の 15 ～ 30％は，**クラミジア感染症**に**重複感染**している．

▌症候

子宮頸管炎の約 50％は無症状である．帯下異常（粘液性・膿性の帯下），性交時出血，下腹部痛，右上腹部痛，咽頭違和感を訴えることがある．腟鏡診にて易出血性のびらんと膿性の頸管分泌物（膿性子宮頸管炎）を認める．

産道感染により新生児に結膜炎（新生児膿漏眼）を引き起こす．治療が遅れると角膜穿孔を起こし失明に至ることもある．

▌診断

グラム染色標本の検鏡，分離培養法，核酸増幅法などがある．薬剤感受性試験を行うことが望ましいが，淋菌は乾燥や pH・温度の変化に弱いため，検体採取後の処理には注意を要する．

▌治療

ニューキノロン系薬，テトラサイクリン系薬に対して 80％前後の耐性を示す．近年では第 3 世代経口セフェム系薬に対しても 30 ～ 50％の耐性を示すとされている．したがって，**セフトリアキソン**（ロセフィン®，1.0g 静脈内注射），**スペクチノマイシン**（トロビシン®，2.0g 筋肉内注射）の単回投与が第一

選択となる．スペクチノマイシンでは咽頭からの除菌は困難である．

クラミジアとの重複感染の場合には，経口キノロン系薬あるいはアジスロマイシンとセフトリアキソンを併用し，個別に治療効果判定を行う．

5 性器ヘルペス　genital herpes

性器ヘルペスは，**単純ヘルペスウイルス**（herpes simplex virus：HSV）の1型（**HSV-1**）または2型（**HSV-2**）を病原体とする感染症である．潜伏期は2〜21日（平均2〜5日）である．

▌症候

▶ **初発症状**

外陰部に浅い潰瘍や**水疱**が出現する．椅子に座ることができないほどの強い**外陰部の疼痛**を自覚する．時に痛みのために歩行が困難となる．両側鼠径部のリンパ節の腫脹・疼痛が，ほぼ必発の症状である．発熱や全身倦怠感を訴えることもある．無治療でも約2〜3週間で自然治癒する．

▶ **再発症状**

限局した水疱，潰瘍が出現する．症状は軽度である．多くは1週間以内に自然治癒する．症状が軽症のため無治療のまま放置されると，この時期，他人に感染する恐れがある．再発症状が出現する前に，神経痛様の疼痛や違和感などの前兆がみられることもある．

▌診断

病変部からHSVを検出する病原診断が行われる．方法として，ウイルス分離培養法，**蛍光抗体法**，PCR法，LAMP（loop-mediated isothermal amplification）法の四つがある．ウイルス分離培養法が最も確実な方法であるが，時間と費用がかかる．PCR法やLAMP法といった核酸増幅法が，感度・特異度とも高くよく用いられる．蛍光抗体法は，保険適用であり時間もかからず簡単であるが，偽陰性が多い．

近年は，HSV抗原に対するモノクローナル抗体を用いた免疫クロマトグラフィーを測定原理としたプライムチェック®HSVが開発（保険適用）され，短時間，高感度にHSV-1，HSV-2ともに検出できる．

▌治療

抗ヘルペスウイルス薬である**アシクロビル**（ゾビラックス®錠200，1回1錠，1日5回，5日間）あるいは**バラシクロビル**（バルトレックス®錠500，1回1錠，1日2回，5日間）を内服する．初発で症状が強く病変が広範囲の場合には，10日間投与されることもある．再発ではどちらかの抗ヘルペスウイルス薬を5日間投与する．再発では，症状出現してから1日以内（可能であれば6時間以内）に投薬するとより良い効果が得られる．年間6回以上の再発を繰り返す症例では，バラシクロビル500mg，1日1回を1年間継続する抑制療法を行う．

6 尖圭コンジローマ condyloma acuminatum

尖圭コンジローマは，ヒトパピローマウイルス（human papillomavirus：HPV）感染によってできる**良性乳頭腫**である．病原体の90％以上はHPV6型かHPV11型である．感染者の約70％が1年以内に発症し，感染後に視診できるまでには3週〜8カ月（平均2〜3カ月）を必要とする．尖圭コンジローマ合併妊娠では，新生児への**垂直感染**が問題となることがある．

▌症候

外陰，陰茎，肛門周囲，肛門内，尿道口，腟壁，子宮頸部の外性器に乳頭状，鶏冠状のいぼを形成する（図6-7）．いぼそのものに自覚症状は伴わないが，いぼの茎が切れる，あるいは表層が下着で擦れることにより疼痛や瘙痒感を感じる．

▌診断

視診によって比較的容易に診断が可能である．3〜5％酢酸溶液による加工処理後にコルポスコピーで観察し，病変範囲を同定する．視診による診断が不確実な場合は，生検して組織診断を行う．

▌治療

免疫調整外用薬，**イミキモドクリーム**（ベセルナクリーム®5％）を1日1回，週3回，就寝前に塗布する．起床後に，塗布した薬剤を石けんと水・温水で洗い流す．完全に消失するまでに平均8週間を要する（最長16週間まで使用可能である）．外科的切除，レーザー蒸散，電気焼灼，液体窒素による凍結療法の外科的治療も行われる．

妊婦へのイミキモドクリーム塗布は慎重投与となっている．妊娠中の外科的切除は出血が多く，完全切除は困難である．妊娠中のレーザー蒸散術は有用である．

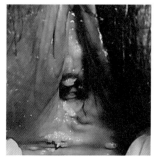

腟入口部に鶏冠状のいぼを多数認める

図6-7 ■尖圭コンジローマ

写真提供：宮崎大学 藤崎碧先生

7 腟カンジダ症 vaginal candidiasis

腟カンジダ症は**カンジダ**（*Candida albicans*, *Candida glabrata*, *Candida tropicalis*）の増殖による真菌症である．

▌症候

粥状，酒かす状，ヨーグルト状の白色帯下，カッテージチーズ様帯下と外陰部の瘙痒感，灼熱感を特徴とする（図6-8）．

▌診断

患者の訴えと外陰部の診察，腟鏡診に続き，鏡検を行う．鏡検は，スライドグラス上に滅菌生理食塩水を1滴垂らし，その中に腟内容物を混合し，カバーグラスで覆い，顕微鏡で分芽胞子や菌糸の有無を観察する（図6-9）．さらに，腟内容物を分離培養し，菌の同定を行い確定診断する．

▌治療

局所の清潔および通気性のよい下着の着用を指導する．抗真菌薬の**腟錠**（ク ロトリマゾール，ミコナゾール，オキシコナゾール，イソコナゾールなど）を

腔内に挿入する．投与期間は腔錠によって異なる．外陰炎を併発している場合は，局所塗布薬を使用する．

8 **腔トリコモナス症**　*trichomonas vaginalis* infection

腔トリコモナス症はトリコモナス原虫が原因となる．尿路，バルトリン腺，スキーン腺にも定着する．主に性交によって感染するが，タオルや便器，浴槽から感染することもある．

▌症候

　泡沫状で悪臭の強い，黄緑色の帯下を特徴とする（図6-10）．腔の痛みや瘙痒感，性交時痛，性交後出血が出現することもある．約10〜20％に無症候性感染がみられる．

▌診断

　腔分泌物をスライドグラス上で1滴の生理食塩水と混和し，顕微鏡下で腔トリコモナス原虫を観察する（図6-11）．トリコモナス培地で培養し，診断する方法もある．

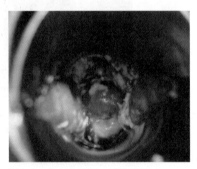

酒かす・カッテージチーズ様帯下

図6-8 ■腔カンジダ症の帯下

日本産婦人科医会編．目でみてわかる腔・外陰・皮膚・乳房疾患のすべて．研修ノート．2015, 95, p. 6. （写真提供：吉村和晃先生）

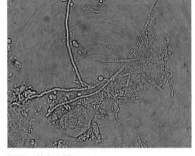

胞子・菌糸を認める

図6-9 ■カンジダ生食標本

日本産婦人科医会編．目でみてわかる腔・外陰・皮膚・乳房疾患のすべて．研修ノート．2015, 95, p. 6. （写真提供：吉村和晃先生）

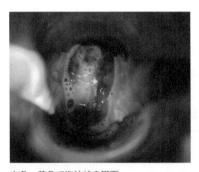

白色・黄色で泡沫状の帯下

図6-10 ■トリコモナス腔炎の帯下

日本産婦人科医会編．目でみてわかる腔・外陰・皮膚・乳房疾患のすべて．研修ノート．2015, 95, p. 8. （写真提供：吉村和晃先生）

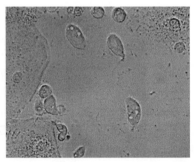

トリコモナス原虫

図6-11 ■トリコモナス生食標本

日本産婦人科医会編．目でみてわかる腔・外陰・皮膚・乳房疾患のすべて．研修ノート．2015, 95, p. 9. （写真提供：三鴨廣繁先生）

■ 治療

　メトロニダゾール（フラジール®）や**チニダゾール**（ハイジン®）の抗トリコモナス薬の内服錠もしくは腟錠にて治療を行う．尿路系への感染を考慮して，内服薬による全身投与が選択される．腟内の感染に対する治療効果を高めるためには，腟錠を併用することが有効である．

　投与に際しては，抗トリコモナス薬の発がん性を考慮して，内服による治療は10日間程度にとどめ，追加治療が必要な場合には1週間以上の間隔をあけて再開する．また，メトロニダゾールは服薬中の飲酒により，腹部の疝痛，嘔吐，潮紅などのアンタビュース*様作用が出現することがあり，投与中と投与後3日間の禁酒を指導する必要がある．妊婦には胎児移行性を考慮して，妊娠12週未満の経口薬は避け，腟錠を投与する．

　パートナーにも同時期に同様の内服治療を行うことが原則である．難治性の場合は，服薬の順守の確認を行うとともに，パートナーからの再感染を疑う必要がある．

📖*用語解説

アンタビュース
アンタビュースはアルコールの耐性を下げる薬剤で，服用して飲酒すると顔面紅潮，吐き気，嘔吐などが現れる．

② 性感染症（STI）患者の看護

1 疾患および患者の特徴

　性感染症は，性行為または性行為に類似する行為により感染する疾患である．自覚症状がないまま病気が進行し，がんや不妊となる疾患や，妊産婦から胎児・新生児に垂直感染し，重篤な影響を及ぼす疾患も含まれる．今日，性行為に類似する行為の多様化により，性感染症の症状は性器以外に粘膜のある眼，口腔，咽頭，肛門などにもみられる．患者は性感染症に罹患しているとの自覚がないまま耳鼻咽喉科，眼科，内科などを受診し，性感染症に無効な薬剤が処方され，病状が悪化してから婦人科を受診するケースが増加している．

　性感染症には，現時点で根治させる薬剤がほとんどないため，いったん感染すると生涯あるいは長期間病原微生物が体内に存在することになる疾患（HIV感染症，肝炎，ヘルペスウイルス感染症など），適切な薬剤治療が施されれば治癒可能な疾患がある．治癒可能な疾患においても，不用意な性行為を続けることで何度も再感染しうる．近年，淋菌とクラミジア，HIVとクラミジアと淋菌の複数同時感染が増えていること，抗菌薬に対する耐性菌が増加していることが問題となっている．

2 看護のポイント

　性感染症はセクシュアリティに関わる疾患であり，患者情報の守秘を徹底するとともに，情報の取り扱いには細心の注意を払う必要がある．また，患者は感染源となる相手との関係性において不安や疑念を抱いている場合も少なくないため，この点も念頭に置いて援助する必要がある．

　性感染症患者の看護では，患者が疾患の経過・症状・治療について正しく理解した上で，主体的に治療に臨めるよう援助することが重要である．実施する

plus α

母子感染
妊婦から胎児に感染する経路は，経胎盤感染や産道感染である．胎芽期に梅毒や性器ヘルペスに感染した場合は，胎児の器官形成に影響する．妊娠中に性器ヘルペスに初感染した妊婦の場合は，産道感染により新生児に重篤な後遺症が残るため，帝王切開を選択する．クラミジア，尖圭コンジローマは，妊娠中に治療を行い，完治した状態で出産に臨むようサポートする．妊娠中にHIV感染が明らかになった妊婦は，妊娠中から抗ウイルス薬の服用を開始し，新生児も生後から6週間服用する．分娩は帝王切開とし，母乳を避ける．

薬剤耐性菌
性感染症の病原微生物の中でも，特に淋菌に対する多剤耐性菌が世界的に増えており，現在，淋菌感染症には注射薬を投与することとされている．

援助には，**薬剤アドヒアランス**を高めるための援助，症状軽減のための援助，再感染・感染拡大予防のための援助がある．長期にわたる療養を必要とするHIV感染症や肝炎などでは，さらに感染予防のための援助，心理社会面の援助，社会資源活用のための援助が加わる．患者のニーズを把握し，他の保健医療福祉専門職者と共にニーズ充足のための援助を提供すると同時に，医療チームの調整役を担う必要がある．

▌薬剤アドヒアランスと再受診

淋菌感染症では1回の抗菌薬の静脈内注射・筋肉内注射の施行が，また，クラミジア感染症では1回内服の抗菌薬の処方が第一選択となっている．患者には，治療効果判定のための再診に必ず来院するよう伝える．内服薬・外用薬（腟錠・腟坐薬・塗布薬）が処方された場合は，医師の指示通りに服用・挿入・塗布などすることを指導する．指示通りに服用・挿入・塗布しないと耐性菌・耐性ウイルス株を生じるリスクがあることも説明する．

▌感染拡大・再感染の予防

治癒あるいは症状がみられなくなるまでは性行為を中止するよう，また性行為のパートナーも同時に治療を受けるよう指導する．パートナーと共に治療しなければ相互に感染を繰り返す，いわゆる**ピンポン感染**を招き得ることを説明する．

治癒が確認された後も，相手を特定せずに性行為をしたり，バリア法を使用せずに性行為あるいは性行為に類似する行為をしたりすれば，再感染あるいは他の性感染症に感染するリスクがあることを説明する．その場合，自覚症状のないまま病気が進行しているケースがあり，男性に比べて女性はその比率が高い．

▌定期検診

性行為あるいは性行為に類似する行為をしている者は，少なくとも半年に1回は性感染症の検査に婦人科を受診するよう勧める．パートナーにも泌尿器科で定期検診を受けることを勧めるよう指導する．

HIV感染症のスクリーニング（一次）検査は，HIV-1，HIV-2抗体を検出する方法，またはHIV-1抗原とHIV-1，HIV-2抗体の抗原抗体を同時に検出する方法のいずれかで，一般的に保健所での匿名検査や妊婦の公費でのスクリーニング検査では前者が用いられる．スクリーニング（一次）検査が陽性であれば二次検査に進み，二次検査が陽性であればHIV感染症と診断される．HIV感染症スクリーニング（一次）検査では偽陽性率が高いため，検査実施前の十分な説明と同意が必要である．保健所でのHIV（一次）スクリーニング検査における偽陽性率は1％，妊婦では，スクリーニング（一次）検査で「判定保留」の31人中，確認（二次）検査で陰性となる人は30人という確率である[2]．

! 臨床場面で考えてみよう

Q1 口腔内の水疱，帯下の増量と外陰部の瘙痒感があり，婦人科を受診した22歳の女性から，医師の診察の前に看護師はどのような情報を得るとよいか．また，どのようなことに配慮が必要か．

Q2 妊娠初期検査で，梅毒血清反応がRPRカードテストで8倍だったため，TPHA定性検査を行った．TPHA定性検査で陰性であった妊婦は，どのような状況であると考えられるか．

Q3 白色帯下の増加と外陰部の瘙痒感を主訴に受診した女性に対して，腟鏡診に続き帯下の鏡検を行い，分芽胞子と菌糸を認めた．どのような原因・治療が考えられるか．

Q4 海で知り合った男性と性行為をしてHIV感染症にかかっていないか心配になった20歳の女性が，女性センターの看護相談窓口に電話してきた．相談窓口担当者としてどのようなことを助言すべきか．

Q5 子宮頸癌検診を受けた50代の女性が，検診の結果，トリコモナス原虫が見つかり，性交の覚えもないのにと訴えている．どのような説明が考えられるか．

考え方の例

1 性感染症を考慮した問診時の情報収集
  適切な診療につなげるための必要な情報として尋ねることを前置きし，具体的な症状と出現時期，性行為時のバリア法使用（コンドームやデンタルダム）の有無，使用方法，性感染症の既往歴，性感染症の検査を受けた経験について，プライバシーが保てる個室で尋ねる．

2 RPRカードテストは，カルジオリピンを抗原とするSTS法（梅毒トレポネーマを直接の抗原としていない）のため，梅毒に感染していなくても陽性を示すことがある．これを生物学的偽陽性という．極めてまれに感染初期のこともあるため，2〜4週間の期間をおいて再検し，TPHA定性検査で陽性を示さなければ生物学的偽陽性と判断する．この場合は，特に梅毒の治療や届出の必要はない．

3 白色帯下・瘙痒感のある女性への対応
  腟カンジダ症が疑われる．腟カンジダ症の帯下は，粥状，酒かす状，ヨーグルト状の白色帯下を特徴とする．確定診断には培養検査が必要であるが，特徴ある帯下と鏡検で分芽胞子と菌糸を認めたならば，抗真菌薬の腟錠を腟内に挿入する．外陰炎を併発している場合には，局所塗布薬を使用する．女性には局所の清潔と通気性のよい下着の着用を指導する．

4 HIV感染症検査に関する電話相談
  HIV感染症検査は，居住地以外の保健所でも，無料かつ匿名で受けることができる．保健所のHIV感染症検査の一次検査はHIV抗体の有無をみる検査であり，検査で検出可能な抗体がつくられるのに8週間かかることを伝え，念のため1週間を加えて，性交後9週間以上経ってから検査を受けるように勧める．一次検査ではHIV抗体陰性の人にも1%の確率で偽陽性がみられること，陽性の場合には必ず確定検査（二次検査）を受ける必要があることを伝える．

5 腟トリコモナス症の感染経路
  トリコモナス原虫の感染は，主に性交によるが，トイレや風呂場での感染もあるうることを説明する．

引用・参考文献

1）Yoshimura, K. et al. Intravaginal microbial flora by the 16S rRNA gene sequencing. Am J Obstet Gynecol. 2011, 205（3），p.235.

2）喜多恒和ほか．"Q & A"．HIV感染妊娠と母子感染予防．https://hivboshi.org/faq/index.html,（参照2024-06-03）．

3）日本産科婦人科学会・日本産婦人科医会編．"淋菌感染症の診断と治療は？"．産婦人科診療ガイドライン：婦人科外来編2017．日本産科婦人科学会事務局，2017，p.4-5.

4）日本産科婦人科学会・日本産婦人科医会編．"感染症"．産婦人科診療ガイドライン：婦人科外来編2017．日本産科婦人科学会事務局，2017，p.1-33.

5）日本性感染症学会梅毒委員会梅毒診療ガイドライン作成小委員会．梅毒診療ガイド．http://jssti.umin.jp/pdf/syphilis-medical_guide.pdf,（参照2024-06-03）．

6）日本性感染症学会編．性感染症 診断・治療ガイドライン2016．日本性感染症学会誌．2016，27（1）．

7）喜多恒和ほか．"HIV感染妊娠に関する診療ガイドライン"．HIV感染妊娠と母子感染予防．https://hivboshi.org/manual/guideline/2018_guideline.pdf，（参照2024-06-03）．

8）設楽理恵子．よくある疾患の診かた：帯下．小児科臨床．2018，71（増刊号），p.1979-1982．

9）藤本晃久ほか．よくある疾患の診かた：外陰膣炎．小児科臨床．2018，71（増刊号），p.1969-1971．

10）岩破一博．妊娠と感染症：繰り返すクラミジア・トリコモナス・カンジダ感染症．薬局．2016，67（5），p.2019-2023．

11）三鴨廣繁ほか．産婦人科オフィス診療指針：骨盤内炎症性疾患，産科と婦人科．2012，79（増刊号），p.345-349．

12）駒井幹ほか．手術を考慮する'腹痛'の鑑別診断：骨盤炎症性疾患（pelvic inflammatory disease; PID）．成人病と生活習慣病．2017，47（12），p.1588-1592．

7 | 子宮の疾患

1 | 子宮内膜症
endometriosis

1 子宮内膜症とは

　子宮内膜は本来，子宮の内腔のみに存在し，妊娠の準備のために厚くなり，妊娠がなければ月経として出血とともに排出される．**子宮内膜症**とは，その内膜が何らかの原因で子宮内腔・子宮筋層以外の場所で発生・増殖して，さまざまな症状をもたらすものである．

　発症は 20 ～ 30 代に多く，生殖年齢の女性の約 10％が罹患しているといわれ，増加の一途をたどっている．

1 原因・病態・症状

原因

　原因は，月経の際，卵管から骨盤内へ逆流した月経血が移植されるという説が有力であるが，腹膜化生説，リンパ行性転移説，血行性転移説など議論がある．いずれにせよ，異所性に内膜組織が生着するには免疫学的異常の背景があり，初経の低年齢化，少子晩婚化が増加に影響していると考えられている．

病態

　好発部位は卵巣，ダグラス窩，仙骨子宮靱帯，卵管，膀胱子宮窩などで，膀胱，直腸，腹壁腹膜，臍部，肺，胸膜に発生することもある（図7-1）．

▶ 卵巣

　卵巣に発生した子宮内膜症は，月経血様の血液が袋状に貯留した**卵巣チョコレート囊胞**（ovarian chocolate cyst）と呼ばれる卵巣囊胞を形成する．卵巣チョコレート囊胞は年月を経てがん化することがあり，がん化率は 40 歳以上では 4％を超えることから，直径が 4cm 以上のもので注意が必要である．感染を起こす場合があり，月経時に破裂して急性腹症を呈することもある．

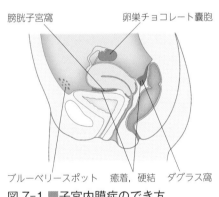

図 7-1 ■子宮内膜症のでき方

▶ 骨盤内

　ダグラス窩に発生した子宮内膜症では，子宮と直腸の癒着，硬結が生じる．仙骨子宮靱帯は伸縮性が失われて緊張し，腹膜では**ブルーベリースポット**と呼ばれる出血斑がみられる．進行すると，骨盤内臓器全体が癒着する**凍結骨盤**（frozen pelvis）となる．

▶ 稀少部位子宮内膜症　less common and rare site endometriosis

　膀胱，直腸，肺などの稀少部位に発生する子宮内膜症で，発生場所により月経時に血尿，血便，気胸や血痰などがみられる．

症状

　子宮内膜症の3大症状は，①**月経困難症**（月経痛），②**慢性骨盤痛**（月経時以外の下腹痛・腰痛），③**不妊**である．月経困難症は子宮内膜症患者の約90%に，慢性骨盤痛は約70%にみられる．排便痛は約60%，性交痛は約半数，不妊状態も約40%にみられる（図7-2）．しかし全く症状がなく偶然見つかることもある．

2 検査・診断

検査

▶ 問診・内診

　月経困難症，排便痛，性交痛，妊娠分娩歴について問診する．内診では子宮後屈，子宮可動性の制限，ダグラス窩の硬結と圧痛が特徴的所見で，卵巣子宮内膜症があれば付属器腫瘤を触れる．内診所見から**ビーチャム分類**により病期が予測できる（表7-1）．

▶ 超音波検査（経腟，経直腸，経腹）

　卵巣嚢胞の有無，子宮内膜症に合併しやすい子宮腺筋症・子宮筋腫の有無について診断する．卵巣チョコレート嚢胞は血性のため，卵胞など漿液性のものに比べて内容が点状エコーに見える（図7-3）．古血があると内部が不整に見えることもある．

▶ MRI

　卵巣嚢胞の内容，良性・悪性の推定に有用である．T1強調画像，T2強調画像，脂肪抑制画像を組み合わせて判断する．悪性を疑う場合は造影MRIを行う．

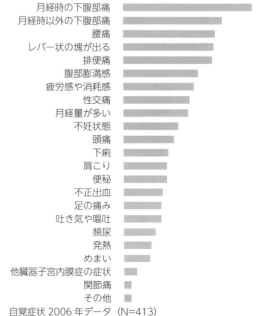

自覚症状 2006 年データ（N=413）

図 7-2 ▨子宮内膜症の自覚症状

子宮内膜症協会．子宮内膜症とは．https://www.jemanet.org/08_medical/index3.php#03，（参照 2024-06-03）．より作成．

表 7-1 ▨子宮内膜症のビーチャム分類

Stage1	散在性の1〜2mmの内膜症小斑点を骨盤内にみる．開腹時に初めて診断される．
Stage2	仙骨子宮靱帯，広靱帯，子宮頸部，卵巣が一緒に，あるいは別々に固着し，圧痛，硬結を生じ，軽度に腫大している．
Stage3	Stage2と同じだが，少なくとも卵巣が正常の2倍以上に腫大している．仙骨子宮靱帯，直腸，付属器は癒合し一塊となっている．ダグラス窩は消失している．
Stage4	広範囲に及び，骨盤内臓器は内診でははっきりと区別できない．

日本産科婦人科学会編．産婦人科研修の必修知識 2016-2018. 日本産科婦人科学会，2016，p.548.

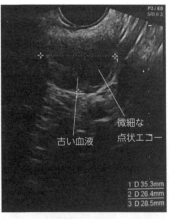

図 7-3 ▨卵巣チョコレート嚢胞の超音波像

古い血液　　微細な点状エコー

表 7-2 ■子宮内膜症の r-ASRM 分類

病　巣			～1cm	1～3cm	3cm～
腹膜		表在性	1	2	4
		深在性	2	4	6
卵巣	右	表在性	1	2	4
		深在性	4	16	20
	左	表在性	1	2	4
		深在性	4	16	20

癒　着			～1/3	1/3～2/3	2/3～
卵巣	右	フィルム様	1	2	4
		強固	4	8	16
	左	フィルム様	1	2	4
		強固	4	8	16
卵管	右	フィルム様	1	2	4
		強固	4 *	8 *	16
	左	フィルム様	1	2	4
		強固	4 *	8 *	16
ダグラス窩閉鎖		一部		4	
		完全		40	

＊卵管采が完全に閉鎖している場合は 16 点とする.

TOTAL 1～5	Stage Ⅰ（minimal　微小）
TOTAL 6～15	Stage Ⅱ（mild　軽症）
TOTAL 16～40	Stage Ⅲ（moderate　中等症）
TOTAL 41～	Stage Ⅳ（severe　重症）

日本産科婦人科学会編. 産婦人科研修の必修知識 2016-2018. 日本産科婦人科学会. 2016. p.549.

▸ 腫瘍マーカー

　CA125 が陽性となることが多い. 感度, 特異度とも高くないため, 診断には適さないが, 治療効果の判定, 悪性の鑑別においては有用である.

■ 確定診断

　子宮内膜症の確定診断は, 厳密には腹腔鏡下での視診, 組織診によってなされ, 問診, 内診, 超音波断層法, MRI, 腫瘍マーカーでの診断は, **臨床的子宮内膜症**として区別される. 腹腔鏡による所見に基づく **r-ASRM**（revised-American Society for Reproductive Medicine）**分類**にて病期を評価する（表7-2）.

3 治療

　子宮内膜症の治療は, 疼痛の緩和, 妊孕性の改善, 病態の管理を主として行う. 痛みは女性の QOL を著しく低下させる. また, たとえ軽症であっても妊

表 7-3 ▓子宮内膜症のホルモン療法

薬　剤	作　用	特　徴
低用量エストロゲン・プロゲスチン配合薬 (LEP)	エストロゲンとプロゲステロン量を制御して排卵を抑制し，子宮内膜の増殖を抑制する．	主に 40 歳までの若年女性に使用する． 月経周期の調節ができ，月経痛，月経量ともに減る．血栓症の副作用に注意が必要で，喫煙はそのリスクを上げる．
ジエノゲスト (第 4 世代プロゲスチン製剤)	プロゲステロン作用を活性し，子宮内膜の増殖を抑制する．	不正出血が主な副作用であるが，長期間使用すれば出血もなくなり，疼痛改善効果が高い． LEP 製剤で血栓症リスクの高まる 40 歳以上に使いやすい． 不正出血軽減のため，GnRH アゴニストにて内膜を萎縮させた後に投与する seqential 療法も行われる．
GnRH アゴニスト (偽閉経療法)	下垂体ゴナドトロピンの分泌を抑制し，卵巣機能を制御する．	皮下注射と点鼻薬がある． エストロゲン分泌を低下させて月経を止める．疼痛の緩和にも効果的である． 更年期症状が現れやすく，骨量が低下するため，6 カ月を超える投与は原則として行わない． 閉経の近い 50 代の例 (閉経への逃げ込み療法) や手術前 (病巣縮小，術中出血を抑える)，ジエノゲスト投与前に使われることが多い．
レボノルゲストレル放出子宮内システム (LNG-IUS)	プロゲステロンを持続的に放出して子宮内膜の増殖を抑制する．	避妊リングとして開発された，徐放性プロゲスチンが付加された器具である(図7-4)．
ダナゾール	抗ゴナドトロピン作用	効果の高い内服薬として歴史は古いが，副作用として体重増加，浮腫，ざ瘡，肝機能障害，血栓症がみられるため，用いられることが少なくなっている．

孕性を低下させる要因となる．卵巣チョコレート囊胞では，急性腹症の発症や悪性化の危険性もある．

　治療には薬物療法と手術療法があるが，一生を見据えて，年齢・挙児希望の有無など，患者のライフサイクル，ライフプランによって治療法を選択し，効果と副作用，タイミングをみて見直しを行っていく必要がある．閉経を迎えれば，症状は消失し病変も消退するが，卵巣チョコレート囊胞については悪性化のリスクがあるため経過観察が必要である．

▌ 薬物療法

　疼痛に対する対症療法として，非ステロイド性抗炎症薬 (NSAIDs)，ロイコトリエン受容体拮抗薬，漢方薬を使用する．子宮内膜症そのものに対する治療にはホルモン療法を行う(表7-3)．

▌ 手術療法

　手術療法は，薬物療法で管理しきれない疼痛の緩和と妊孕性の改善を目的として行われる．特に卵巣チョコレート囊胞に対しては，悪性化予防の目的も考慮し，根治性と卵巣機能温存の観点から術式を選択する．

　卵巣チョコレート囊胞に対する術式には，主に腹腔鏡下での**卵巣摘出術**，**囊胞摘出術**，**囊胞壁焼灼術**などがある．卵巣機能温存例では，より低侵襲に，経腟的に囊胞内容穿刺吸引・エタノール固定を行うこともある．囊胞摘出術の 2

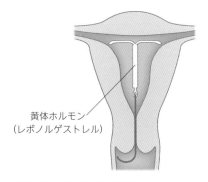

黄体ホルモン
(レボノルゲストレル)

約3×3cmのシリコンゴム製レボノルゲストレル (第2世代プロゲスチン) をゆっくり持続的に放出する．

図 7-4 ▓レボノルゲストレル放出子宮内システム (LNG-IUS)

年以内の再発率は約30％であり，術後すぐに挙児希望がない場合は，再発予防のため術後のホルモン療法が必要となる．

卵巣チョコレート囊胞がない場合は，**病巣焼灼術，病巣切除術，癒着剝離術**などが実施される．

② 子宮内膜症患者の看護

1 疾患に特徴的な看護

▌観察ポイント・注意事項

▶ 症状の程度と対処方法

月経時の下腹部痛，骨盤痛，性交痛，過多月経，貧血の程度，症状による日常生活への支障の有無，対処行動（鎮痛薬の内服の有無・頻度）とその効果について把握する．子宮と直腸が癒着している場合には，便秘や排便痛の有無なども把握する．

▶ 生殖器の摘出や人為的操作による女性性への影響

子宮内膜症の進行度，年齢，挙児希望の有無に応じて，卵巣摘出術などによる根治手術が選択されることがある．生殖器の摘出は女性性の喪失感につながることがあるため，女性性への思いを傾聴することが重要である．未婚や将来の挙児希望がある患者では，病巣だけを摘出し，卵巣や子宮を温存する保存手術が選択されることが多い．保存手術でも，生殖器への人為的操作によって女性性に影響する場合があるので注意する．

▌援助行為・患者指導

▶ セルフケア能力を高める関わり

症状が比較的軽度であり，対症療法を行う場合は，疾患との付き合い方を考え，生活を調整することが必要となる．月経周期や持続日数，症状などの管理を患者自身が行い，生活を調整できるよう支援する．

ホルモン療法の場合は，継続的な服薬が重要である．薬剤の副作用に対応できるよう，事前に副作用と対処方法について説明しておく必要がある．自己判断で服薬や受診を中断しないよう，服薬や定期受診の必要性を説明し，治療が継続できるように支援する．

手術を選択した場合は，手術後の創痛緩和や合併症予防に対して，鎮痛薬の使用や生活調整により患者自身が症状などをセルフケアできるよう支援する．

▶ 将来の妊娠への不安

子宮内膜症の進行度によっては，卵巣，卵管，子宮と周囲の臓器に癒着が生じ，将来の自然妊娠が困難と予想される場合がある．将来の妊娠への不安を有する場合は，子どもをもつことへの考え，患者の思いを傾聴するとともに，家族やパートナーと話し合う機会が得られるよう，必要時には仲介役となることが必要である．不妊治療を希望する場合には，不妊治療患者への看護の視点が必要となる．

▶ 疾患の再発への不安

　保存手術の場合，手術後の子宮内膜症の再発率は，2年以内に約30％といわれており，疼痛の再発への不安を有することも考えられる．再発に対する患者の思いについて傾聴し，不安が強い場合にはそれを軽減する関わりが必要である．保存手術後のホルモン治療によって再発のリスクは低減するが，症状の有無に関しては注意深い経過観察が必要である．

▶ 卵巣癌への移行への不安

　卵巣チョコレート嚢胞径10cm以上，50歳以上の場合は，卵巣癌の合併率が上昇する．このような症例では，特にがん合併に対する不安にも留意して関わる．

2　検査・治療における看護

▍検査における看護

　婦人科検査時の看護に準じる．検査の結果から，子宮内膜症の程度を確認することが必要である．

➡婦人科の検査については
3章2節参照

▍治療における看護

▶ 治療法の意思決定への支援

　医師が説明した疾患や治療法への理解度，患者の価値観，挙児希望の有無，人生設計などを把握する．患者が納得のいく治療法が選択できるよう，看護師は適切な情報提供を行うとともに，患者が意思決定した治療法を支持し，精神的にも支える役割を有する．

▶ 術前・術後の管理

　基本的な術前・術後の管理に準じる．両側卵巣摘出術を行った場合には，術後の更年期様症状や骨量減少などの出現に注意するとともに，起こりうる症状について患者に事前に説明しておく．

➡婦人科の手術については
4章2節参照

▶ ホルモン療法の副作用への対応

　ホルモン療法の場合，更年期症状（ほてり，頭痛など）や性器出血，骨量減少といった副作用が生じることがある．薬剤の種類により出現しやすい副作用が異なるため，事前に確認しておく．ホルモン療法への抵抗感がある場合は，副作用の出現によって薬の内服継続を躊躇したり，自己判断で中止したりすることもある．副作用について事前に十分に説明するとともに，通常は徐々に症状が治まることを説明し，不安を軽減する．また，40歳以降では特に，血栓症の出現にも注意する．事前にそのリスクについて説明し，症状が出現した場合は速やかに受診するように伝えておくことが重要である．

▶ 治療のサポート環境の調整

　保存手術やホルモン療法を選択した場合，継続的な内服と受診へのアドヒアランスを高める支援を行う．看護師は，家族などの重要他者に治療継続や受診の必要性を説明し，サポート環境を調整することも重要である．また，患者の価値観には，家族やパートナーの価値観が影響することがあるため，重要他者

の価値観も把握する.

3 生活への看護（家族支援含む）

日常生活への支援

子宮内膜症の症状は，食事・身体活動・睡眠の量や質を低下させるといわれている．対症療法やホルモン療法を選択した場合は，女性自身が月経周期や症状の特徴を知り，その特徴や薬剤の効用・副作用などに合わせて生活を調整できるように支援する．

心理社会的問題への支援

子宮内膜症に伴う疼痛は QOL を低下させる．また，疾患の進行や不妊への不安から，ストレスや抑うつ症状，自己肯定感や自尊感情の低下を経験する場合もある．疾患に対する思いが表出できる環境や機会をつくるとともに，受容的な態度で接することが必要である．自己肯定感や自尊感情の低下がみられる場合には，患者の性に対する価値観の転換を促すこと，疾患を有する自分の価値を肯定的に感じられるように支援することが必要である．

子宮内膜症に伴う疼痛，妊孕能や精神面への影響が，家族やパートナーとの関係性にも影響することがある．家族との関係調整や性生活に関する情報提供を行うとともに，家族やパートナーから十分なサポートが得られるように支援する．

Column

LEPとOC（低用量ピル）

月経困難症，子宮内膜症に使用する低用量エストロゲン・プロゲスチン配合薬（LEP）は，成分的には低用量ピルと同じである．低用量ピルというと避妊薬というイメージがあるが，排卵を抑えるだけでなく，月経痛を和らげ月経量を減らし，卵巣癌，子宮体癌（子宮内膜癌）のリスクを減らす副効用が知られている．避妊目的で処方される際には，経口避妊薬 OC（oral contraceptive）と呼び，自費処方となるが，治療目的の場合は LEP と呼び，保険適用となる．成分は同じなので総称して OC・LEP と呼ぶことも多い．

晩婚化，少子化が進む現代において，女性が一生に経験する月経の回数は 150 年前の 4 倍にも及び，400 回を超える．それだけエストロゲンにさらされ，月経困難症，月経前症候群に悩む女性が増え，子宮内膜症，子宮筋腫，子宮体癌（子宮内膜癌）も増えてきている．

若年で月経困難症が強い場合は，30 代以降の子宮内膜症のリスクが高いともいわれており，OC・LEP の投与は予防にもなる．OC・LEP で月経を楽に過ごし，妊娠の必要のないときには排卵のシステムを休ませること（卵子を温存すること）は，メリットが大きい．

また服薬と休薬を調整することで月経移動（月経周期を調節）できることも大きな特徴で，試験，試合，旅行，大切な行事に重ならないようにできる．LEP には最長 120 日まで月経周期を延ばせるものもあり，それぞれの生活に合わせて月経がコントロールできる時代となっている．

2 子宮腺筋症

adenomyosis

① 子宮腺筋症とは

子宮腺筋症とは，異所性の子宮内膜の腺組織が子宮筋層にでき，増殖して子宮筋層を厚くすることで，さまざまな症状を来す疾病である．

発症は40代にピークがあるが，30代やそれ以前に症状が出現する重症例が増えているとされる．子宮摘出標本の20～60％に認められ，子宮内膜症にて子宮摘出が行われた例では高頻度にみられる．子宮筋腫ではその1/3～1/2の症例でみられ，子宮腺筋症は子宮内膜症や子宮筋腫を合併していることが多い．

1 原因・病態・症状

原因

内膜基底層の腺管が筋層内に陥入するという説が有力であり，妊娠，流産・中絶手術などもそのきっかけとなりうる．しかし子宮外の内膜症病変からの浸潤や，筋層内に孤立性に発生することもあり，原因は不明である．

病態

タイプ別にその病態を示す（図7-5）．子宮内膜症，子宮筋腫を合併していることも多く，鑑別が難しいことがある．

症状

子宮腺筋症の主な症状は，子宮内膜症の症状である月経困難症，慢性骨盤痛，不妊に，**過多月経**が加わった四つである．症状がなく偶然見つかる例も30％程度存在するといわれている．

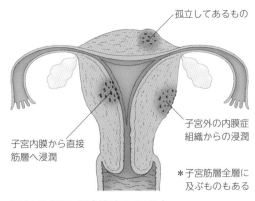

孤立してあるもの

子宮外の内膜症組織からの浸潤

子宮内膜から直接筋層へ浸潤

＊子宮筋層全層に及ぶものもある

図7-5 ■子宮腺筋症のでき方

2 検査・診断

検査

▶ 問診・内診

月経量，月経困難症，性交痛，排便痛，妊娠・分娩歴について問診する．内診で腫大した子宮を触れる．子宮筋腫による腫大よりやわらかいことが多い．

▶ 血液検査

血算，血清鉄，フェリチン値：過多月経による**鉄欠乏性貧血**を呈していることが多い．

腫瘍マーカー：CA125が陽性となることが多く，治療効果の判定に用いられる．

▶ 超音波検査（経腟，経直腸，経腹）

子宮壁に境界不鮮明なびまん性，あるいは腫瘤様の像がみられ，子宮前壁と

後壁の筋層の厚さが不均等になる（図7-6）．筋層の厚くなった部分に小囊胞状エコーが見られれば診断に結びつくが，筋腫との鑑別が難しいことも多い．

▶ MRI

子宮腺筋症の診断に最も有用な検査である．T2強調画像にて，厚くなった筋層内に異所性内膜が散在性の点状高信号として認められる（図7-7）．

3 治療

閉経を迎えれば症状は消失し，子宮も縮小するが，病変は残る．ごくまれに異所性内膜からの内膜癌が発生したとの報告がある．

▌薬物療法

対症療法として，造血薬（鉄剤），止血薬（トラネキサム酸），非ステロイド性抗炎症薬（NSAIDs），漢方薬を使用する．貧血の治療が必要となることが多い．エストロゲン依存性の疾患であるため，ホルモン療法では子宮内膜症に準じた治療が行われる（表7-4）．

▌子宮動脈塞栓術　uterine artery embolism：UAE

子宮動脈塞栓術（UAE）は，通常，右脚付け根の大腿動脈からカテーテルを挿入して左右の子宮動脈に進め，塞栓物質を注入して血流を断つ（図7-8）．子宮腺筋症，子宮筋腫では血管が発達しているため特に影響を受けやすく，時間

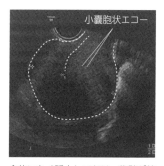

全体に丸く腫大しており，後壁が前壁に比べて厚い．

図7-6 ■子宮腺筋症の超音波像

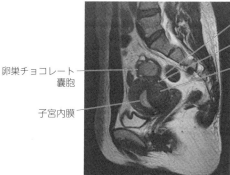

図7-7 ■子宮腺筋症と卵巣チョコレート囊胞合併のMRI像（T2強調）

表7-4 ■子宮腺筋症のホルモン療法

薬　剤	特　徴
GnRHアゴニスト（偽閉経療法）	症状は軽減し使用中は病変も縮小するが，効果の持続期間は短く，容易に再燃する．
レボノルゲストレル放出子宮内システム（LNG-IUS）	有意な月経量の減少，疼痛の改善，病巣の縮小が得られる．子宮筋層が非常に厚い場合には，脱出することがある．
ジエノゲスト（第4世代プロゲスチン製剤）	軽度の子宮腺筋症で治療効果が得られている．過多月経，貧血のひどい子宮内膜面に接するような大きな子宮腺筋症では，治療中に出血症状の増悪があるため，注意が必要である．
低用量エストロゲン・プロゲスチン配合薬（LEP）	症状の軽減には役立つが，まだ有用性が示されていない．

をかけて縮小する．正常子宮への血流は保たれるが，術後の妊娠への影響はまだはっきりわかっていない．治療中から治療後数時間，強い下腹部痛が起こるため，オピオイドによる疼痛管理を行う．

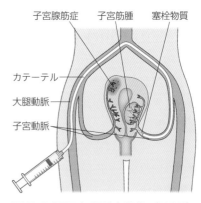

図7-8 ■子宮動脈塞栓術（UAE）

■ 手術療法

根治療法としては単純子宮全摘出術（腹式，腹腔鏡下，腟式）が行われる．子宮の温存を希望する場合や，反復する流早産や不妊の原因が子宮腺筋症にあると考えられる場合は，子宮腺筋症病変の核出術（腹式，腹腔鏡下）も行われる．その後の妊娠では，子宮破裂の恐れがあるため注意が必要である．この術式の保険適用はない．

② 子宮腺筋症患者の看護

1 疾患に特徴的な看護

■ 症状の程度と対処方法

骨盤痛や過多月経などの症状の程度や持続期間を確認するとともに，症状への対処方法とその効果も把握する．また，過多月経による貧血症状にも注意して観察する．

■ 子宮腺筋症による妊孕性への影響

子宮腺筋症核出術後に妊娠を希望する場合は，術後6カ月以降に，子宮腺筋症核出範囲の血行再開を待って妊娠が許可される．術後早期は避妊が必要であるため，避妊方法についての保健指導を行う．子宮腺筋症核出術の施行による妊孕性改善のエビデンスは乏しいため，挙児希望がある場合は，妊孕性について術前に十分に説明する．看護師は，医師の説明に対する患者の理解を確認するとともに，補足の説明や，必要時，医師からの再説明の場を設定する．妊娠の許可後，不妊治療を希望する場合には，不妊治療時の看護が必要となる．

重症例では，妊娠した場合でも流産率が高く，子宮破裂や癒着胎盤などの周産期合併症のリスクも増加することが指摘されている．子宮腺筋症核出術後の妊娠でも子宮破裂のリスクが高まるため，妊娠中はその徴候の有無に注意して経過観察をする．将来の妊娠に対する不安を有している場合も多いため，適切な情報提供や不安軽減のための看護を行うことも重要である．

■ 疾患の再発への不安

子宮腺筋症核出術や子宮動脈塞栓術などの保存手術の場合，再発のリスクがある．再発に対する思いを傾聴し，不安があるときにはそれを軽減する関わりが必要である．

2 検査・治療における看護

■ 検査における看護

婦人科疾患の検査時の看護に準じる．鉄欠乏性貧血の検査所見やCA125値，

➡婦人科の検査については
3章2節参照

超音波検査，MRI，内診の結果を確認する．

▌治療の合併症，副作用への対応

　手術の場合は，基本的な合併症予防を行う．子宮動脈塞栓術後には，骨盤痛，発熱，卵巣機能低下による無月経がみられることがあるため，注意して観察するとともに，患者には術前に症状とその対処方法について説明しておく．ホルモン療法では，副作用として出血症状が増悪することがあるため，副作用がみられる場合には受診するように伝えておくことも必要である．

3 生活への看護

▌日常生活への支援

　重症例では，激しい疼痛と過多月経により，日常生活や仕事に支障を来すことも多い．ホルモン療法が選択される場合には，症状軽減の状況や副作用の有無と程度を確認するとともに，患者自身が月経周期と症状，副作用を把握し，セルフケアができるように支援する．

▌心理社会的問題への支援

　子宮内膜症の看護に準じる（➡ p.167 参照）．子宮腺筋症核出術，子宮動脈塞栓術は，その有効性や安全性，妊孕性の改善が確立されておらず，患者は再発や妊孕性への不安を有する場合がある．疾患や治療に伴う思いをパートナーや家族，医療者に表出できるよう支援する．

3 子宮筋腫
myoma of uterus

1 子宮筋腫とは

　子宮筋腫とは，子宮の筋層（平滑筋）に発生する良性の腫瘍で，婦人科腫瘍の中で最も多くみられるものである．30歳以上の女性の約30％にみられ，顕微鏡的な小さいものを含めると約75％にみられるとされる．

　人種差があり，黒人女性に多く，その発生は約80％という報告がある．一親等以内に筋腫の家族歴がある場合は2.5倍のリスクがあるといわれ，いくつかの関連する遺伝子が見つかっているが，個人の月経，妊娠，分娩の状況などエストロゲン，プロゲステロンの影響も強く，原因は明らかになっていない．

1 病態・症状

▌病態

　約95％が子宮体部に発生し，約5％は子宮頸部に発生する．発育方向によって次の三つに分類される（図7-9）．

①**粘膜下筋腫**：子宮の内腔（粘膜側）に向かって発育
②**筋層内筋腫**：子宮筋層内で発育
③**漿膜下筋腫**：子宮の外側（漿膜側）に向かって発育

173

大きさはさまざまで，30kgを超えた筋腫の報告もある．単発よりも多発することが多く（60～70％），発育方向もさまざまな筋腫が合併する．粘膜下筋腫では月経のときの子宮の収縮に伴って徐々に子宮口側に垂れ下がってくることがあり，筋腫が外子宮口を越えて腟内に出てくる場合を**筋腫分娩**と呼ぶ．

妊娠，授乳などホルモン環境の変化に伴い，変性（出血，壊死，硝子化，水腫変性，石灰化など）を起こすことがある．

■ 症状

一般的には無症状のもの，気付かないものがほとんどで，健康診断で**貧血**を指摘され，婦人科を紹介されて受診し，発見されることが多い．症状は子宮腺筋症と類似し，①過多月経，不正出血およびそれによる貧血，②月経困難症（月経痛），③圧迫症状（頻尿，便秘，腫瘤感など），④不妊・不育が，主である．筋腫のタイプと現れやすい症状を表7-5に示す．

粘膜下筋腫では，小さなものでも過多月経，過長月経，不正出血を起こしやすい．筋腫分娩時は痛みを伴い，持続的に出血が起こる．

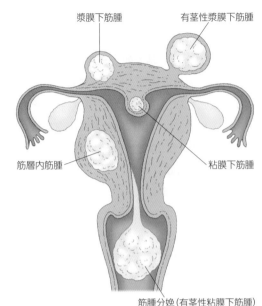

図 7-9 ■子宮筋腫のでき方

② 検査・診断

子宮筋層に腫瘤を認めたとき，問題となるのは**子宮肉腫**との鑑別である．子宮筋腫は病理学的に良性の平滑筋腫であるが，子宮肉腫は悪性の平滑筋肉腫，内膜間質肉腫，がん肉腫などがあり，成長速度が速く，手術以外の治療が奏功しにくい予後不良の疾患である．

表 7-5 ■子宮筋腫のタイプと症状

症　状	漿膜下筋腫	筋層内筋腫	粘膜下筋腫
過多月経		○	◎
月経困難症		○	○
圧迫症状	○	○	
不妊・不育		○	◎
月経痛以外の痛み	有茎性のものの茎捻転時		筋腫分娩時

◎よくみられる　○みられることがある

▶ 問診と内診・外診

月経量，月経困難症，妊娠分娩歴について問診する．内診・外診では，大きいものでは，不整で硬く，腫大した子宮を触れる．変性や感染を起こしていると，やわらかく触れ，圧痛が認められる．肉腫の場合もやわらかいことが多い．

▶ 血液検査

血算，血清鉄，フェリチン：過多月経による鉄欠乏性貧血を呈することが多い．

▶ 超音波検査（経腟，経直腸，経腹）

筋腫は，子宮内膜や筋層など正常部分とは比較的明瞭に区別される類円形の充実性腫瘤として描出され，やや低エコーを示すことが多い（図7-10）．変性

を起こしているとさまざまな所見を呈する.

▶ MRI

　超音波検査で非典型的な所見が得られたものや，大きいものでは，MRI検査を施行することが望ましい．筋腫核出術を行う前に，筋腫の位置，内膜との関係や個数を確認するために行うこともある.

　典型的な子宮筋腫の所見としては，T1強調像では正常筋層よりやや低信号，T2強調像では境界明瞭で均一な低信号を認める.

　子宮肉腫を考慮すべき所見は，T1強調像における出血・壊死による高信号，T2強調像における浸潤による辺縁不整，不均一である（図7-11）.

３ 治療

　閉経まではゆっくり大きくなることが多いが，閉経を迎えると症状は消失し，筋腫は残るが縮小する．基本的に良性疾患であり，困るような症状がなければ大きさにかかわらず治療をする必要はない.

　しかし，日常生活に影響を及ぼす症状がある場合や，肉腫を疑う所見がある場合，小児頭大以上の大きさで静脈血栓症のリスクがある場合は治療対象となり，原則的には子宮摘出術を行う．妊孕性温存の希望のある場合は，子宮筋腫核出術や薬物療法が選択される.

　子宮動脈塞栓術（UAE）（➡ p.171 参照）では，子宮は温存されるが，術後

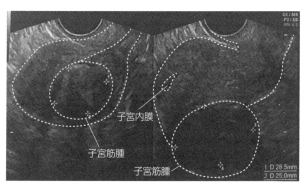

子宮内膜

子宮筋腫

子宮筋腫

超音波像

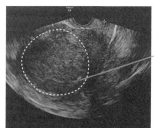

内部がやや不整で境界不明瞭な8cmを超える腫瘤

超音波像

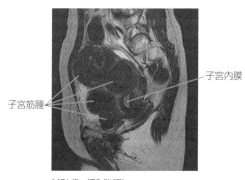

子宮内膜

子宮筋腫

MRI像（T2強調）

図7-10 ■子宮筋腫の超音波像とMRI像（T2強調）

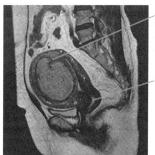

出血・壊死は認めないが，子宮底部で境界不明瞭

子宮内膜

MRI像（T2強調）

図7-11 ■子宮肉腫の超音波像とMRI像（T2強調）

の妊娠の安全性についてはまだ結論が出ていない．

▍薬物療法

　対症療法としては，貧血の治療が必要となることが多い．ホルモン療法では，主に表7-6の薬剤を使用する．LEP製剤が過多月経の改善，月経痛の緩和に有用ではあるが，エストロゲンおよびプロゲステロン依存性の疾患であるため長期投与で筋腫が増大するとの報告もあり，使いにくい．

▍手術療法

　根治療法としては，単純子宮全摘出術（腹式，腟式，腹腔鏡下）が行われる．子宮温存を希望する場合，反復する流早産や不妊の原因が子宮筋腫によると考えられる場合は，子宮筋腫核出術（腹式，腹腔鏡下）も行われる．粘膜下筋腫では腟式に**子宮鏡下子宮筋腫摘出術**（transcervical resection：**TCR**）を行うこともある．筋腫核出術後，妊娠までの避妊期間は3～6カ月とする施設が多い．

> 腹腔鏡下筋腫核出術では，筋腫を体外へ取り出すのに，ダグラス窩から腟を経て取り出す方法もあるが，モルセレータという器械を用いて細切する方法がとられることがある．この方法では，筋腫と思われた病変が肉腫など悪性腫瘍であった場合に，組織片が飛散することで腫瘍細胞が腹腔内に播種されるケースがあったため，厚生労働省は2016（平成28）年，「悪性または悪性の疑いがある場合は使用しないこと」「患者に十分な情報提供を行い，同意を得た上で使用すること」を指示，2018（平成30）年には，組織を粉砕し，乳化して吸引する超音波吸引器についても同様の対策をとっている．

▍その他

　低侵襲な治療法として子宮鏡下子宮内膜焼灼術である**マイクロ波子宮内膜アブレーション（MAE）**がある．MAEは，子宮内からマイクロ波を子宮内膜へ照射して筋腫を壊死させる方法である．**MRガイド下集束超音波療法**（MR guided focused ultrasound surgery：**MRgFUS**）は，MRIで子宮の位置を確認しながら，経皮的に高密度超音波を集束させて腫瘍を65～85℃に加熱し，熱凝固・変性・壊死させる方法であるが，保険適用はない．

plus α

子宮筋腫の新しい治療薬
子宮筋腫の新しい内服薬が2019年3月に発売された．GnRHアゴニスト（作動薬）はすでに皮下注射，点鼻で使われているが，新薬はGnRHアンタゴニスト（拮抗薬）で，内服薬である．アゴニストでみられるような投与初期のフレアアップ（逆にホルモンが増加する状態）がなく，ホルモン分泌を速やかに抑制し，子宮筋腫による過多月経などの症状を改善させる．プロゲステロンの受容体に作用する経口の選択的プロゲステロン受容体モジュレーター（SPRM）も臨床試験中であり，期待される．

表7-6 ▍子宮筋腫に対するホルモン療法

薬　剤	特　徴
GnRHアゴニスト（偽閉経療法）	症状が軽減し，使用中は病変も縮小する（2～4カ月で20～40％の縮小率）が，投与終了後，卵巣機能が回復すると4～6カ月で元の大きさに戻る．手術前に次の目的で行う． ①出血を止め，貧血を回復させて術中輸血を回避する ②筋腫を縮小させ，腟式手術を可能にする ③子宮への血流を減少させ，術中出血を抑える 閉経に近い例に逃げ込み療法（治療終了後，自然閉経を期待する）として行う．
レボノルゲストレル放出子宮内システム（LNG-IUS）	子宮筋腫による過多月経の出血量を減少させる．しかし，筋腫が増大するとの報告もあり，注意深く経過をみる必要がある．

② 子宮筋腫患者の看護

1 病態と症状の関連の把握

　看護師は検査結果から筋腫の状況を把握し，患者の訴える症状との関連を把握する．また，茎捻転や筋腫分娩など緊急を要する病態が発現するリスクをとらえる．そのほか，子宮筋腫に合併しやすい疾患（子宮内膜症や子宮腺筋症）とその症状についても情報収集する．

2 病態と患者の背景との関連の把握

　子宮筋腫は良性腫瘍であることから，主として症状の重症度により治療の必要性が異なる．また，患者の多くは30〜40代の性成熟期女性であるため，挙児希望など患者のニーズを踏まえて治療方針を決定する必要がある．看護師は治療の必要性を把握した上で，①患者のライフステージ（年齢，婚姻の有無，予測される閉経期までの期間など），②妊娠・出産経験と挙児希望の有無，③症状による生活への影響などの情報収集を行い，患者のニーズを把握し，医師と共有できるよう努める．

3 患者の意思決定への支援

　患者が自らの疾患を理解し，治療の必要性を考慮しながら意思決定できるよう支援する．治療のメリットとデメリットを知り，どのようなことを望むのかを踏まえ，「自分に適している」と実感できる治療を選択できるよう情報提供を行う．同じ筋腫核出術を望む患者であっても，不妊治療の一環として臨む場合，挙児希望はないが子宮全摘出には躊躇がある例などさまざまである．患者の思いを理解して関わる必要がある．

4 治療方法に応じた援助

待機療法（経過観察）

　3〜6カ月ごとの検診を勧め，筋腫の大きさ，貧血や圧迫症状などが進行していないかを確認する必要性を伝える．筋腫の発育はエストロゲンと関連しているため，一般に性成熟期では増大し，閉経後に縮小する．したがって，患者の閉経までどれくらいの期間が想定されるかなどにより，経過観察と対症療法でよい場合もある．ただし，閉経後も腫瘍が増大するようであれば悪性の疑いもあるため，閉経の有無にかかわらず定期的な検診が重要であることを伝える．

薬物療法

　症状緩和のため鉄剤，鎮痛薬，漢方薬，LEPなどが用いられる．比較的長期にわたって使用することになるため，それらの薬の作用と副作用について患者が理解し，安全かつ効果的に使用できるよう情報提供をする．

　筋腫の発育はエストロゲンと関連しているため，低エストロゲン状態にするホルモン療法が行われる．副作用として，更年期障害の症状や腟分泌液の分泌低下による性生活の質の低下などがもたらされ，長期にわたり使用すると骨密度の低下も引き起こされる．そのため，手術前の限定的な治療として行う場合

が多い．薬物療法を行う患者に対しては，副作用について情報提供を行い，医師の指導の下で使用するよう説明する．

▌手術療法

手術を受ける患者は，妊娠を望む世代や症状軽減を主目的とする世代までさまざまである．入院や手術による生活への影響を考慮し関わる必要がある．手術に関して最も気になることは何か，なぜそれが気になるのか（背景）を把握して関わる．

▶ 筋腫核出術

腹式（開腹），腟式，腹腔鏡下，子宮鏡下など，筋腫の状態に応じた方法が選択される．筋腫は血流が多いため術後出血のリスクが高く，特に子宮腔が開放されたときには注意を要する．また，腹式や腹腔鏡下で多数の核出を行った場合，周辺臓器との癒着により生じる影響にも注意する．さらに術後も再発する恐れがあることを踏まえ，定期検診を継続する必要性を伝える．

挙児希望のある場合は，術後の妊娠可能時期を医師に確認し，性生活を調整する必要性を伝える．また，筋腫核出後の分娩では子宮破裂のリスクがあることを事前に伝え，妊娠出産に際しては医師と十分に相談するよう説明する．

▶ 単純子宮全摘出術

挙児希望がない場合に症状の重症度を考慮しながら決定される．挙児希望がなくても生殖器を失うことに大きなダメージを受けることがあるため，患者のボディイメージの変化などを考慮しながら関わる．子宮を摘出することで月経はなくなる．手術前の最後の月経を感慨深く思う患者もいることを忘れてはいけない．

卵巣は温存しているため，術後に女性ホルモンの分泌量が大きく減少することはないが，更年期には更年期障害の症状などが認められる場合がある．患者が手術による身体的変化を理解して受け止め，また変化していない点も理解できるよう支援する．

▶ 手術による入院中のケア

腹腔鏡下手術であれば，術後5日程度，開腹（腹式）手術であれば術後10日程度の入院が必要となる．手術時にドレーンが挿入される場合は，術後1～2日はドレーン管理が必要である．緩下剤の内服は，食事開始時から開始する場合が多く，排便の状況を把握しながら調整していく．

▌子宮動脈塞栓術，MRガイド下集束超音波療法

いずれも妊孕性温存の希望がない場合に行われる．それぞれの適応を考慮しながら関わる必要がある．

4 子宮頸癌
uterine cervical cancer

1 子宮頸癌とは

子宮にできるがんには，**子宮頸癌**と**子宮体癌**がある（図7-12）．子宮癌の 50 ～ 60％は子宮頸癌である．二つのがんは発生する部位だけでなくその特徴が全く違うため，子宮癌として一括して論じてはいけない．

子宮頸癌の 2019（平成 31）年の罹患率は人口 10 万人当たり 16.8 人と報告されている．罹患率は若年層で増加しており，20 代から高くなり，ピークは 40 代である．出産年齢が高齢化し，出産・育児の時期が罹患率のピークと重なることから，「マザーキラー」と呼ばれている．一次予防としての HPV ワクチン接種と，子宮を残せる早期治療に結び付く二次予防としての子宮頸癌検診が重要になってくる．

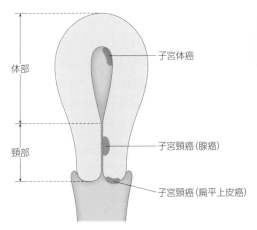

図7-12 ■ 子宮頸癌と子宮体癌（子宮内膜癌）

（図中ラベル：子宮体癌，子宮頸癌（腺癌），子宮頸癌（扁平上皮癌），体部，頸部）

1 原因・病態

原因

原因が明らかになっている数少ないがんであり，粘膜ハイリスク型の**ヒトパピローマウイルス**（human papillomavirus：**HPV**）の持続感染が主な原因である．HPV は皮膚，粘膜に乳頭腫（いぼ）をつくるウイルスで 170 種以上あるが，子宮頸癌につながるハイリスク HPV は約 15 種類が知られている．HPV は，性行為などによって生じた小さな子宮頸部の傷から侵入し，基底細胞に感染する．その感染が持続した場合，DNA への組み込み，がん抑制遺伝子の不活化などが起こり，がんに進展していくことが知られている．

HPV 感染症は，性交経験のある男性の 90％以上，女性の 80％以上が一度は感染するようなありふれたウイルス感染症であり，HPV の 90％は感染後 2 年以内に排除される．何年もかけて浸潤癌につながるのは感染者の約 0.1％であり，まれな合併症であるといえる．ただし，子宮頸癌罹患者の 90％以上で HPV 感染が認められ，他のがんとの関連も腟癌（約 65％），外陰癌（約 50％），肛門癌（約 95％），陰茎癌（約 35％），中咽頭癌（約 70％）などで認められる．

喫煙，経口避妊薬（ピル）の服用がリスク因子となる．

病態

子宮頸癌は自然史がよく解明されており，**前駆病変**が存在する．子宮頸部は外陰部，腟からの続きである外的刺激に強い重層の**扁平上皮**（squamous epithelium）と，頸管粘液を分泌する 1 層の**頸管腺円柱上皮**（columnar epithelium）で覆われている．その境目は**扁平上皮円柱上皮境界**（squamo-columnar junction：**SCJ**）と呼ばれ，そこには多機能な予備細胞が存在しており，刺激を受けると扁平上皮に分化（化生）する．SCJ は子宮頸癌の好発部位であり（➡ p.48 図3-7 参照），扁平上皮癌が発生する．SCJ は，性成熟期女性では外子宮口外側に位置しており，子宮腟部びらんとして視診できることが多いが，閉経後には内側に入り込みわかりにくくなる．

　子宮頸癌における扁平上皮癌の割合は減少しており，現在では約75％といわれる．残りの25％のほとんどは，SCJ より子宮内腔側の頸管腺領域に発生する腺癌であり，増加傾向にある．また腺癌の一部は HPV 感染と関連がないともいわれている．腺癌は検診時に擦過されにくい子宮頸部の奥に発生し，細胞診検鏡時にも見落とされることがある．進行が速く，放射線・抗がん薬が効きにくく予後も悪いため，子宮頸部腺癌として特別に扱われる．

2　経過・症状

▌経過

　HPV 感染から前駆病変を経て浸潤癌に至るまでの経過を図7-13 に示す．HPV の持続感染により軽度前駆病変が発生し，その病変が消退せずに持続すると高度前駆病変に進展し，さらにその一部が浸潤癌に進展すると解明されている．約15種のハイリスク HPV の中でも，16 型と18 型は日本人の子宮頸癌の約60％でみられ（世界では約70％），20 ～ 30 代の子宮頸癌では約80％を占めている．持続感染から発症までが短いことがわかっており，スーパーハイリ

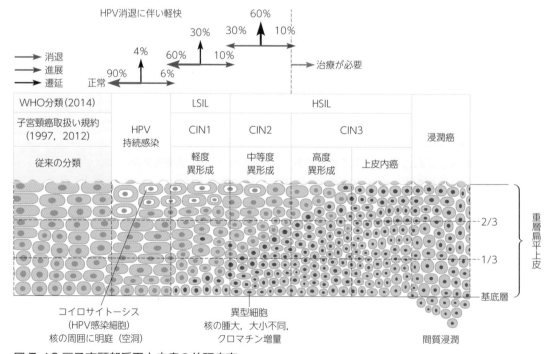

図7-13 ▉子宮頸部扁平上皮癌の前駆病変

スク HPV とも呼ばれる.

子宮頸部扁平上皮癌の前駆病変は従来, **軽度異形成**, **中等度異形成**, **高度異形成**, **上皮内癌**に分けられていたが, 前駆病変の分類が変遷しており, 現在は**子宮頸部上皮内腫瘍**(cervical intraepithelial neoplasia:**CIN**) の用語が用いられることが多い. **CIN1** が軽度異形成, **CIN2** が中等度異形成, **CIN3** が高度異形成および上皮内癌に該当する.

2014 年の WHO 分類において, 2001 年から用いられている細胞診報告様式である**ベセスダシステム**の推定組織を指す用語である **SIL**(squamous intraepithelial lesion) が組織診断名として採用された. **LSIL**(low-grade SIL) が CIN1, **HSIL**(high-grade SIL) は CIN2, CIN3 に該当する. 3 分類が 2 分類になった理由は, ① LSIL は HPV 感染症の段階であり, HSIL は腫瘍性の性格を帯びること, ② CIN2 と CIN3 の診断は難しく, HSIL では再現性が高いこと, による. 日本では CIN3 からを治療対象としてきており, 当分の間は SIL と CIN を併記することになる.

LSIL/ CIN1 は, HPV に感染した状態で軽度異形成に当たり, 上皮の表層で**コイロサイトーシス**と呼ばれる核の周囲が明るく抜けた空洞(halo) をもつ細胞がみられる. 異型細胞は基底側 1/3 以内にとどまり異型も軽度である. 約 60％は消退, 約 30％は遷延, 約 10％が進展する.

HSIL/ CIN2 は中等度異形成に当たり, 上皮の基底側 1/3 を超え 2/3 までの範囲で異型が認められる. 約 30％が消退, 約 60％が遷延し, 約 10％が進展する.

HSIL/ CIN3 は上皮の 2/3 を超えて異型が認められるが浸潤はないもので, 高度異形成, 上皮内癌と呼ばれていた病変であり, 治療の対象である.

子宮頸癌の進展様式は, 子宮頸部を越えて直接浸潤すると, 縦方向では腟, 子宮体部へ, 横方向には子宮傍組織から骨盤壁へ, 前後では膀胱, 直腸へと広がる. またリンパ行性に骨盤リンパ節から傍大動脈リンパ節(遠隔転移として扱う) へ, 血行性に肺, 肝臓への遠隔転移がみられる.

▌症状

子宮頸癌は, 初期には全く症状がないのが特徴である. 進行すると帯下の増量, 不正出血(特に性交時出血:接触出血) がみられ, さらに広がると腰痛, 尿路閉塞, 血尿や血便がみられることもある.

3 検査・診断

悪性であるのか, 悪性ならば組織型は何か, 広がり(進行期) はどうかと検査・診断を進める.

まず細胞診を行い(検診などで採取されることが多い), 異常が認められたものについて, **コルポスコピー**, 子宮頸部組織診を行う. 必要に応じて HPV 検査も行われる. 組織診で子宮頸癌であることおよびその組織型が確定したものについては, CT, MRI, PET 検査など画像診断を行い, 進行期分類の決定に役

立てる．子宮頸癌では，臨床進行期分類は原則として治療開始前に決定し，以後これを変更してはならない．

　子宮頸部円錐切除術は，HSIL/CIN3 および I A1 期に治療としても行われるが，診断のための臨床検査という位置付けがなされている．

▶ 問診・クスコ診

　性交経験の有無，妊娠・分娩歴，子宮頸癌検診の受診歴について問診する．クスコを挿入し，分泌物の状態とともに子宮頸部の病変の肉眼的観察を行う．腟への浸潤についても，クスコを横に回して観察する．

▶ コルポスコピー

　細胞診で LSIL 以上，ASC-US でハイリスク HPV 陽性の場合，コルポスコープを用いて SCJ 部を中心に病変の広がりと最高病変の部分を確認する（図7-14）．

▶ 子宮頸部細胞診

　子宮頸部の扁平上皮－円柱上皮境界（SCJ）領域を中心に細胞を擦過する（➡ p.48 図3-8 参照）．妊娠女性以外では，綿棒ではなく，ヘラやブラシでの細胞採取に努める．細胞診の診断は，推定病変を判定するもので，現在はベセスダシステム 2001 に基づいて行われている（➡ p.49 表3-1 参照）．

▶ HPV 検査

　細胞診と同様に，子宮頸部を擦過することで検査ができる．ハイリスク HPV 検査（16 型，18 型を含む 13 ～ 14 種を一括して判定）とタイピング検査（型別判定）に大別される．

　ハイリスク HPV 検査は，細胞診で ASC-US（意義不明な異型扁平上皮細胞：HPV 感染を疑う軽度扁平上皮内病変を推定）の際，コルポスコピーや組織診の必要性を判定するために行う．また HSIL（CIN2，CIN3）治療後，病変の残存・再発の早期発見のために 6 カ月後に行うと有用との報告がある．タイピング検査は，LSIL（CIN1），HSIL（CIN2）の進展リスク評価に用いることができる．HPV16，18，31，33，35，45，52，58 はリスクが高いとされる．

▶ 子宮頸部組織診（コルポスコピー下狙い組織診・頸管内掻爬）

　コルポスコピー下狙い組織診：コルポスコピーで異常所見が認められた場合は，最高病変と思われる部位の組織をコルポスコープ下に試験切除（パンチ生

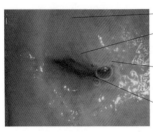

重層扁平上皮
頸管腺円柱上皮
SCJ（移行帯）
ごく薄く白くなっている
外子宮口

正常

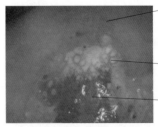

重層扁平上皮

やや厚めの白色上皮
血管と増殖した上皮
によるモザイク状の
所見も認める
頸管腺円柱上皮

HSIL/CIN3

図 7-14 ■コルポスコピーの所見

欧米では細胞診にハイリスク HPV 検査を併用して実績を上げており，オランダでは 2016 年からハイリスク HPV 検査単独検診を行い，陽性者に細胞診を行っている．併用検診は前癌病変の検出感度が上がるばかりでなく，どちらも陰性であれば検診の間隔を空けることができるなどのメリットがあるが，日本ではいまだ検討段階である．厚生労働省による平成 29 年度市区町村におけるがん検診の実施状況調査では，すでに全国の 10％弱を占める市区町村で，ハイリスク HPV 検査を含めた子宮頸癌検診が各自治体により行われている状況にある．ハイリスク HPV 検査では陽性と判定された場合に余計な不安をあおる恐れもあることから，陰性であれば安心という検査であることを啓蒙する必要がある．

検）鉗子で採取する．

頸管内搔爬：閉経後などで SCJ が内腔側に入り込み病変が認められない場合は，キュレットを用いて子宮頸管内を試験搔爬する．

▶ 内診・直腸診

内診指にて腫瘍の大きさ，腟への広がりを触診する．強く行うと出血する．直腸診では，子宮頸部左右から骨盤壁にかけて広がる子宮傍組織（基靱帯，膀胱子宮靱帯，仙骨子宮靱帯など）への浸潤の有無を調べ，浸潤があれば骨盤壁に達しているかの確認をする．

▶ 超音波検査（経腟，経直腸，経腹，カラードプラ法）

進行例では子宮頸部に腫瘍が描出され，カラードプラ法で豊富な血流が認められる．

▶ MRI

子宮頸部に沿った長軸・短軸の撮影断面が望ましい．腫瘍は頸部の間質と比較して T2 強調像で淡い高信号を呈し，ダイナミック像では早期濃染，拡散強調像では強い高信号を呈する（図7-15）．長軸では膀胱，直腸への浸潤，短軸では子宮傍組織への浸潤の有無について評価する．

▶ CT

遠隔転移（肺，肝臓，脳など）の評価を行う．骨盤リンパ節，傍大動脈リンパ節転移の有無についても画像的に確認できる（図7-16）．

▶ PET/CT

ⅠB 期以上であれば描出可能で，1cm を超える腫大リンパ節も確認できる．予期せぬ骨・軟部転移が判明することある．

▶ 腫瘍マーカー

子宮頸部扁平上皮癌では SCC 抗原が高値をとることが多く，治療効果の判定，再発の早期発見に有用である．子宮頸部腺癌では CA125，CEA が用いられる．

▶ 子宮頸部円錐切除術（検査・診断として）

若年症例の増加により，子宮温存術式として子宮頸部円錐切除術が選択され

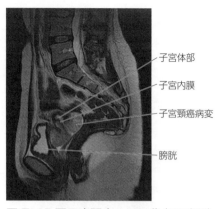

図 7-15 ■子宮頸癌の MRI 像（T2 強調）

- 子宮体部
- 子宮内膜
- 子宮頸癌病変
- 膀胱

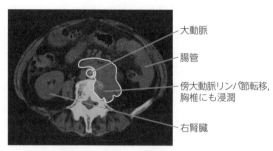

図 7-16 ■子宮頸癌傍大動脈リンパ節転移の CT 像

- 大動脈
- 腸管
- 傍大動脈リンパ節転移, 胸椎にも浸潤
- 右腎臓

ることも多い．高齢者や子宮摘出を望む例では，円錐切除術を省略しての単純子宮全摘出術も考えられるが，術前の一部の組織診では浸潤の程度が正確に評価できないことから，円錐切除術にて子宮頸部の病理診断結果を確認するというステップを踏んでから，子宮摘出，準広汎子宮摘出術，広汎子宮全摘出術を施行することが望ましい．

4 前駆病変の治療

　LSIL/CIN1 は 6 カ月ごとに，HSIL/CIN2 は 3 〜 6 カ月ごとに細胞診とコルポスコピーで厳重にフォローする．1 〜 2 年以上遷延する場合，ハイリスク HPV が陽性の場合，本人の希望が強い場合は，治療することもできる．HSIL/CIN3 は，妊婦の場合を除き治療対象である．

　治療としては，基本的に子宮頸部円錐切除術（腟式）を行うが，頸管が短くなり早産リスクが高まるため，将来妊娠を希望する場合は遺残のないように，しかし必要最低限の切除とする配慮が求められる．

　子宮頸部腺癌の前癌病変は**上皮内腺癌**（AIS）と呼ばれ，単純子宮全摘出術が標準治療となるが，妊孕性を温存したい場合には子宮頸部円錐切除術も考慮される．

　また低侵襲手術では，日帰り手術（day surgery）ができて早産リスクを高めない **LEEP**（ループ式電気焼灼切除術）や**レーザー蒸散術**が行われている．

　LEEP は局所麻酔で施行できるが，1 回に切除できる部分が小さいため複数回の切除が必要になることがある．その場合，切除組織の位置関係などがわかりにくくなり，遺残などが疑われるときに部位が特定できない恐れがある．レーザー蒸散（CO_2 レーザーまたは YAG レーザー）は無麻酔で行えるが，組織を蒸散させるため，摘出物で病理組織診断を確認できないという弱みがある．その適応は，病変の全範囲がコルポスコピーで確認でき，頸管内深くに及んでいない場合であり，若年女性に行うことが多い．

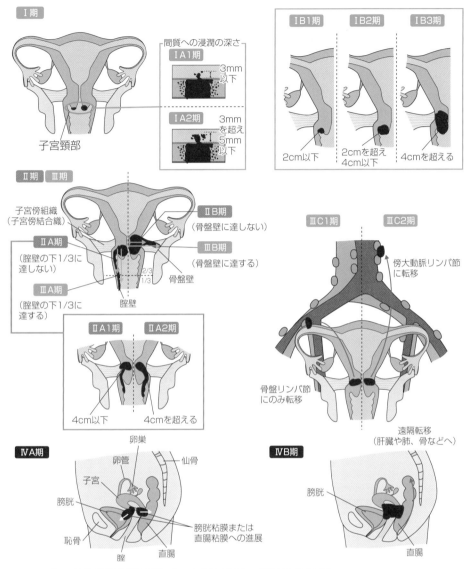

図7-17 ■子宮頸癌進行期分類（日産婦2020，FIGO 2018）

5 子宮頸癌の治療

　手術の術式は，子宮頸癌の進行期によって変わり（図7-17），放射線療法，化学療法を術前あるいは術後に組み合わせる．同時化学放射線療法を行うことも多い．進行例や高齢者，合併症のある場合は手術を行わず，放射線療法，化学療法にて根治を目指す．

　手術により摘出した子宮，リンパ節などは詳細な病理診断を行い，術後再発リスクの評価を行って術後補助療法（放射線療法，化学療法，同時化学放射線療法）の要否を決定する．その治療チャートを表7-7に示す．

■ 手術療法

　一般にⅡB期までのものに対して行われる．

7

子宮の疾患

表 7-7 ■子宮頸癌の治療チャート

進行期	標準手術術式	追加術式，注意事項など	術後治療など
HSIL/CIN3	子宮頸部円錐切除術	LEEP，レーザー蒸散	
AIS		厳重な術後管理が必要	
Ⅰ A1 期			
円錐切除で断端陽性	単純子宮全摘出術	±骨盤リンパ節郭清	広汎子宮頸部摘出術も考慮される
脈管侵襲陽性	準広汎子宮全摘出術		
Ⅰ A2 期			
Ⅰ B1 期	広汎子宮全摘出術		術後放射線治療
Ⅰ B2 期			術後 CCRT
Ⅱ A1 期			術後放射線治療
Ⅱ A2 ～Ⅱ B 期			術後 CCRT
Ⅲ A ～Ⅳ A 期			CCRT
Ⅳ B 期			化学療法，緩和的放射線療法

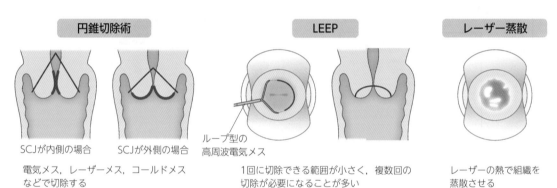

円錐切除術　　　　　　　　　　　　　　LEEP　　　　　　　　　レーザー蒸散

SCJが内側の場合　　　SCJが外側の場合

電気メス，レーザーメス，コールドメス
などで切除する

ループ型の
高周波電気メス

1回に切除できる範囲が小さく，複数回の
切除が必要になることが多い

レーザーの熱で組織を
蒸散させる

―――切除範囲

図 7-18 ■子宮頸癌の妊孕性温存手術

▶ HSIL/CIN3・AIS・Ⅰ A1 期

　子宮頸部円錐切除術を行う（図7-18）．診断的に行った円錐切除摘出物標本において，脈管侵襲陰性の扁平上皮癌Ⅰ A1 期，上皮内腺癌（AIS）に限って，妊孕性温存を希望する場合は最終治療としてよい．術後は厳重な管理が必要である．

▶ Ⅰ A1 期（円錐切除で断端陽性・脈管侵襲陽性）

　円錐切除で断端陽性には単純子宮全摘出術を行い，脈管侵襲陽性の場合は準広汎子宮全摘出術にて子宮とともに腟壁上部の一部と基靱帯の一部を摘出する．骨盤リンパ節郭清，卵巣の摘出を含まない．場合により，骨盤リンパ節郭清を追加する．

　晩婚化，妊娠出産年齢の高齢化と子宮頸癌罹患年齢の若年化に伴い，妊孕性温存を希望する患者が増え，がんに対する根治性を保ちつつ，子宮体部を残し，妊娠・出産の可能性を残すために，早期頸癌に対して広汎子宮頸部摘出術

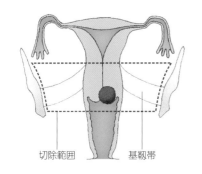 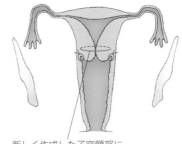

切除範囲　　基靱帯

新しく作成した子宮頸部に
妊娠時の流早産予防のため
の頸管縫縮術を施行

図 7-19 ■広汎子宮頸部摘出術（トラケレクトミー）

が試みられている（図7-19）．がんを含む頸部を基靱帯，腟上部ごと切除後，新たな頸部と腟管を吻合し，子宮を再建するものであるが，実際には生殖補助医療を必要とすることも多く，流早産率も高いため，周産期管理，新生児管理が必要となる．

▶ ⅠA2〜ⅡB期

　広汎子宮全摘出術（腹式，腹腔鏡下，ロボット支援下）を行う．根治性を目指し，子宮とともに腟壁上部と基靱帯を骨盤壁近くまで広く切除する大きな手術であり，骨盤リンパ節郭清も含まれる．基本的には卵巣摘出も含まれるが，年齢，組織型，進行期により温存されることもある．その際，術後照射の可能性を考えて骨盤照射野外への移動固定が推奨されている．広汎子宮全摘出術では出血量が多くなる恐れがあるため，術前に**自己血貯血**を行うことがある．

　基靱帯の処理の際に，下腹神経膀胱枝をやむを得ず損傷することが多く，術後の後遺症として排尿障害（尿意喪失，残尿）が起こりやすい．術後は，膀胱留置カテーテルを長めに留置し，4〜7日後に抜去する．抜去後は尿意がなくても定期的（2〜4時間ごと）に排尿し，カテーテル導尿による残尿測定を行う．1回の排尿後の残尿が50mL未満になれば終了とする．2週間以内には自尿が確立するのが一般的であるが，残尿が減らない場合には自己導尿の指導を行う．

　骨盤リンパ節郭清後の合併症として，下肢リンパ浮腫が挙げられる．リンパマッサージ，弾性ストッキングで対処する．骨盤内にリンパ嚢腫が生じることもあり，リンパ管炎，リンパ嚢腫の感染にも注意が必要である．

　その他，術後には腸管麻痺が起こりやすく，排便のコントロールが重要である．特に術後照射を行う例では腸閉塞の頻度が上がる．緩下剤，漢方薬（大建中湯）が使用される．

■ 放射線療法

　Ⅲ期・Ⅳ期の進行癌，高齢者や合併症がある患者には，初回治療（primary therapy）として手術よりも放射線療法を行う．①腫瘍の残存が疑われる，②リンパ節に転移を認める，③浸潤が骨盤壁近くまで達する，④脈管侵襲がある，

plus α

子宮頸癌手術の変遷
子宮頸癌に対する腹腔鏡下子宮悪性腫瘍手術は2018年に保険適用となり，ロボット支援下広汎子宮全摘出術は2016年に，先進医療として一部の国内施設での運用が認可されている．

➡術後合併症については
4章2節参照

➡放射線療法については
4章3節参照

⑤腟の摘出が不十分である（切除断端陽性），のように再発リスクのある場合は，補助治療（adjuvant therapy）として術後照射を行う．

▶ **外部照射　external irradiation**

全骨盤領域（子宮傍組織とリンパ節）への体外からの照射で，放射線治療装置（リニアック）を用いて腹部から行う．1.8 ～ 2.0Gy/ 回の通常分割照射法で総線量は 45 ～ 50Gy/ 約 5 週間の照射が標準的である．近年，**強度変調放射線療法**（intensity-modulated radiation therapy：**IMRT**）が行われつつあり，合併症の発症が減少している．

▶ **腔内照射　intracavitary irradiation**

病巣への照射で，遠隔制御内照射装置（RALS）を用いて，子宮腔内にタンデムアプリケータ，腟内にオボイドアプリケータと呼ばれる管を挿入し，その中に線源を留置して照射する．

▌化学療法

プラチナ製剤（シスプラチン，カルボプラチン）をキードラッグとした化学療法が主に行われる．再発癌に対して化学療法の果たす役割は大きく，その際にはプラチナ製剤にタキサン系薬剤（パクリタキセル）を加える．近年では分子標的薬（ベバシズマブ）も保険適用となり，併用されることが増え，効果を上げている．

Ⅲ期・Ⅳ期の進行癌，術後再発リスクの高いものに，同時化学放射線療法（CCRT）が行われる．放射線治療と併用して，週 1 回，プラチナ製剤を投与する．

術後再発リスクの高いもので，放射線治療の禁忌症例（直腸癌などで照射の既往のあるものなど），放射線療法の合併症が出やすい症例（膠原病，炎症性腸疾患合併）などで術後補助化学療法（AC）が行われ，多剤で行われることが多い．

ⅠB期～ⅡB期に対して手術での根治性，安全性を高めるため，化学療法による腫瘍縮小を期待して術前化学療法（NAC）が行われる．

6 予後

進行期別の 5 年生存率は，最新のもので，Ⅰ期 92.3％，Ⅱ期 77.0％，Ⅲ期 56.1％，Ⅳ期 30.3％である [8]．

② 子宮頸癌患者の看護

1 予防と定期検診における援助

▌一次予防（予防ワクチン）

看護師は，予防ワクチンについての近年の研究結果を踏まえながら，有害事象に対する対象者や保護者の不安に配慮し，HPV 感染前というタイミングを逃さずワクチンを接種することの効果を伝える必要がある．ワクチンは感染予防には効果があるが，感染してしまった後のウイルス除去効果はないため注意が

必要である．そして，他のワクチンと同様，副反応が現れた際の対処法を十分に理解した上で接種を選択できるよう，丁寧な説明を行う．

▌二次予防（定期検診）

前癌病変である子宮頸部上皮内腫瘍（CIN）やごく初期の扁平上皮癌（SCC）の場合は，無症状であるため，定期検診による早期発見が重要である．日本は定期検診の受診率が低いことが指摘されている．妊娠を契機に見つかる場合もあり，疾患の進行度によっては妊娠を中断せざるをえない例もある．定期的な検診により早期発見することの大切さを伝えていく．

2 検査・診断時の援助

▌検査時の援助

頸部細胞診で異常が疑われる場合，コルポスコピーおよび頸部組織診を行う．細胞診は患者の負担も少なく，検査後に特別の処置を要しないが，組織診の場合は観血的処置となるため，痛みを伴い，検査後の出血や感染のリスクがある．通常は麻酔を要しない程度の痛みであるが，患者の不安や苦痛を緩和できるよう，その都度，説明と声掛けなどを行う．検査後はしばらく出血が続くため，ナプキンの交換を適宜行うことや，当日～数日間は激しい運動や飲酒，入浴，性交渉を控える必要があることを説明する．止血薬や抗生物質が処方される場合もあるので，必要性の説明を行う．

▌疾患の進行度と組織分類の把握

看護師は，細胞診の検査結果や臨床進行期分類により，疾患の悪性度や標準治療を把握しておく．

▌患者の疾患に対する思いの把握

妊娠・出産歴や挙児希望の有無，家族背景（パートナーの有無や子どもの年齢），治療経過などから疾患への思いを把握する．患者には 30 ～ 40 代の若い人々も多い．この年代は子育て中であったり，働き盛りであったり，介護中であったり，状況はさまざまであるが，それぞれの場で主要な役割を担っていることを忘れず，疾患と治療によりどのような影響が及ぼされるか理解に努める．

▌患者の治療の受け入れと意思決定に関する支援

子宮頸癌では，手術療法と放射線療法が同じ程度に有効であるため，それぞれの治療法のメリットとデメリットや標準治療について，患者が理解できるように関わる．また，2cm 以下でⅠb1 期までの扁平上皮癌では卵巣温存ができることや，病態により妊孕性温存が可能な場合もあるため，患者のニーズを踏まえながら対応する．治療の選択においては，患者がより QOL の高い生活を送るため，どのようなことを大切にしているかを把握する必要があるが，一方で，悪性腫瘍であるため，患者は死を意識しながら選択を迫られる状況である．疾患を受け止めるつらさの中，治療を受け入れ選択していく苦痛を十分に理解しながら関わっていく．

コンテンツが視聴できます(p.2 参照)

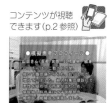

●がんの告知場面〈動画〉

3 治療方法に応じた援助

手術療法

▶ レーザー蒸散術

通常，痛みは麻酔なしで許容できる範囲である．術後は感染と出血のリスクがあるため，処置後に予測される異常な徴候を伝え，患者が対処できるようにする．

▶ 子宮頸部円錐切除術

妊孕性を温存する術式であり，治療目的の場合と検査目的の場合がある．通常は静脈麻酔と局所麻酔で行われるため，患者の意識の回復の程度を把握しながら痛みに対応する．子宮は血流が豊富な組織であり，術後出血のリスクが高い．鮮血が続く場合は止血処置が必要となるため，早期発見に努める．1泊入院程度の処置であるため，退院してからの自己管理の必要性を伝える．出血の早期発見と感染予防，治癒促進のため安静を要することを伝える．

患者は，結果がわかるまでのストレス，今後の妊娠への不安など，さまざまな思いを抱いていることを考慮する．また，術後は頸管粘液が減少することがあるため，自然妊娠が難しくなったり，流早産率が高くなったりするということを，患者が理解しているかどうかについても配慮して関わる．

▶ 単純子宮全摘出術

近年は，腹腔鏡下で行われる例が増加している．卵巣が温存される場合は，女性ホルモンの分泌の低下は認められない．しかし，月経がなくなることで女性ホルモンも喪失すると誤解をしている場合がある．手術による身体的な変化を誤解なく受け止められるよう関わる．

▶広汎子宮頸部摘出術

妊孕性温存が可能な術式である．適応があり，強い妊孕性温存の希望がある場合に行われる．広汎子宮全摘出術の支援に準じて行っていく．妊孕性は温存できるが，手術の影響により自然妊娠が困難となり，術後は不妊治療が必要となる．また，妊娠後は頸管短縮により長期安静が必要となることなど，身体的な変化に関して患者の理解を促す．

▶ 両側付属器摘出術

卵巣を摘出するか否かは慎重に検討される．摘出が必要と判断される場合，その理由を患者が理解できているか，受け入れられているかを把握して関わる必要がある．患者が閉経前の場合は，卵巣欠落症状として更年期障害の症状が強く現れる場合がある．また，閉経の有無にかかわらず，長期的に骨粗鬆症，脂質異常症（高脂血症）などを発症するリスクが高まる．適応があればホルモン補充療法（HRT）を行うことも可能であるため，医師の指示を確認しながら患者に合った方法で症状緩和できるよう支援する．

▶ 手術による入院中のケア

広汎子宮全摘出術であれば，入院期間は術後2～3週間である．手術中にド

レーンが挿入されるため，術後数日はドレーン管理の必要がある．開腹手術の場合やリンパ節郭清を行った場合はイレウスのリスクが高まるため，食事開始時から緩下剤の内服により排便コントロールを行うとともに，食生活や運動など，日常生活の調整を行うことができるよう関わる．術野が直腸に隣接していることで排便障害が生じる場合もあり，その影響でさらにイレウスのリスクも高まるため，排便状況の変化をとらえ関わっていく．術後1週間程度は膀胱留置カテーテルを挿入したままで身体的回復を待ち，抜去後に排尿訓練を行い，排尿の自立を図れるように関わっていく．

▌放射線療法・化学療法

➡放射線療法・化学療法については4章3.4節参照

　放射線療法には，腔内照射と外部照射がある．腔内照射の場合は処置に痛みを伴い照射に必要な時間も長くなるため，疼痛緩和や心理的支援が重要となる．放射線療法後の副作用としては，放射線宿酔，疲労や倦怠感，皮膚障害などに加え，照射部位が下腹部となることから腸炎による下痢などに注意を要する．また，卵巣を温存できている場合であっても，放射線治療により妊孕性が失われ，卵巣欠落症状を発症するほか，性機能障害が引き起こされる．

　化学療法は，術前または術後補助療法として行われる場合や，同時化学放射線療法として放射線療法と並行して行われる場合がある．化学療法の有害事象は，悪心・嘔吐，骨髄抑制（好中球減少，貧血，血小板減少），末梢神経障害，胃粘膜障害や便秘，下痢，肝腎機能障害，筋肉痛・関節痛，アナフィラキシー様反応，脱毛，手足症候群，口内炎など多様である．さらに使われる薬物によっては卵巣機能が失われ，妊孕性を喪失する．苦痛の大きい身体症状の緩和

Column

HPVワクチン

　2013年4月から定期接種（小6～高1）に組み込まれたHPVワクチンであるが，接種後に生じ得る多様な症状について十分に情報提供ができないという理由から同年6月より積極的な勧奨は控えられ，本来予防し得る子宮頸癌で子宮を失ったり命を落としたりする不利益が生じることが危惧されていた．しかし，2021年11月の専門家会議にて安全性に特段の懸念がないことが確認され，有効性が副反応のリスクを明らかに上回ると認められたことから，2022年4月より勧奨が再開され，積極的勧奨の差し控え期間に対象年齢を過ぎた女性にも「キャッチアップ接種」が行われることとなった．

　従来，公費で接種できるワクチンは2種類で，スーパーハイリスク型であるHPV16，18の2価ワクチンと，尖圭コンジローマの原因となるHPV6，11を加えた4価ワクチンであり，日本人女性の子宮頸癌の約60％を防ぐことができ，若年での発症の予防に有効であった．しかし，海外で多く使われている9価ワクチンも2023年4月から公費接種に導入が開始され，予防効果は約90％に上る．医療者として，HPVワクチンに関する科学的根拠に基づく正しい知識と最新の情報を国民に向けて発信するとともに，子宮頸癌の二次予防である検診の啓発に努めることが求められる．

を図ることに加え，脱毛など外見の変化に関わる支援も重要である．

　手術において卵巣を温存できていても，放射線療法や化学療法により卵巣機能が失われることを踏まえ，患者の意思決定において十分な情報を提供できるよう配慮する．

4 緩和ケアと生活への支援

　診断時からの緩和ケアが重要である．がんと付き合いながらもその人らしく過ごせるよう，つらい気持ちを支える．治療においてはできるだけ苦痛が少なくなるよう，疼痛緩和と副作用の低減のための支援を行う．手術後は排尿障害や卵巣欠落症状，放射線療法後は卵巣機能停止など後遺症への支援も重要である．若い世代も多いため，子どもへの説明などに苦慮する場合もある．患者の支えとなる家族への支援も併せて行っていく．また疾患が原因で仕事を辞めてしまう場合も多々ある．患者の多様なつらさをとらえ，支援を行っていく．

---

5 子宮体癌（子宮内膜癌）

endometrial cancer

1 子宮体癌（子宮内膜癌）とは

　子宮体癌（**子宮内膜癌**）は子宮の体部，子宮内膜腺上皮から発生するがんである．30年前には日本における子宮癌の9割を子宮頸癌が占めていたが，現在は子宮体癌が増加し，約半数に上っている．高脂肪食，肥満の増加などがその遠因と考えられている．

　罹患率は30年来増加傾向にあり，2019（平成31）年には人口10万人当たり27.6人と子宮頸癌罹患率を大幅に上回っている．50～60代の閉経後の女性に多いが，あらゆる年齢層で近年増加している．

1 原因・病態

原因

　子宮体癌の約8割を占める**エストロゲン依存性**のタイプでは，子宮内膜を増殖させるエストロゲンの相対的な増加が関連している．エストロゲンに抑制的に働くプロゲステロン（排卵後に分泌される黄体ホルモン）の分泌がなくなる閉経前後は，弱いエストロゲンに持続的にさらされる．若年例では背景に**無排卵周期症**，**多嚢胞性卵巣症候群**があることが多く，エストロゲンは分泌されているのに排卵がなく，内膜が定期的に剥がれないため増殖してしまう．閉経が遅い場合，出産経験がない場合も月経回数が多く，長期にわたりエストロゲンがはたらき，**肥満**では脂肪が副腎でエストロゲンに変化するため，リスクが上昇する．乳癌の治療薬**タモキシフェン**，更年期障害でのエストロゲン補充療法，卵巣のエストロゲン産生卵巣腫瘍（莢膜細胞腫など）もリスク因子である．

　そのほか，**リンチ症候群**（遺伝性非ポリポーシス性大腸癌）の女性は，子宮

表 7-8 ■子宮体癌（子宮内膜癌）のタイプ分類

	Ⅰ型	Ⅱ型
エストロゲン依存性	依存性	非依存性
発症年齢	閉経前後に多い 月経不順な若年者にも	閉経後に多い
組織型	類内膜癌が多い （元の内膜組織に似ている）	漿液性癌，明細胞癌など （特殊型が多い）
特徴	浸潤が少ない 転移の頻度が低い 予後は比較的良好	浸潤が多い 転移の頻度が高い 予後が悪い
前駆病変	類内膜上皮内腫瘍	突然に発症する

体癌の生涯罹患率が 27 ～ 71％に及ぶといわれている．約 2 割の特殊型では原因は特定されていない．

▍病態

　子宮体癌は，エストロゲンに依存性を示すⅠ型と非依存性のⅡ型に分けられる（表7-8）．Ⅰ型は閉経前後の女性に発生し，浸潤が少なく転移頻度の低い予後が比較的良いタイプであるのに対し，Ⅱ型は閉経後の高齢者に発生し，浸潤が多く転移頻度の高い予後不良のタイプである．Ⅰ型の主な組織型は正常な子宮内膜に似ており，**類内膜癌**（endometrioid carcinoma）と呼ばれる．過剰なエストロゲン刺激によって生じる非腫瘍性病変を経て，自律性に増殖する腫瘍性病変へと進展すると考えられている．

2 経過・症状

▍経過

　類腫瘍病変として**子宮内膜ポリープ**がある．良性で子宮内膜から突出した結節である．閉経前後に多く，時に下記の増殖症病変，がんを伴うことがあるため，経過観察が必要である．

　Ⅰ型の子宮体癌の前駆病変は2段階で考えられている．**子宮内膜増殖症**（endometrial hyperplasia without atypia）は，過剰なエストロゲン刺激によって生じた非腫瘍性病変で，がんの数倍の頻度でみられ，閉経前後に多い．性器出血を伴うことが多く，がんに進行するのは数パーセントである．**類内膜上皮内腫瘍**（endometrioid intraepithelial neoplasia：**EIN**）は，子宮内膜の腫瘍性増殖がみられており，類内膜癌に進展するリスクが高い．発症平均年齢は 50 代前半で，症状は性器出血である．25 ～ 40％の頻度でがんの合併がみられる．

　子宮体癌の進展様式は，子宮内膜から子宮筋層に浸潤し，経卵管的に腹腔内へ広がることもあれば，子宮頸部に浸潤することもある．リンパ行性には骨盤リンパ節，傍大動脈リンパ節（子宮頸癌と異なり所属リンパ節である）へ，血行性には肺，肝臓への転移や，時に脳転移がみられることがある．

▍症状

　子宮体癌の症状は**不正性器出血**で，早期から約90％の例でみられる．閉経後

では褐色帯下のみの場合もあり，月経がある例では**過多月経**，過長月経といった症状がみられることもある．進行して子宮内に分泌物が貯留し，陣痛様の下腹痛とともに出血することを**シンプソン徴候**という．

3 検査・診断

子宮体癌は子宮頸癌と違い，初期から症状があること，また子宮内膜細胞診の採取は直視下では行えず不確実で，子宮穿孔，感染の危険性もあり，疼痛，出血を伴うことから検診には向かない．

細胞診は症状があり，医師が必要と認めた際に行うことになる．そのため，細胞診に先立って出血，月経について丁寧に問診を行い，まずは侵襲のない経腟超音波検査にて子宮内膜の肥厚・不整がないかを確認する．異常が疑われる際には，患者に説明の上，子宮内膜細胞診を施行し，同時に，あるいは細胞診結果により子宮内膜組織診を行う．

組織診で悪性と判定され組織型が確定したものについては，CT，MRI，PET検査などの画像診断を行い，進行期分類を推定する．子宮体癌では，**手術進行期分類**として術後に決定することになっている．

術前検査として重要なのは**子宮頸部浸潤**の有無で，頸部浸潤があればⅡ期となり，広汎子宮全摘出術が必要となる．

▶ 問診とクスコ診・内診

妊娠分娩歴，月経歴，出血の様子，常用薬について問診する．クスコを挿入し，分泌物の状態とともに子宮頸部に病変がないか視診する．内診で子宮が大きくなっていないか，子宮の方向（前屈，後屈など）も確認する．

▶ 超音波検査（経腟，経直腸）

子宮内膜の厚みを測定し，不整や腫瘤などがないか観察する．閉経後であれば子宮内膜厚が 5mm を超えるもの，閉経前であれば月経周期に見合わない厚みのあるもの，特に 20mm 以上は細胞診の対象になる（図7-20）．

▶ 子宮内膜細胞診

子宮内膜の細胞採取は，細いブラシやプロペラ，チューブのような器具を用い，擦過法または吸引法で行う．細胞診の診断は陰性，疑陽性，陽性の 3 段階で行うが，子宮頸癌検診の診断に従来利用していたクラス分類を用いることも

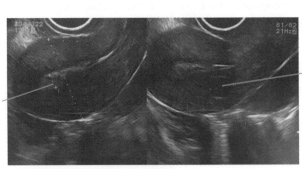

子宮内膜厚
5.7mm

閉経後であり
不整な内膜の
肥厚あり

子宮筋腫

図 7-20 ■子宮体癌の超音波像

ある.

▶ 子宮内膜組織診

子宮内膜細胞診で疑陽性, 陽性のもの, あるいは臨床的に子宮体癌を強く疑う場合, キュレットを用いて子宮内膜を**試験掻爬**し, 組織を採取する. 子宮内膜異型増殖症以上の病変が疑われる場合, 全身麻酔下に**全面掻爬**を行うことが勧められている.

▶ 子宮鏡

子宮用の細い内視鏡を子宮の入り口から挿入し, ソルビトールなどの液体を灌流して子宮を拡張させ, 子宮腔の腫瘍の様子, 子宮頸部浸潤の有無について観察する. 組織生検を行うこともできる.

▶ MRI

腫瘍は子宮内膜の肥厚, 異常信号として描出される. 筋層浸潤の程度, 子宮頸部や膀胱, 直腸への浸潤の有無などが確認できる.

▶ CT

遠隔転移 (肺, 肝臓, 脳など), 骨盤リンパ節, 傍大動脈リンパ節転移の有無について評価する.

▶ PET/CT

子宮腔内の腫瘍として描出可能で, 1cm を超える腫大リンパ節も確認できる(図7-21). 予期せぬ部位への転移が判明することがある.

▶ 腫瘍マーカー

子宮体癌 (子宮内膜癌) に特異的な腫瘍マーカーはないが, CA125, CA19-9 が高値をとることがある.

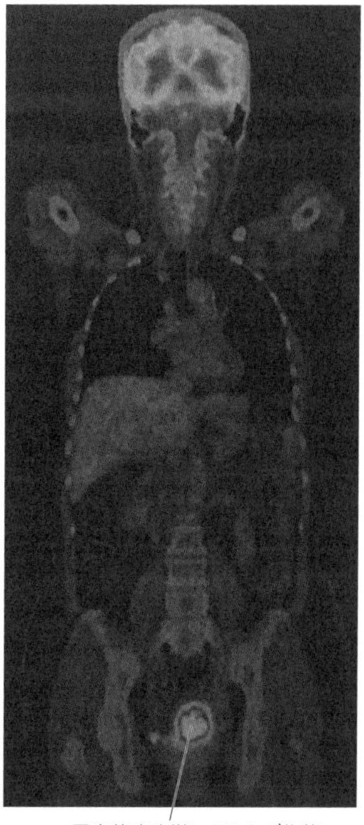

子宮体癌病巣に FDG が集積
図 7-21 ■子宮体癌の PET 像

4 前駆病変の管理・治療

子宮内膜増殖症は自然退縮することが多く, がんに進展するものは数パーセントであるため, 原則として経過観察する.

不正出血や過多月経といった症状がある場合は, **周期的プロゲスチン投与** (14日間投与, 14日間休薬) を行うのが一般的である. 無排卵症, 多嚢胞性卵巣症候群の若年者には, **低用量エストロゲン・プロゲスチン配合薬 (LEP)** による治療も行われる. 要はプロゲスチンによって子宮内膜の増殖を抑制し, 消退出血を起こさせるということである. **レボノルゲストレル放出子宮内システム (LNG-IUS)** には子宮内膜増殖抑制作用があり, 治療効果が認められる. 挙児希望があれば, これらの治療後に不妊治療を行うことも治療と予防によいので勧められる. いずれの場合も, 経過中は子宮内膜細胞診・組織診にて経過観察が必要である.

生検で類内膜上皮内腫瘍 (EIN) と診断されたときは, 必ず子宮内膜全面掻

爬を行い，子宮体癌の併存について確認する必要がある．がんの併存がない場合も，標準的治療は単純子宮全摘出術である．妊孕性温存の希望が強い場合は，再発の恐れがあることも含め十分なインフォームドコンセントを経た上で，**黄体ホルモン療法**を考慮する．

5 子宮体癌（子宮内膜癌）の管理・治療

子宮体癌の治療の第一選択は手術療法である．進行期分類も術後に決定する必要がある．進行例や高齢者，合併症のある場合は手術を行わず，化学療法，放射線療法で根治を目指すこともある．術後に進行期分類とともに再発リスクの評価を行い（図7-22），術後補助療法（化学療法，放射線療法）の要否を検討する．その治療チャートを表7-9に示す．

手術療法

単純子宮全摘出術，**両側付属器摘出術**を基本として，骨盤・傍大動脈リンパ節郭清（生検），大網切除術，腹腔細胞診などが行われる．子宮頸部間質浸潤の認められるⅡ期に対しては，**準広汎子宮全摘出術**あるいは**広汎子宮全摘出術**を行う．

化学療法

子宮体癌の術後再発予防の補助療法としては，日本では放射線療法よりも化学療法が有効との臨床試験結果もあり，化学療法が選択されることが多い．**術後補助化学療法（AC）**は，再発リスク分類を行った結果によって行われる．子宮体癌治療ガイドライン2018年版によれば，術後化学療法は高リスク群には勧められ，中リスク群には考慮され，低リスク群には勧められない．

用いられる薬剤は，**アドリアマイシン**（ドキソルビシン塩酸塩）と**シスプラチン**の併用療法（**AP療法**）が勧められるが，**タキサン製剤**と**プラチナ製剤**の併用療法も考慮される．

放射線療法

放射線療法は術後補助療法として，局所再発を減少させるために選択されることがある．再発の好発部位である腟断端の再発，あるいはその予防に**腔内照射**は有効である．また傍大動脈リンパ節への照射も考慮される．

Ⅲ期・Ⅳ期の進行癌で手術が不可能な場合，高齢者や合併症がある患者には，初回治療（primary therapy）として行うこともあり，その場合は**全骨盤照射**と腔内照射を併用する．

ホルモン療法

あくまでも標準的な治療は手術であるが，妊孕性温存を希望する若年女性で，類内膜上皮内腫瘍または子宮内膜に限局した類内膜癌G1（高分化型）の場合に限り，再発の恐れがあることも含め十分なインフォームドコンセントを経た上で，黄体ホルモン療法を考慮する．治療前には診断の意味も含め，**子宮内膜全面掻爬**が必要であり，MRIやCTの画像検査にて筋層浸潤および遠隔転移の有無を確認する（図7-23a）．奏功率は75%以上と高いが，病変が残る場

plus-α

子宮体癌手術の変遷
子宮体癌に対する腹腔鏡下子宮悪性腫瘍手術は2014年に，ロボット支援下の骨盤リンパ節郭清を含む根治手術も2018年に保険適用となっており，手術時間は長くなるが，創部が小さく術後の回復も早い．

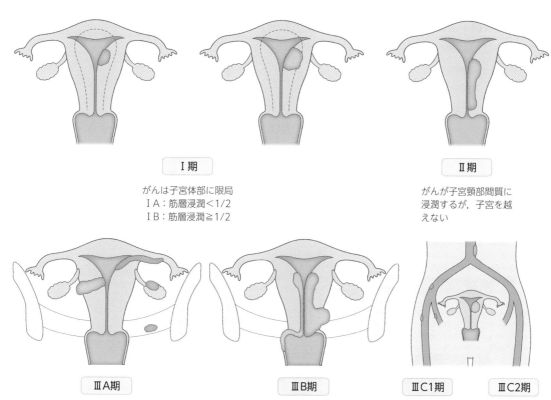

Ⅰ期

がんは子宮体部に限局
ⅠA：筋層浸潤＜1/2
ⅠB：筋層浸潤≧1/2

Ⅱ期

がんが子宮頸部間質に
浸潤するが，子宮を越
えない

ⅢA期

がんが子宮漿膜ならびに／あるい
は付属器に浸潤するが，小骨盤腔
を越えない

ⅢB期

がんが腟ならびに／あるいは子宮
傍組織に浸潤するが，小骨盤腔を
越えない

ⅢC1期

がんが骨盤リンパ
節転移

ⅢC2期

がんが傍大動脈
リンパ節転移

ⅣA期

がんが小骨盤腔を越えるか，膀胱なら
びに／あるいは腸粘膜に浸潤

ⅣB期

がんが腹腔内ならびに／あるいは鼠径
リンパ節を含む遠隔転移

図 7-22 ■子宮体癌（子宮内膜癌）進行期分類（日産婦 2011，FIGO2008）

合もあり，いったん消失しても再発する割合は 20 ～ 40％である．

　高用量黄体ホルモン療法は，**酢酸メドロキシプロゲステロン**（medroxypro-
gesterone acetate：**MPA**）400～600mg/ 日を6カ月以上内服する（図7-23b）．
副作用は血栓症で，その発症予防にアスピリンを併用することもある．

　レボノルゲストレル放出子宮内システム（LNG-IUS）を，類内膜上皮内腫瘍

表 7-9 ■子宮体癌（子宮内膜癌）の治療チャート

臨床進行期		手術術式	妊孕性温存
類内膜上皮内腫瘍		単純子宮全摘出術 ±両側付属器摘出術 腹腔細胞診	子宮内膜全面搔爬→ MPA 療法も
ⅠA期	類内膜癌 G1 内膜限局		
	類内膜癌 G1，G2		
	それ以外の組織型	単純子宮全摘術 骨盤リンパ節郭清 ±両側付属器摘出術 腹腔細胞診	
ⅠB期			
Ⅱ期		（準）広汎子宮全摘出術	
Ⅲ期		手術可能なら上記に準じ て摘出	
Ⅳ期			

手術進行期分類 → 再発リスク分類 →

低リスク	術後治療なし
中リスク	術後化学療法など考慮
高リスク	術後化学療法 放射線治療など

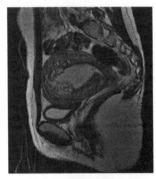 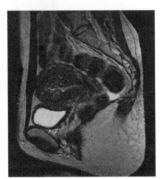

a. 子宮内膜全面搔爬後（29 歳）　　b. MPA 療法 6 カ月後

図 7-23 ■類内膜上皮内腫瘍と子宮腺筋症合併の MRI 像（T2 強調）

に対して治療的に用いる試みもなされている．副作用が少なく，MPA と同等の治療成績が得られるようであるが，日本では類内膜上皮内腫瘍への使用は未承認である．

6 予後

組織型ではエストロゲン依存性のⅠ型（類内膜癌など）は予後が良く，特殊型のⅡ型の予後は悪い．進行期別の5年生存率は，最新のもので，Ⅰ期94.1％，Ⅱ期 88.8％，Ⅲ期 71.2％，Ⅳ期 24.5％である[8]．

2 子宮体癌（子宮内膜癌）患者の看護

1 予防と早期発見における援助

　肥満，エストロゲン製剤の長期投与，卵巣機能異常，不妊，未経産などのリスクファクターがある場合や子宮内膜増殖症のある患者には，定期検診の重要性を伝え，検査と治療が受けられるよう支援する．さらに，閉経期には月経不順があることで，不正出血などの子宮体癌の初期症状を見逃しやすい．閉経期の女性に対しては，早期発見につながるような教育が必要である．

2 検査・診断時の援助

▌ 検査時の援助

　経腟・経直腸超音波検査にて子宮内膜の肥厚の有無を把握し，確定診断のため子宮内膜細胞診・組織診が行われる．内膜組織診は疼痛を伴うため，静脈麻酔下に行われることが多い．また，診断または治療目的で子宮内膜掻爬が行われる場合もある．子宮内膜掻爬は通常は静脈麻酔下にて行われるため，麻酔の副作用としての術後の悪心・嘔吐や，後出血，感染に注意する．また，腫瘍の広がりを診断する目的で MRI，CT，PET が行われるため，そうした検査の流れや注意点をその都度説明していく．

▌ 疾患の状態と患者の受け止めの把握

　子宮体癌は手術が可能な例であれば，それが第一選択となる．筋層の浸潤とリンパ節転移が手術により判明するため，手術進行期分類が用いられ，術後に診断と治療方針が決定する．手術後に治療方針が確定するという，先の見通しが立ちにくい状況を踏まえながら，まずは患者が手術を乗り越え，回復を実感できるような援助が中心となる．ただし，転移する確率が高い場合や，術前から進行が把握される場合，術後の追加療法について事前に説明を受けている場合もある．患者にとって，手術はつらい治療の第一歩にすぎないという認識の場合もあるため，疾患と治療について患者がどのように受け止めているのかを十分に把握する．

▌ 患者の疾患に対する思いの把握

　50 ～ 60 代の患者が多く，この年代は家族内での家事を行いながらも，親の介護や，職場・地域などさまざまな場面で役割を果たしている．出産歴や家族背景をとらえ，患者のその時々の疾患や治療の受け止めをとらえながら関わっていく．一方で，前癌病変である子宮内膜増殖症の場合は，性成熟期の女性も多いため，妊娠・出産歴や挙児希望を把握しながら関わっていく必要がある．

3 治療方法に応じた援助

▌ 妊孕性温存治療

　患者に強い妊孕性温存の希望があって，適応があり，治療やリスクへの理解が十分である場合に MPA 療法が行われる．黄体ホルモンの周期的な投与を行うことによる副作用として，深部静脈血栓症がある．予防と早期発見のため

に，定期的なセルフチェックと受診の必要性を説明する．

■ 手術療法

▶ 単純子宮全摘出術と両側付属器摘出術

　転移と再発のリスクを考慮して，単純子宮全摘出術に加え両側付属器摘出術が行われる．単純子宮全摘出術における看護を行いながら，卵巣欠落症状に関するケアを行う．

▶ リンパ節郭清

　リンパ節郭清の意義として，リンパ節転移の有無が確定し，病期が明らかになるという点がある．骨盤リンパ節郭清と傍大動脈リンパ節郭清が行われるが，その結果，下腹部や陰部，大腿から下腿にリンパ浮腫を発症しやすくなる．患者自身が予防と早期発見に努められるよう関わる．

▶ 手術による入院期間中のケア

　腹腔鏡下手術であれば術後1週間程度，開腹手術であれば術後10日程度の入院となる．手術中にドレーンが挿入されるため，術後数日はドレーン管理の必要がある．開腹手術の場合やリンパ節郭清を行った場合はイレウスのリスクが高まるため，食事開始時から緩下剤の内服を行い，排便コントロールを行うとともに，食生活や運動など日常生活の調整を行うことができるよう関わる．術野が直腸に隣接していることで排便障害が生じる場合もあり，その影響でさらにイレウスのリスクも高まるため，排便状況の変化をとらえ関わっていく．

S t u d y

子宮肉腫

　子宮筋層および内膜との間の内膜間質は上皮ではないので，悪性腫瘍が発生すれば「癌」ではなく「肉腫」になる．筋層からできる良性の腫瘍が子宮筋腫であるが，通常の平滑筋腫ではない変異型が10%程度みられ，平滑筋肉腫との鑑別に苦慮することがある．悪性度不明な平滑筋腫瘍（STUMP）と診断されることもある．一般に筋腫が肉腫に変わることはなく，発生したときに違いがあるといわれている．

　平滑筋肉腫は10万人当たり0.3～0.4人に発生するといわれており，乳癌のホルモン療法で用いるタモキシフェン服用でリスクが高まるという報告もある．閉経後に増大する子宮腫瘍をみたときには疑う必要がある．症状は性器出血，腫瘤感，腹痛などで，画像診断では出血，壊死，周囲への浸潤がみられ，病理学的には核分裂像が多数みられる．肺や肝臓に血行性転移を起こしやすく，腹腔内再発も多い．

　子宮内膜間質肉腫は，低異型度，高異型度，未分化なものに分類され，平滑筋肉腫よりは頻度が低く，出血症状が出やすい．また上皮性のがんとともに肉腫成分の認められるがん肉腫があり，子宮肉腫のほぼ半分を占める．がん肉腫の進行期分類は子宮体癌のものが適用されるが，平滑筋肉腫，内膜間質肉腫では2008年から独自の進行期分類が策定されている．

▌追加療法

　再発リスクを考慮して追加療法を行うかどうかが決まる．多くは手術後の病理検査の結果を踏まえ，効果のある治療法が検討される．化学療法においては，使用する薬剤の種類，化学療法のレジメンごとに起こりやすい有害事象，有害事象が発生する時期，有害事象への対応について理解し，タイムリーに予防と対処ができるように関わる．脱毛への不安やつらさを考慮し，早めにウィッグや帽子などを準備したり対処したりできるよう関わる．

4 緩和ケアと生活への支援

　患者にとって手術はスタートにすぎず，その先の治療も含めた最初の段階として手術をとらえる．最初の治療をうまく乗り越えられた経験は，必ず次の治療に向けての力や自信となる．患者の力を引き出し，主体的に手術を乗り越えたという気持ちになれるよう支援する．また，化学療法後は社会生活への早期の復帰を目指す中で，外見の変化への支援にも十分に配慮する．

6 絨毛性疾患
trophoblastic disease

1 絨毛性疾患とは

　絨毛性疾患とは，妊娠した際にできる胎盤をつくる絨毛細胞が，異常な増殖をする疾患の総称である．**胞状奇胎**（hydatidiform mole），**侵入奇胎**（invasive mole），**存続絨毛症**（persistent trophoblastic disease：PTD），**絨毛癌**（choriocarcinoma）などがある．

　胞状奇胎はアジア地域で多く，日本で毎年約2,000例，1千出生当たり1～2例と報告されている．40歳以上の高年妊娠で頻度が増すといわれている．侵入奇胎は年間約200例，絨毛癌は年間40～50例程度である．

1 原因・病態・症状

▌原因

　胞状奇胎と他の疾患を分けて考えるとわかりやすい．胞状奇胎は「妊娠の異常」，侵入奇胎，存続絨毛症，絨毛癌は「腫瘍」である．

　胞状奇胎は，卵子と精子が受精する際の異常によって偶発的に起こる異常妊娠である（図7-24）．**全胞状奇胎**（total hydatidiform mole）は，核の欠損した卵子に1精子あるいは2精子が受精して発症する雄性発生である．**部分胞状奇胎**（partial hydatidiform mole）は，正常な卵子に2精子が受精した3倍体である．

▌病態（図7-25）

▶ 胞状奇胎

　全胞状奇胎は大部分の絨毛が水腫状に腫大し，小囊胞状，ぶどうの房状にな

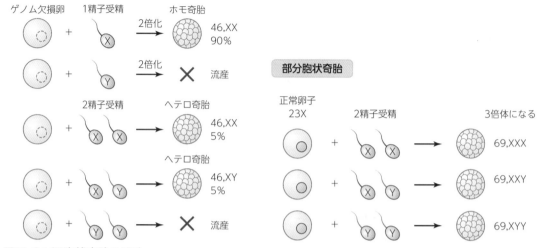

図 7-24 ■胞状奇胎の発生

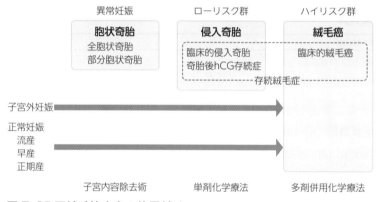

図 7-25 ■絨毛性疾患の位置付け

るため「ぶどう子」と呼ばれることがある．部分胞状奇胎では，水腫状の絨毛
と正常な絨毛が混在し，胎児成分を認める．正常妊娠に比べ，hCG（ヒト絨毛
性ゴナドトロピン）が高値を示すことが多い．どちらも正常な胎児発育はでき
ないため子宮内容除去術が施行される．

▶ 侵入奇胎

　胞状奇胎の内容除去の一部が子宮筋層，血管に侵入したものが侵入奇胎であ
る．全胞状奇胎の約 10 ～ 20%，部分胞状奇胎の 2 ～ 4%に続発する．**侵入奇
胎**は明らかな悪性腫瘍ではないが，子宮だけでなく，肺や腟に転移することが
ある．侵入奇胎を疑う hCG の下降不良がありながら，画像診断で子宮や肺に
病変を認めない場合を，**奇胎後 hCG 存続症**（post-molar persistent hCG）と
呼ぶ．

▶ 絨毛癌

絨毛癌は転移浸潤能の強い悪性腫瘍で，胞状奇胎後 1 ～ 2% に続発するが，流産や正常分娩後も発生することがある．絨毛癌は肺，脳，肝臓などに転移を起こしやすい．

症状

胞状奇胎の症状は，妊娠に伴う無月経，つわり症状のほか，少量の性器出血，下腹部痛が認められることもある．つわり症状は通常より強い場合（妊娠悪阻）もある．侵入奇胎では，胞状奇胎の処置後 2 ～ 3 カ月で起こってくる性器出血が主な症状である．絨毛癌では肺，脳，肝臓など転移部分の症状が初発となることがある．

2 検査・診断

検査

▶ 問診とクスコ診・内診

月経歴，つわりの様子，出血・下腹部痛について問診する．クスコ診では出血の様子と腟，子宮頸部に病変がないか確認する．胞状奇胎では，妊娠週数に比し大きくやわらかい子宮を触れる．

▶ 妊娠反応

尿検査で陽性を確認する．40代後半で妊娠に気付かず，不正出血，下腹部痛で来院すると，周閉経期の機能性出血と間違うことがあるので注意が必要である．本人の申告や年齢で妊娠ではないと決めつけず，疑って検査することが肝要である．

▶ 腫瘍マーカー

hCG がマーカーとなる．絨毛性疾患を疑ったときは血中hCGの定量を行う．胞状奇胎娩出後の管理のため，治療効果の判定，再発の予知に用いられる．

▶ 超音波検査（経腟）

胞状奇胎では子宮腔内に通常の胎嚢を認めず，典型的な多数の囊胞状エコーを認めることで疑われる．しかし，妊娠早期には囊胞状エコーは観察されず，肥厚した絨毛が子宮内腔に向かって不規則に膨隆し，液体貯留を伴って変形した胎嚢のように見え，流産と間違えられることも多い（図7-26）．

侵入奇胎，絨毛癌で子宮に病変のあるときは，子宮内腔や子宮筋層内に腫瘤影が認められ，カラードプラ法あるいはパワードプラ法で血流が豊富な病変として描出されるのが特徴である．

▶ MRI

侵入奇胎，絨毛癌では，子宮，腟などに造影効果をもつ腫瘍が認められる．

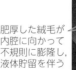
肥厚した絨毛が内腔に向かって不規則に膨隆し，液体貯留を伴う

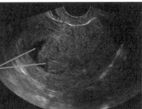

図 7-26 ■全胞状奇胎の超音波像（妊娠7週相当）

写真提供：香川大学 金西賢治先生

▶ 胸部 X 線

侵入奇胎，絨毛癌では，早くから肺転移を来しやすい．絨毛癌スコアについては，CT ではなく胸部 X 線上で，肺転移巣の大きさ・個数・大小不同性を解析する．

▶ CT

侵入奇胎では，胸部 CT にて肺転移を正確に確認する．絨毛癌では脳，肝臓にも転移がみられることがあるため，頭部 CT，上腹部からの骨盤部 CT を行い，全身の転移巣について検索する．

▶ PET/CT

侵入奇胎，絨毛癌で原発巣，遠隔転移部位について確認することができる．

▌確定診断

胞状奇胎の確定診断は，**子宮内容除去術**（胞状奇胎除去術）によって得られた摘出物の病理検査結果によって行う．鑑別が困難な場合には，免疫組織化学的検査，DNA 多型解析を用いる．胞状奇胎と紛らわしいものに**水腫様流産**があり，これは絨毛性疾患ではない．

3 治療

▌胞状奇胎

胞状奇胎の治療は，まず子宮内容除去術（胞状奇胎除去術）を確実に行うことである．手技は通常の流産手術と変わるところはないが，遺残のないよう丁寧に行う．出血量が多いことがある．

摘出物の病理組織学的検査によって胞状奇胎が確認され，除去術後超音波検査などで子宮内容の遺残の可能性があれば，約 1 週間あけての**子宮内再掻爬術**が勧められる．2011 年版の絨毛性疾患取扱い規約により，遺残がないようなら再掻爬は必ずしも必要ないとされた．

術後は定期的に外来受診し，血中 hCG 値を測定する．経過が順調であれば 3〜4 カ月で正常値まで下降する．胞状奇胎娩出後の hCG 値の減衰パターンの分類に沿って(図7-27)，hCG 下降が不良と判断されたときは侵入奇胎を疑い，画像検査を行う．

正常値が 6 カ月続けば，次回の妊娠を許可することが多い．

▌侵入奇胎

胞状奇胎除去術後，hCG 下降不良の経過をたどる中，子宮筋層・内腔に侵入した奇胎組織からの性器出血，肺転移（約 30％），まれに腟転移で発症する．妊孕性温存の希望がなければ，子宮病巣については単純子宮全摘出術が施行されるが，化学療法が奏功することが多く，主たる治療は化学療法である．

メトトレキサート（MTX）あるいは**アクチノマイシン D** の単剤化学療法により，70〜80％は寛解する．効果が少なければ**エトポシド**の単剤化学療法，多剤併用療法を施行する．hCG 値が正常になっても，数回追加して地固めを行う．正常値が 1 年以上続けば，次回妊娠を許可できる．最終的にはほぼ 100％

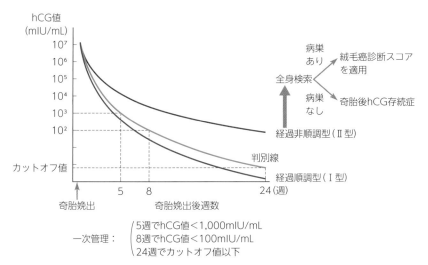

一次管理：
5週でhCG値＜1,000mIU/mL
8週でhCG値＜100mIU/mL
24週でカットオフ値以下

二次管理：　最低4年は3〜4カ月に1回hCG値測定

図 7-27 ■胞状奇胎娩出後の hCG 値の経過

日本産科婦人科学会，日本病理学会．絨毛性疾患取扱い規約．第3版，金原出版，2011．p.27．より一部改変．

表 7-10 ■絨毛癌診断スコア

スコア （絨毛癌である可能性）		0 （〜50%）	1 （〜60%）	2 （〜70%）	3 （〜80%）	4 （〜90%）	5 （〜100%）
先行妊娠		胞状奇胎			流産		正期産
潜伏期		〜6か月				6カ月〜3年	3年〜
原発病巣		子宮体部 子宮傍組織 腟					骨盤外
転移部位		なし 肺 骨盤内					骨盤外 （肺を除く）
肺転移巣	直径	〜20mm			20〜30mm		30mm〜
	大小不同性	なし				あり	
	個数	〜20					21〜
hCG値（mIU/mL）		〜10^6	10^6〜10^7		10^7〜		
基礎体温（月経周期）		不規則・1相性 （不規則）					2相性 （整調）

合計スコア　4点以下：臨床的侵入奇胎
　　　　　　5点以上：臨床的絨毛癌

日本産科婦人科学会，日本病理学会編．絨毛性疾患取扱い規約．第3版，金原出版，2011．p.28．

が治癒するといわれる．

■ 存続絨毛症

　存続絨毛症は，奇胎後 hCG 存続症，臨床的侵入奇胎，臨床的絨毛癌に分類される．病巣が確認されても組織学的診断が難しいことが多く，**絨毛癌診断スコア**は直前の妊娠の種類，妊娠終了から発症までの期間，病巣部位，転移の場所と数，hCG 値など複数の項目でスコアリングするものである（表7-10）．

奇胎後hCG存続症は，胞状奇胎除去後に侵入奇胎を疑うhCGの下降不良がありながら，画像診断にて病変を認めないものをいう．侵入奇胎と同様の化学療法を行う．

臨床的侵入奇胎は，主に胞状奇胎除去後，臨床的に病巣が確認されるが組織学的確認ができず，絨毛癌診断スコアによって臨床的侵入奇胎と診断されるもので，侵入奇胎と同様の化学療法を行う．

臨床的絨毛癌は，胞状奇胎を含むあらゆる妊娠後，病巣は確認されるが組織学的確認ができず，絨毛癌診断スコアによって臨床的絨毛癌と診断されるものをいい，絨毛癌と同様の化学療法を行う．

▌絨毛癌

絨毛癌には，MTX，アクチノマイシンD，エトポシドの3剤を含む多剤併用化学療法（**EMA/CO療法**など）が行われる．初回治療による寛解率は約80％であり，抵抗性を示す症例では**5-FU**，**シスプラチン**を組み合わせて使用する．hCG値が正常化しても，再発予防のため，化学療法を3〜4コース以上追加することが勧められている．

子宮摘出術や転移病巣の外科的手術（肺切除，肝切除，開頭術など）が必要になることもあり，脳転移では放射線治療（ガンマナイフなど）が行われることもある．多臓器への転移があっても，化学療法の奏功率が高く，集学的な治療も行われ，生存率は90％と高い．

② 絨毛性疾患患者の看護

1 疾患に特徴的な看護

▌症状の程度と対処方法

胞状奇胎では無月経，不正性器出血，つわり症状，妊娠高血圧様症状について，侵入奇胎では持続的な性器出血や腹痛について，症状の有無や程度を観察する．また，侵入奇胎の症例の1/3に起こるとされる肺転移や，絨毛癌などにおける肺や脳，肝，腎などへの転移がみられる場合は，各組織で出血することがあるため，その徴候を見逃さないよう観察することも重要である．

▌妊娠が成立しなかったことに対する精神的支援

胞状奇胎の場合，妊娠したことに喜びを感じていた女性は，胎児を失う悲しみや喪失感を有することがある．看護師は，女性が悲嘆プロセスのどの時期にあるのかを把握し，その時期に応じた関わりをすること，悲しみを表出できる環境を整えるとともに，思いを傾聴し寄り添う．

▌生殖器の摘出や人為的操作による女性性への影響

侵入奇胎や絨毛癌では化学療法が著効するが，化学療法抵抗性の子宮病変がある場合や挙児希望がない場合には，子宮全摘出術が選択されることがある．手術に伴い女性性の喪失感が生じることがあるため，女性性への思いや自己肯定感，自尊感情に留意して関わる．

▌ 予後への不安

　絨毛癌の生存率は約90％と高いが，予後不良例も存在する．転移や再発など予後への不安を有する場合も多いため，看護師は，女性が家族や医療者に思いを表出できるよう環境を整えるとともに，治療や予後について質問がある場合には，医師から説明する機会を設けるなどの調整を行う．

2 検査・治療における看護

▌ 検査における看護

　血中 hCG，内診，超音波検査，MRI，CT の検査所見から，疾患の種類，転移の有無を把握する．検査前後には，結果に対する不安への支援も必要である．

▌ 治療における看護

　子宮内容物除去術，子宮全摘出術や転移病巣の切除術では，手術前後の適切な観察・管理を行う．また，化学療法時には，薬剤の管理，副作用の観察・対応を確実に行う．副作用の出現しやすい時期，症状への対処方法を事前に患者に伝えておくことが必要である．特に，絨毛癌における多剤併用療法では，嘔気・嘔吐，骨髄抑制，脱毛，口内炎が高頻度に生じるため，注意して観察する．脱毛はボディイメージの変容につながるため，事前の説明とともに頭髪の手入れ法やウィッグを紹介する．

▌ 治療後の妊娠について

　胞状奇胎除去術後の避妊期間は，血中 hCG 下降後，約 6 カ月，侵入奇胎などによる化学療法後は，血中 hCG 下降後，約 1 年とされている．妊娠が許可されるまでの間は避妊が確実に行われるように保健指導を行う．また，先行妊娠が奇胎である場合は反復奇胎発生率が高率になるため，次回の反復発生への不安に対する支援も必要である．

3 生活への看護

▌ 日常生活への支援

　胞状奇胎掻爬後の必要観察期間は 5 年であり，その間，定期的な受診が継続できるように支援する．また，家族やパートナーが疾患について十分に理解し，治療へのサポートが得られるように，必要時には関係性を調整する．

Column

子宮の疾患

　子宮は胎児を育て，命をつなぐ場所であるため，女性のシンボリックな臓器とみなされることが多い．そのため，子宮の疾患に罹患することは，女性にとって特別なニュアンスをもつということに留意する必要がある．それは結婚・出産，閉経の有無，年齢を問わない．ただでさえ子宮の疾患を患ったことで不安を抱え自信をなくしている患者を，医療者の不用意な言葉や態度で傷つけることがないようにしたい．

化学療法時に副作用が出現した際には，食事形態の工夫や感染症予防など日常生活への援助が必要である．

心理社会的問題への支援

妊娠不成立や絨毛癌などの診断，転移への不安に伴い，抑うつ症状が生じることがあり，精神面へのケアは重要である．看護師は，女性が自分の思いを表出できる環境を調整するとともに，必要時には，精神科医や臨床心理士など多職種と協働して関わることも大切である．

臨床場面で考えてみよう

Q1 子宮内膜症患者がホルモン療法を継続するために必要な支援は何か．

Q2 患者は45歳で，過多・過長月経があり，月経血が漏れることも多く，健診ではいつも貧血を指摘されていた．息切れがひどくなり婦人科を受診したところ，粘膜下筋腫（5㎝）を指摘された．両側卵巣に異常はなく，子どもが2人いることから子宮全摘術を勧められ迷っている．看護師が患者に不安について尋ねたところ，「子宮をとったら更年期障害が怖い．パートナーとの性交渉は変わらずできるのか」と語った．この患者にどのような説明ができるか．

Q3 30歳になり市町村のがん検診の補助券を使用して，はじめて子宮頸癌検診を受けた．細胞診の結果（ASC-US）から精密検査を勧められ婦人科を受診した．患者は「私はがんですか？　子宮頸癌はウイルスで感染するんですよね．今の彼しか付き合ってないから，彼からうつされたんでしょうか？　どこかに転移していたりしませんか？」と心配している．この患者にどのような説明ができるか．

Q4 子宮体癌と診断され，腹腔鏡下広汎子宮全摘出術を受ける50代患者の看護について，術後に予測される合併症や後遺症は何か．

Q5 広汎子宮全摘出術を受けた50代患者が，「化学療法になるかもしれない」と気にしている．どのような対応が考えられるか．

Q6 胞状奇胎の子宮内容除去術後の妊娠について注意することは何か．

考え方の例

1 子宮内膜症におけるホルモン療法継続のための支援

薬剤の副作用が出現したときに対応できるよう，事前に副作用と対処方法について説明する．通常，副作用は徐々に症状が治まることを説明し，不安を軽減する．家族などの重要他者に治療継続や受診の必要性を説明し，サポート環境を整える．

2 良性疾患による単純子宮全摘出術を行う患者への説明

女性ホルモンを分泌している臓器は子宮ではなく卵巣であり，正常な卵巣が片方でも残っていれば，閉経の時期まで卵巣は機能するので更年期症状が急に起こることはないこと，子宮を摘出することで月経がなくなり，子どもを産めなくなるが，腟は奥が深く，短くなることはないので性生活は普通に行えること，などを説明する．

3 子宮頸癌検診でHPV感染を疑われた患者への説明

ASC-USはHPVが少し長めに感染しているときに出る細胞の変化をとらえた結果であること，HPVは性交渉のある人なら誰でも感染する可能性のあるウイルスで，彼を責める必要はないこと，普通2年以内に90%の人で感染が排除され，もう少し進行した変化が起こっても感染が排除されると正常に戻る場合も多いことなどを説明し，むやみに気にする必要はないこと伝える．疲れやストレスをためないように生活することを助言する．

4 広汎子宮全摘出術による合併症や後遺症

排尿障害が必発する．更年期症状の増強，リンパ浮腫発症のリスクがある．

5 子宮体癌術後の化学療法を心配する患者への対応

「心配なのですね．どのようなことが特に気になりますか？」と声を掛け，患者が本当に気にしていることを一緒に考える．

6 胞状奇胎の子宮内容除去術後の妊娠可能時期

胞状奇胎の子宮内容除去術後の避妊期間は，血中hCGの下降後，約6カ月であることを伝え，その間の避妊方法について説明する．一般の胞状奇胎発生率に比べて，反復奇胎発生率が高率になることも伝え，次回の発生への不安に対するケアを行う．

引用・参考文献

1）日本産科婦人科学会，日本産婦人科医会編．産婦人科診療ガイドライン：婦人科外来編2017．日本産科婦人科学会事務局，2017.

2）Bernuit, D. et al. Female perspectives on endometriosis: fingings from the uterine bleeding and pain women's research study. Journal of Endometriosis. 2011, 3 (2), p.73-85.

3）Cox, H. et al. Endometriosis, an unknown entity: the consumer's persipective. International IJC. 2003, 27 (3), p.200-209.

4）Fagervold, B. et al. Life after a diagnosis with endometriosis: a 15 years follow-up study. Acta Obstet Gynecol Scand. 2009, 88 (8), p.914-919.

5）"子宮筋腫"．プリンシプル産科婦人科学1．武谷雄二ほか監修．第3版，メジカルビュー社，2014, p.516-524.

6）川嶋綾子ほか．"婦人科疾患の手術と看護看護"．はじめての婦人科看護：カラービジュアルで見てわかる！．永野忠義編．メディカ出版，2017, p.97.

7）日本産科婦人科学会．日本病理学会編．子宮頸癌取扱い規約：病理編．第4版，金原出版，2017, p.10.

8）日本産科婦人科学会．婦人科腫瘍委員会報告：第64回治療年報．https://fa.kyorin.co.jp/jsog/readPDF.php?file=75/12/075121528.pdf，（参照 2024-06-03）.

9）"子宮頸がんとHPVワクチンに関する正しい理解のために"．日本産科婦人科学会．https://www.jsog.or.jp/citizen/5765/，（参照 2024-06-03）.

10）Suzuki, S. et al. No association between HPV vaccine and reported post-vaccination symptoms in Japanese young women: Results of the Nagoya study. Papillomavirus Res. 2018, 5, p.96-103.

11）"Health Care Utilization screening". OECD.Stat. https://stats.oecd.org/index.aspx?queryid=30159，（参照 2024-06-03）.

12）日本産科婦人科学会．日本病理学会編．子宮体癌取扱い規約：病理編．第4版，金原出版，2017, p.9.

13）前掲書5），p.500-512.

14）日本婦人科腫瘍学会編集．患者さんとご家族のための子宮頸がん・子宮体がん・卵巣がん治療ガイドラインの解説．金原出版，2011.

15）前掲書5），p.532-537.

16）日本産科婦人科学会．日本病理学会編．絨毛性疾患取扱い規約．第3版，金原出版，2011.

8 | 卵巣・卵管の疾患

1 | 卵巣腫瘍
ovarian tumor

1 卵巣腫瘍とは

女性の性腺である卵巣に発生する腫瘍を**卵巣腫瘍**という. 女性の一生涯において, 卵巣腫瘍が発生する確率は 5 ～ 7％であり, 比較的よく遭遇する腫瘍である. 悪性腫瘍である卵巣癌の患者数は, 日本では年々増加傾向にある. 卵巣は母指頭大の小さな臓器であるが, 複雑な組織構成をしているため多種類の腫瘍が発生し, その分類には臨床病理学的分類が用いられる(表8-1). 組織成分により, 大きく**上皮性腫瘍**, **性索間質性腫瘍**, **胚細胞腫瘍**に分けられる(図8-1). また, 良性腫瘍, 境界悪性腫瘍, 悪性腫瘍に分類される.

境界悪性腫瘍は, 良性腫瘍と悪性腫瘍の中間的な組織像を示し, 悪性度が低いため, 長い経過をとって再発することはあっても腫瘍死に至ることはほとんどないと定義されている[1].

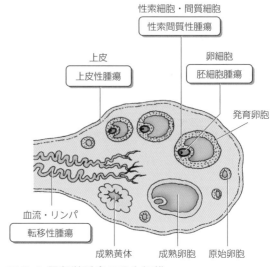

図 8-1 ■卵巣腫瘍の発生組織

1 組織型による分類

上皮性腫瘍 epithelial tumors of the ovary

全卵巣腫瘍の約 2/3 を占める頻度の高い腫瘍で, **漿液性**, **粘液性**, **類内膜**, **明細胞**などの組織型に分けられる. 排卵が起こることにより, 卵巣の表層上皮細胞が破綻と再生を繰り返すことで発生するといわれている.

性索間質性腫瘍 sex cord-stromal tumors of the ovary

胎生期の性索や性索間質由来の細胞によってできる腫瘍であり, 全卵巣腫瘍の約 6％を占める. ホルモンを産生する細胞が腫瘍化したもので, **成人型顆粒膜細胞腫**（adult granulosa cell tumor）のようにエストロゲンを産生する腫瘍では女性化徴候を, **セルトリ・ライディッヒ細胞腫**（Sertoli-Leydig cell tumor）のようにアンドロゲンを分泌する腫瘍では男性化徴候を示す場合がある.

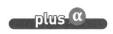

plus-α

卵巣癌
卵巣に発生する悪性腫瘍のうち, 上皮性のものを指すことが多い.

表 8-1 ■臨床的取扱いに基づいた卵巣腫瘍の分類

	良性腫瘍	境界悪性腫瘍 / 低悪性度腫瘍 / 悪性度不明の腫瘍	悪性腫瘍
上皮性腫瘍	漿液性嚢胞腺腫・腺線維腫 漿液性表在性乳頭腫 粘液性嚢胞腺腫・腺線維腫 類内膜嚢胞腺腫・腺線維腫 明細胞嚢胞腺腫・腺線維腫 ブレンナー腫瘍 漿液粘液性嚢胞腺腫・腺線維腫 子宮内膜症性嚢胞	漿液性境界悪性腫瘍 粘液性境界悪性腫瘍 類内膜境界悪性腫瘍 明細胞境界悪性腫瘍 境界悪性ブレンナー腫瘍 漿液粘液性境界悪性腫瘍	低異型度漿液性癌 高異型度漿液性癌 粘液性癌 類内膜癌 明細胞癌 悪性ブレンナー腫瘍 漿液粘液性癌 未分化癌
		微小乳頭状パターンを伴う漿液性境界悪性腫瘍 間葉系腫瘍類内膜間質	
間葉系腫瘍			類内膜間質肉腫
混合型上皮性間葉系腫瘍			腺肉腫 癌肉腫
性索間質性腫瘍	線維腫 莢膜細胞腫 硬化性腹膜炎を伴う黄体化莢膜細胞腫 硬化性間質性腫瘍 印環細胞間質性腫瘍 微小嚢胞間質性腫瘍 ライディッヒ細胞腫 ステロイド細胞腫瘍 セルトリ・ライディッヒ細胞腫（高分化型）	富細胞性線維腫 若年型顆粒膜細胞腫 セルトリ細胞腫 輪状細管を伴う性索腫瘍 セルトリ・ライディッヒ細胞腫（中分化型） その他の性索間質性腫瘍	線維肉腫 悪性ステロイド細胞腫瘍 セルトリ・ライディッヒ細胞腫（低分化型）
		成人型顆粒膜細胞腫	
胚細胞腫瘍	成熟奇形腫 良性卵巣甲状腺腫 脂腺腺腫		未分化胚細胞腫 卵黄嚢腫瘍 胎芽性癌 絨毛癌（非妊娠性） 混合型胚細胞腫瘍 悪性卵巣甲状腺腫（乳頭癌, 濾胞癌） 脂腺癌 癌（扁平上皮癌, その他）
		未熟奇形腫（Grade1 〜 Grade3） カルチノイド腫瘍	
胚細胞・性索間質性腫瘍		性腺芽腫 分類不能な混合型胚細胞・性索間質性腫瘍	
その他	卵巣網腺腫	ウォルフ管腫瘍 傍神経節腫 充実性偽乳頭状腫瘍	卵巣網腺癌 小細胞癌 ウィルムス腫瘍 悪性リンパ腫 形質細胞腫 骨髄性腫瘍

日本産科婦人科学会・日本病理学会編. 卵巣腫瘍・卵管癌・腹膜癌取扱い規約. 病理編. 金原出版, 2016, p.20.

8

卵巣・卵管の疾患

胚細胞腫瘍　overian germ cell tumor

胚細胞（卵細胞）を起源として発生し，全卵巣腫瘍の 20 ～ 25％を占める．20 歳前後の若年者に好発する．臨床上比較的よく遭遇する**皮様嚢腫**（dermoid cyst）は，奇形腫の中の**成熟奇形腫**（mature cystic teratoma）に分類される．

2 症状

卵巣に発生した腫瘍が小さければ，無症状のことが多い．したがって，腹部膨満などの典型的な症状の有無は，早期発見には役立たず，悪性であればすでに骨盤，腹腔内に広がっていることが多いため，欧米ではサイレントキラー（silent killer）といわれている．茎捻転[*]や破裂により急性腹症を起こして発見されることがある．卵巣腫瘍の症状としては，以下のものが挙げられる．

▶ 腹部膨満感

腫瘍が手拳大以上に大きくなれば，患者本人が下腹部に触知できることもあり，さらに大きくなれば腹部全体の膨満感を訴える．

▶ 周囲臓器に対する圧迫症状

腫瘍が膀胱を圧迫すれば頻尿を訴え，直腸を圧迫すれば便秘となる．腫瘍が悪性で骨盤内の神経まで及べば，下腹部痛や腰痛を訴えることもある．

▶ ホルモンによる症状

エストロゲン産生腫瘍では，思春期早発，性器出血，骨年齢促進，子宮内膜増殖を起こし，閉経女性では乳房腫大などの再女性化症状を示すようになる．アンドロゲン産生腫瘍では，希発月経・無月経，乳房の萎縮，陰核肥大，多毛，声音低下，にきびなどの男性化症状を示す．ヒト絨毛性ゴナドトロピン（hCG）を産生する腫瘍では，妊娠様の症状を示すこともある．

3 診断

卵巣腫瘍の術前診断は，問診，画像，腫瘍マーカーなどの所見を総合的に診断する．良性・悪性の術前正診率は90％以上であり，組織型まで高い確率で診断できるが，症状発症前の卵巣腫瘍の早期診断システムは確立されていない．腹部膨満感，腹部腫瘤，急激な腹囲の増加や下腹部痛を示すこともあるが，無症状の場合が多く，超音波検査で偶然に発見されることも多い．

画像検査

▶ 超音波検査

卵巣腫瘍の発見および良性・悪性の判定には超音波検査が重要である．経腟超音波検査は比較的小さな腫瘍の観察に適しており，経腹超音波検査は大きな腫瘍に適している．超音波検査では，周囲との境界や腹水の有無を観察することが可能である．

超音波検査において，腫瘤が嚢胞性で，嚢胞壁が滑らか，壁の肥厚や充実性部分を認めない場合には，良性腫瘍の可能性が高い．嚢胞が黒く写る場合は，内容液は水様であるが，微細状エコーの場合は，内容液に血液や脂肪が含まれている可能性もあり，正確に嚢胞内容液の性状を診断することは困難である

（図8-2a，図8-2b）．また，囊胞の内部や囊胞壁に充実性の部分を認める場合には，悪性腫瘍の可能性を疑うが，充実性部分の質的な診断はできない（図8-2c）．

▶ MRI 検査

囊胞内容の性状や充実性部分の質的診断のためには，MRI 検査が必要となる．MRI 信号は，囊胞内容液の性状により異なるため，水，血液，脂肪の鑑別が可能となる（表8-2）．内容液が水のような液体であれば漿液性腫瘍，脂肪であれば**成熟囊胞性奇形腫***（図8-3，図8-4），古い血液であれば子宮内膜性囊胞であると診断できる．

また，MRI では，造影剤を用いることにより充実性部分の質的な診断が可能となり，充実性部分に造影効果があれば悪性である確率が高くなる（図8-5）．

▶ その他の画像検査

周囲への組織浸潤やリンパ節への転移の有無の検索には CT 検査が，また転移や再発部位の検索には PET 検査が有用である．

表 8-2 ■囊胞内容液の MRI 信号

内容液	T1 強調	T2 強調	脂肪抑制
水	低い	高い	効果なし
血液	高い	低い	効果なし
	高い	高い	
脂肪	高い	高い	効果あり

📖*用語解説

成熟囊胞性奇形腫
卵巣腫瘍の約20～40%を占める頻度の高い良性腫瘍である．比較的若い女性にみられ，15歳以下の小児では卵巣腫瘍の2/3を占める．両側性に発生することもある．内容は三胚葉成分を含むが，特に皮膚成分が優位にみられることが多く，皮様囊腫と同義で用いられることがある．腫瘍の大きさはさまざまで，内部に脂肪を含む．囊胞壁は比較的厚く，壁内に毛包や皮脂腺，筋肉などの組織があり，毛髪，骨，歯牙を認めることも多い．

8
卵巣・卵管の疾患

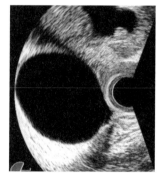
a. 内容液は水様

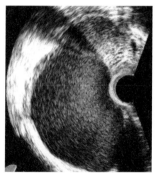
b. 内容液は不明

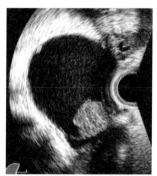
c. 充実性部分あり

図 8-2 ■囊胞性腫瘍の経腟超音波画像

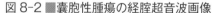

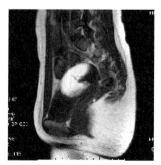
T1 強調像

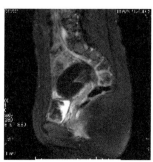
T1 強調造影脂肪抑制像

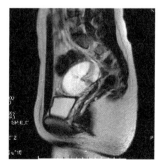
T2 強調像

図 8-3 ■成熟囊胞性奇形腫の MRI 像

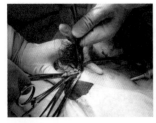
毛髪成分

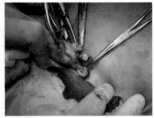
骨・歯

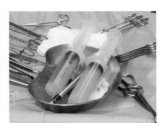
脂肪成分

図 8-4 ▮成熟嚢胞性奇形腫の内容物

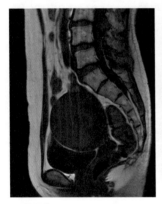
T1 強調像

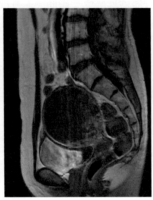
T1 強調造影像

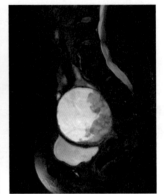
T2 強調像

図 8-5 ▮卵巣癌の MRI 像

▮ 腫瘍マーカー検査

腫瘍は特徴的な物質を産生することが
あり，その物質のうち，主として血液で
測定可能なものが腫瘍マーカーとして臨
床の場で用いられる．腫瘍マーカーの上
昇は，がん細胞が身体の中に多く存在し
ている確率が高いことを意味する．卵巣
腫瘍の腫瘍マーカーは，腫瘍の良性・悪
性の鑑別，組織型の推定，治療効果の判
定，再発の検出などに用いられている
（表8-3）．

表 8-3 ▮卵巣腫瘍の主な腫瘍マーカー

腫瘍マーカー	卵巣腫瘍
CA125	漿液性嚢胞腺癌
CA19-9，CEA	粘液性嚢胞腺癌，転移性腫瘍
LDH，ALP	未分化胚細胞腫
HE4，CA72-4，STN	上皮性腺癌
hCG	絨毛癌，胎芽性癌
AFP	卵黄嚢腫瘍，胎芽性癌，未熟奇形腫
エストロゲン	顆粒膜細胞腫
アンドロゲン	セルトリ・ライディッヒ細胞腫

4 治療

▮ 良性卵巣腫瘍の取り扱い

良性卵巣腫瘍の可能性が高いと判断したら，症状や大きさを考慮しながら，
3 ～ 4 カ月に 1 回の経過観察をする．その過程で腫瘍の増大（腫瘍径 6cm 以
上）を認めた場合には，悪性であることも考慮し，手術を行う．良性卵巣腫瘍
の手術は，腫瘍摘出術，付属器切除術が一般に行われ，患者にとって低侵襲で
ある腹腔鏡下手術が選択される（図8-6）．しかし悪性腫瘍を疑う場合には，腹

腔鏡下手術ではがん細胞を腹腔内に播種させる可能性があるため，開腹手術を行う．

悪性卵巣腫瘍の取り扱い

▶ 手術療法

悪性卵巣腫瘍（卵巣癌）が疑われれば，手術療法が第一選択となる（図8-7）．卵巣癌の進行度は開腹手術時に決定する．卵巣癌の病期分類には手術進行期分類（FIGO2014）が用いられる（図8-8，表8-4）．卵巣癌の広がり方は，腹腔内播種，リンパ行性転移，血行性転移など多彩であるが，腹腔内播種は卵巣癌に

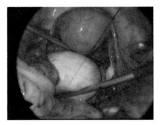

図 8-6 ■良性卵巣腫瘍の
　　　腹腔鏡下手術

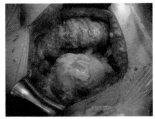

図 8-7 ■卵巣癌の開腹手術

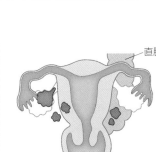

Ⅰ期 がんが卵巣だけに限局

Ⅱ期 がんが骨盤内にあって，子宮，卵管，直腸などに進展あるいは転移

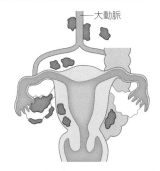

Ⅲ期 がんが骨盤腔を越えて，上腹部の腹膜，大網，小腸などに転移ならびに／または後腹膜リンパ節に転移

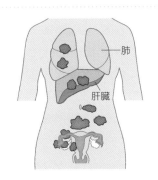

Ⅳ期 がんが肝臓や肺に遠隔転移

図 8-8 ■卵巣癌の進行期別広がり方

表 8-4 ▨卵巣癌の手術進行期分類（FIGO 2014）

I期		がんが卵巣に限局している
	I a期	がんが片側の卵巣に限局し，がん性腹水がなく，被膜表面への浸潤や被膜破綻を認めないもの
	I b期	がんが両側の卵巣に限局し，がん性腹水がなく，被膜表面への浸潤や被膜破綻を認めないもの
	I c期	がんが片側または両側の卵巣に限局するが，被膜表面への浸潤や被膜破綻（手術操作も含む）を認めたり，腹水または腹腔洗浄液でがん細胞を認めたもの
II期		がんが片側または両側の卵巣に存在し，さらに骨盤内臓器に進展しているもの
	II a期	がんが子宮，卵管に進展しているもの
	II b期	がんか子宮，卵管以外の骨盤内臓器へ進展しているもの
III期		がんが骨盤腔を越えて，骨盤外，後腹膜リンパ節転移を認めるもの
	III a期	後腹膜リンパ節転移を認めるもの，骨盤外に顕微鏡的播種を認めるもの
	III b期	骨盤外に 2cm 以下の腹腔内播種を認めるもの
	III c期	骨盤外に 2cm 以上の腹腔内播種を認めるもの
IV期		腹膜播種を除く遠隔転移
	IV a期	胸水中に悪性細胞を認めるもの
	IV b期	実質転移ならびに腹腔外臓器に転移を認めるもの

特有な進展形式である．

　卵巣癌の術式は，表8-5に示す手術を基本術式とし，進行癌であってもできる限り手術で腫瘍を取り除くことが重要となる．したがって，腸管に転移を認める場合には，腸管の一部を合併切除する場合もある．進行癌で腫瘍の可及的な切除が不可能なときには，組織診断，進行期診断のための生検のみにとどめる．化学療法が著効した症例では，化学療法後に再度開腹して腫瘍を切除する手術（二次腫瘍縮小手術）を行うこともある．

▶ 化学療法

　化学療法の効果判定には表8-6が適用される．卵巣癌は，化学療法が著効する腫瘍の一つである（表8-7）．卵巣癌は進行癌の状態で発見されることが多く，早期癌でもしばしば再発するため，多くの症例が化学療法の対象となる．

　化学療法には，治療成績の向上を目的とした**初回化学療法**（first-line chemotherapy）や，初回手術に先だって，または試験開腹後に根治手術完遂率の向上を目的とした**術前化学療法**（neoadjuvant chemotherapy：NAC），寛解後に長期生存を目的として行う**維持化学療法**（maintenance chemotherapy），再発時や初回化学療法に抵抗を示した場合に行う**二次化学療法**（second-line chemotherapy）などがある．主なレジメンを表8-8に示す．多くが点滴静脈内投与である．抗がん薬には悪心・嘔吐，骨髄抑制，脱毛などの多くの副作用があり，使用時には薬剤に対する十分な知識が必要である（表8-9）．

表 8-5 ▨卵巣癌の基本術式

・可及的腫瘍切除
・単純子宮全摘
・両側付属器切除
・大網切除
・転移部位の臓器切除（腸管等）
・骨盤〜傍大動脈リンパ節郭清

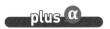

plusα

卵巣癌の妊孕性温存手術
妊孕性温存を希望する若年の早期癌（I a期）では，片側付属器切除を行うこともある．しかし，片側付属器切除のみでは，安全性は確立されておらず，本人および家族から十分なインフォームドコンセントを得ることが大切である．

表 8-6 ▓ 化学療法の効果判定基準

腫瘍縮小効果（グレード）		判定基準
CR (complete tumor response)	完全奏功 あるいはほぼ完全な治療効果	大部分の病変の退縮 あるいは病変の消失
PR (partial tumor response)	部分的な治療効果	病変の広範な退縮
No or minimal tumor response	治療効果なし あるいはごく軽度の治療効果	病変の変化はわずか

表 8-7 ▓ 化学療法の効果

効果の度合	がんの種類
治癒可能（CR：60〜90%）	急性白血病，悪性リンパ腫，睾丸腫瘍など
高感受性（PR：40〜80%）	卵巣癌，小細胞肺癌，乳癌，頭頸部癌など
低感受性（PR：20〜40%）	食道癌，胃癌，大腸癌，非小細胞肺癌，軟部肉腫など
抵抗性（PR＜20%）	膵癌，胆道癌など

表 8-8 ▓ 卵巣癌に対する化学療法の主なレジメン

レジメン	薬剤・投与量	投与日	1クール	投与方法
TC 療法	パクリタキセル　175〜180mg/m^2 カルボプラチン　AUC 5〜6	1	3 週間	点滴静注
dose − dense TC 療法	パクリタキセル　80mg/m^2 カルボプラチン　AUC 6	1・8・15 1	3 週間	点滴静注
DC 療法	ドセタキセル　70〜75mg/m^2 カルボプラチン　AUC 5	1	3 週間	点滴静注
PLD − C 療法	リポソーム化ドキソルビシン　30mg/m^2 カルボプラチン　AUC 5	1	4 週間	点滴静注
GC 療法	ゲムシタビン　1000mg/m^2 カルボプラチン　AUC 4	1・8 1	3 週間	点滴静注
CDDP 単剤	シスプラチン　75〜100mg/m^2	1	3〜4 週	点滴静注
CBDCA 単剤	カルボプラチン　AUC 5〜6	1	3〜4 週	点滴静注

表 8-9 ▓ 主な抗がん薬の副作用

抗がん薬	主な副作用
パクリタキセル	過敏症反応（アナフィラキシーショック等），骨髄抑制，末梢神経障害，関節痛，筋肉痛，心障害，脱毛，悪心・嘔吐など
カルボプラチン	骨髄抑制（特に血小板減少），過敏症反応（アナフィラキシーショック等）など
ドセタキセル	骨髄抑制（特に好中球減少），過敏症反応（アナフィラキシーショック等），脱毛，浮腫，悪心・嘔吐など
シスプラチン	悪心・嘔吐，腎毒性，神経障害（末梢神経障害，聴力障害），骨髄抑制など
ドキソルビシン	悪心・嘔吐，心筋障害，骨髄抑制，脱毛など

▶ 放射線療法

卵巣癌では，放射線療法が用いられることは比較的少ない．未分化胚細胞腫瘍は放射線感受性が高く，化学療法が行えない場合などに考慮される．また，性索間質性腫瘍では，術後や再発時の治療に選択される．

卵巣癌治療の問題点

卵巣癌患者の進行期別5年生存率は，Ⅰ期92.6％，Ⅱ期70.1％，Ⅲ期37.5％，Ⅳ期25.5％であり，進行癌の予後は不良である．卵巣癌は，早期には症状がないため，発見時にはすでに進行癌になってることが多い．さらに，早期発見が困難であるにもかかわらず，卵巣癌検診の方法も確立されていないことが問題である．

2 卵巣腫瘍患者の看護

卵巣の疾患のほとんどは腫瘍性であり，そのうち約90％は良性と報告されている．一般に腫瘍が小さい場合は無症状のことが多く，日常生活に支障を来すことはない．症状が乏しいことから発見が遅れ，進行してから発見されることが多い．しかし，腫瘍が大きくなると，膀胱や直腸の圧迫による頻尿や便秘，リンパ管の圧迫による下肢の浮腫などを認め，QOLを低下させる．卵巣腫瘍茎捻転や卵巣腫瘍の破裂の場合には，激しい下腹部痛を伴い，外科的処置が必要となる．

悪性卵巣腫瘍は30代後半から増加を始め，40代後半から60代がピークとなるが，その後の罹患数も少なくない(図8-9)．生殖年齢とも重なるため，その年代の場合は，妊孕性への影響も考慮して治療が選択され，それに伴う看護が必要となる．

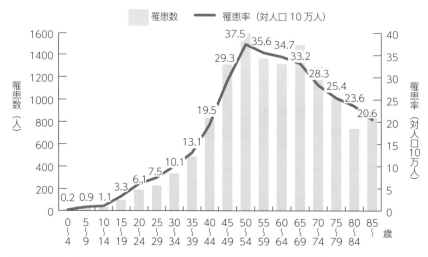

図8-9 ■年齢別卵巣癌の罹患数と罹患率（対人口10万人）
国立がん研究センターがん情報サービス「がん登録・統計」2019年

1 疾患の病態・症候・全身状態の観察

▶ 卵巣腫瘍の病態

良性と悪性の分類，腫瘍の分類，腫瘍の大きさ，悪性の場合は周囲臓器への転移の有無，進行度をみる．

▶ 症候と全身状態

下腹部痛・腰痛の有無と程度，顔色，倦怠感，不眠，食欲，体重の変化の有無と程度，周囲臓器への圧迫症状（便秘，頻尿，下腹部膨満）の有無と程度を確認する．

▶ 検査データ

内診・直腸診，腫瘍マーカー検査および超音波検査，CT 検査，MRI 検査の結果から，腫瘍の種類，進行の程度を確認する．

2 検査・治療における援助

▌検査

内診・直腸診，腫瘍マーカー検査，超音波検査，CT 検査，MRI 検査，細胞診などの検査は，腫瘍の良性・悪性の鑑別に必要な検査であるため，検査への協力が得られるようにする．疑問点や不安に思っていることなどを表出できるよう，看護師は患者の病状や手術についての理解度・受容度を把握し，患者が納得して検査が受けられるように支援する．

▌治療

良性・悪性の鑑別によって治療法も異なる．治療に対する不安が軽減でき，安全に治療が受けられるよう疼痛緩和，精神的支援を行う．

▶ 良性卵巣腫瘍

手術は開腹手術と腹腔鏡下手術がある．腹腔鏡下手術は腹式手術に比べて術創が小さく，手術の侵襲も少ないことから，選択されることが多い．入院期間中に受ける検査や治療の予定とタイムスケジュールを治療計画書として記したクリニカルパスなどを患者に提示する（➡ p.93 図4-10 参照）．

▶ 悪性卵巣腫瘍

進行の程度にもよるが，腹式手術が選択されることが多い．腹式手術は侵襲性も高く，疼痛も伴うことから，疼痛緩和，精神的苦痛の緩和を図る．術前もしくは術後に化学療法も併用して行われる．副作用に関する情報提供および対処方法についても，術前に詳細な説明をしておく．入院期間中の検査や治療の予定とタイムスケジュールを，クリニカルパスなどで患者に提示する（➡ p.92 図4-9 参照）．

3 心理的支援

卵巣腫瘍を有する女性は，社会人，妻，母としての役割を担っている場合が多い．そのため，疾病に関連する不安，手術に関連する不安，社会的地位や役割遂行に関連する不安，経済面に関連する不安，性的側面に関連する治療への不安のみならず，女性生殖器喪失に伴う不安も抱えている．患者ががんへの恐

れや不安を十分に表出できるよう，傾聴的な関わりに努める．

▌妊孕性への影響

生殖年齢の患者の場合，疾患がもたらす妊孕性への影響は，最も不安とする点である．両側卵巣を摘出した場合，将来の妊娠は不可能となる．患側の卵巣を摘出し，対側の卵巣は摘出しない妊孕性温存手術が選択可能な場合は，妊娠の可能性は残される．がん患者が，抗がん薬治療前に卵巣組織凍結を行い，その後，卵巣組織凍結後融解卵巣移植により生児を獲得している症例も報告されている．

将来子どもをもつことに対して悩みを抱える患者に対しては，患者が自身の希望を医師に伝え，より良い解決策が得られるよう正しい情報を提供し，心理的な支援を行うことが看護師に期待されている．

4 退院後の生活指導

▌定期検診の受診

治療に伴う合併症への対処および再発の早期発見のために，定期的な外来通院と治療を受けるよう指導する．抗がん薬治療は副作用をもたらし，身体的・精神的・社会的にもその苦痛は大きい．看護師は，患者が治療に積極的に取り組めるよう，患者の希望を聞きながら支援する．

▌日常生活の留意点

▶ 手術後

創部の回復および体力の回復に合わせて，活動範囲を増やしていくよう説明する．

▶ 放射線治療後

放射線皮膚炎の予防ケアが重要となる．照射部位に刺激を与えないようこすったり，搔いたりしないよう指導する．

▶ 化学療法後

予想される副作用と出現時期，その対処法について事前に説明しておく．疑問点，不安な点がある場合は病院に相談するよう伝えておく．

---

2 遺伝性乳癌卵巣癌

hereditary breast and ovarian cancer：HBOC

1 遺伝性乳癌卵巣癌（HBOC）とは

がんの発症には環境要因*と遺伝要因*が関係する．特定の遺伝子に生まれつき病的変異があることで発症するがん（腫瘍）を，**遺伝性腫瘍**（hereditary cancer）という（表8-10）．その場合，母，娘，姉妹に卵巣癌患者が1人いると，卵巣癌の発生率が2〜3倍，2人いる場合には5倍となり，乳癌の家族歴がある場合には，乳癌の発生率は3〜10倍になるといわれている．

📖*用語解説

環境要因と遺伝要因
環境要因とは食生活，飲酒，喫煙，ホルモンなどを指し，遺伝要因とは生まれつきもっている遺伝子の変異によるものをいう．

表 8-10 ■主な遺伝性腫瘍

疾患名	原因遺伝子	関連するがん・腫瘍
遺伝性乳癌卵巣癌（HBOC）	*BRCA1*, *BRCA2*	乳癌，卵巣癌，前立腺癌，膵癌，黒色腫
リンチ（Lynch）症候群	*MLH1*, *MSH2*, *MSH6*, *PMS2*, *EPCAM*	大腸癌，子宮体癌，胃癌，卵巣癌，尿路系上皮癌など
ポイツ・ジェガース (Peutz-Jeghers) 症候群	*STK11*（*LKB1*）	大腸癌，胃癌，子宮頸癌，卵巣癌，乳癌，膵癌
リー・フラウメニ (Li-Fraumeni) 症候群	*TP53*	軟部組織肉腫，骨肉腫，乳癌（閉経前），脳腫瘍，副腎皮質癌
遺伝性びまん性胃癌（HDGC）	*CDH1*	びまん性胃癌，乳癌（乳腺小葉癌）
カウデン（Cowden）症候群	*PTEN*	乳癌，甲状腺癌，子宮体癌，腎細胞癌，大腸癌

8

卵巣・卵管の疾患

1 概要

　遺伝性乳癌卵巣癌症候群（HBOC）は，*BRCA1*，*BRCA2* 遺伝子の生殖細胞系列変異に起因する乳癌，卵巣癌などのがんの易罹患性症候群であり，常染色体優性遺伝の形式を示す．一般的に，200 〜 500 人に 1 人が HBOC に該当するといわれている．

　BRCA1 遺伝子は，染色体 17q21 に位置する全長約 100kb *の巨大な遺伝子で，その働きは DNA の恒常性の維持と考えられ，DNA 二本鎖切断の相同組換え修復や，チェックポイント機能による細胞周期制御，多くの転写因子の補酵素として機能している．*BRCA2* 遺伝子は，染色体 13q12-13 に位置し，全長は約 70kb で，その機能は主に DNA 二本鎖切断時の相同組換え修復である．

　これらの遺伝子から作られるタンパク質は，DNA が傷ついたときに正常に修復する働きがあるため，*BRCA1*，*BRCA2* 遺伝子に変異があると，正常にタンパク質が作られなかったり，働かなかったりして傷ついた DNA の修復ができず，がんが発生しやすくなる．

2 管理

　親のどちらかが病的変異のある *BRCA1* 遺伝子あるいは *BRCA2* 遺伝子をもっている場合，その変異が子どもに受け継がれる確率は，性別に関係なく 1/2 である．家族歴のある患者は，HBOC の診断のために血液検査で *BRCA1*，*BRCA2* の遺伝子変異の有無を調べることができる．どのような人に HBOC のがん遺伝子検査を考慮すべきかを表8-11 に示す．

　遺伝子変異が見つかった場合でも，実際にがんを発症するかどうかや発症時期を予測することはできない．また，遺伝子検査を受けてわかること，わからないこと，検査結果にどう対応するか，どのような影響が生じる可能性があるかなど，よく考えた上で検査を受けるかどうかを決める必要がある．

　したがって，患者本人が疾患の遺伝学的関与における医学的影響，心理学的影響，および家族への影響などを理解するために，十分な**遺伝カウンセリング**が必要となる．*BRCA1*，*BRCA2* 遺伝子に変異を認めた場合には，乳癌に対し

📖 *用語解説

kb（キロベース）
DNA の長さの単位で，塩基 1 個を 1b（ベース）と表す．塩基 1000 個が 1kb となる．

表 8-11 ■遺伝性乳癌卵巣癌の可能性を考える状況

家系の中に以下に該当した人がいる
・若い年齢（目安は 40 歳未満）で乳癌と診断された
・トリプルネガティブ（エストロゲン受容体，プロゲステロン受容体がなく，
　HER2 発現がないタイプ）の乳癌と診断された
・卵巣癌・卵管癌・腹膜癌と診断された
・膵癌と診断された
・転移のある前立腺癌と診断された
・両側の乳房と診断された
・片方の乳房に複数回乳癌を診断された
・男性で乳癌と診断された
・BRCA1 または BRCA2 の遺伝子変異が確認された

表 8-12 ■ BRCA1，BRCA2 遺伝子変異保持者に対する管理

対象	発生がん		検診・予防など
女性	乳癌	18 歳〜	・乳房の自己検診を行う
		25 歳〜	・半年〜 1 年に 1 回，医師による視触診を受ける
		25 〜 29 歳	・1 年に 1 回，乳房造影 MRI 検査（MRI ができない場合はトモシンセシスの併用を考慮したマンモグラフィ）を行う
		30 〜 75 歳	・1 年に 1 回，乳房造影 MRI 検査とトモシンセシスの併用を 考慮したマンモグラフィを行う
		75 歳〜	・個別に検討する
		リスク低減手術	・リスク低減乳房切除術（RRM）の選択について，医療者と話し合う
	卵巣癌	リスク低減手術	・35 〜 40 歳で最後の出産が終了次第，リスク低減卵巣卵管切除術（RRSO）の施行が推奨される ・BRCA2 遺伝子変異保持者は，BRCA1 遺伝子変異保持者より卵巣癌の発症年齢が 8 〜 10 年遅いため，40 〜 45 歳まで 延期してもよい ・RRSO を選択しない場合は，医師の判断で，30 〜 35 歳から経腟超音波検査と腫瘍マーカー検査（CA-125）を考慮してもよい
男性	乳癌	35 歳〜	・乳房の自己検診を行う ・1 年に 1 回，医師による視触診を受ける
	前立腺癌	45 歳〜	・BRCA2 遺伝子変異保持者は，前立腺癌検診を推奨する ・BRCA1 遺伝子変異保持者は，前立腺癌検診を考慮する

NCCN 腫瘍学臨床診療ガイドライン．乳癌および卵巣癌における遺伝学的／家族性リスク評価．2019年第3版．より作成．https://www2.tri-kobe.org/nccn/guideline/gynecological/japanese/genetic_familial.pdf，（参照 2024-06-03）．

ては 25 歳からの乳房 MRI を含めた検診を，卵巣癌に対しては 30 歳から経腟超音波，CA125 測定などの検診を定期的に行うことを考慮する必要があり，男性に対しても乳癌と前立腺癌に対する検診を考慮する（表8-12）．

② 遺伝性乳癌卵巣癌（HBOC）患者の看護

1 患者への支援

　近年，HBOC は，著名人の体験なども含めて，多くの報道とともに一般の人々に情報が提供される時代となった．

　しかし，情報があっても，目に見える乳房を失う悲しみはもちろんのこと，卵巣の場合には，妊娠に直結するため，患者である女性の人生設計にも大きな

影響を及ぼすことが予想される．自身の人生で，結婚や妊娠についてどのように考えていたか，パートナーの有無，仕事や家庭などとの関係など，治療に向き合うとともに，早急にこれらの課題も考慮しなければならない．そのさなかで，同胞や両親，子どもなどとも遺伝性であることを話し合い，彼らの不安も同時に感じながら，自身の治療を進めていくことになる．

患者の中には，血縁で同様の疾患に罹患した人がいる場合に，その治療・療養経過が最も身近な例であるため，たとえどのような科学的根拠をデータで示しても，その人と自身を重ねて正しい理解につながらないこともある．

また，HBOCでは，すでに乳癌に罹患している場合には，がんの再発に対しての精神的負荷がさらに増し，まだ乳癌を発症していない場合には，今後の発症について不安がより一層生じることも考えられる．

したがって，患者自身の治療・療養が，今後の血縁者の治療や受診に影響することを十分に考慮し，患者の言動から理解度をアセスメントし，できる限り正しく理解できるよう支援する．また，日本では，全般的に婦人科受診に対して抵抗感があるため，このような機会を契機に，患者の周囲にいる家族にも，早期発見・治療に結び付く受診行動を推奨する必要がある．

2 血縁者への支援

HBOC患者の家族の中には，予防的切除についても積極的な選択を考える人もいる．発症前の状況で，予防的に健康な乳房や卵巣を切除することには，看護師として疑問が生じるかもしれない．

しかし，看護師として大切なことは，患者が十分な情報を提供され，理解し，自身で治療や医療について選択できるように支援することである．新しい領域の医療が，自身の価値観では受け入れがたいことであっても，患者本人の自己決定を支援するため，看護師も自身と異なる価値観を理解する努力が必要である．

さらに，HBOCは遺伝性であるため，男性の血縁者にも関係する．男性の場合，乳癌や前立腺癌の遺伝性腫瘍に罹患する恐れがあることも理解し，家族全体で患者の情報を活かし，今後の治療や医療の選択，健康管理に役立てられるよう支援することが重要である．

3 がんゲノム医療における看護師の役割

近年では，**がんゲノム医療**のように，自身の治療方針をより良く，効率的に決めるため，網羅的な遺伝子検査（**がん遺伝子パネル検査**）の実施が，標準的な治療では効果が見込めなくなった患者などを対象に始まっている．腫瘍の治療は部位別の治療から，ゲノムに基づく治療戦略へと移行してきている．効果的な治療を選択するために，結果を受けとめて前を向く患者や家族を切れ目なく支援することが，看護師として最も重要である．

plus α

リスク低減卵管卵巣摘出術（RRSO）・リスク低減乳房切除術（RRM）
BRCA1，*BRCA2*遺伝子の変異が見つかった場合に，がんになる前に予防的に卵管卵巣や乳房を摘出する手術のことをいう．*BRCA1*，*BRCA2*遺伝子変異を有する女性の，70歳時の卵巣癌発生リスクは18～40％，乳癌発生リスクは49～57％であり，がんの発症を減少させるために行う．海外では *BRCA1*，*BRCA2*変異保持者の30～70％がRRSOを受け，10～40％がRRMを受けている．

3 異所性妊娠

ectopic pregnancy

① 異所性妊娠とは

1 概要

　受精卵が子宮腔以外の場所に着床した状態を**異所性妊娠**という．異所性妊娠は妊娠のおよそ1％に起こる．卵管妊娠，腹膜妊娠，卵巣妊娠，頸管妊娠などがあり，このうち卵管妊娠が約98％を占める（図8-10）．超音波検査が普及する以前の異所性妊娠は，早期診断が困難であり，大量出血によるショック状態で搬送されることも多かったが，妊娠診断検査，超音波検査の普及とともに早期診断が可能となり，予後は大きく改善している．

▍卵管妊娠　tubal pregnancy

　卵管妊娠は，クラミジアなどによる付属器炎などの炎症性疾患，生殖補助医療（ART）の卵管不妊に対する治療などにより，卵管上皮の線毛運動，卵管の受動運動が障害され，受精卵が子宮体部内膜以外に着床することにより発症する．卵管妊娠は受精卵の着床部位により卵管膨大部妊娠，峡部妊娠，間質部妊娠，卵管采妊娠に分類される（図8-10）．卵管妊娠では，狭い卵管腔内での受精卵の発育は困難であり，受精卵と卵管壁との間に出血が起こるため，多くは妊娠8週までに流産に至る．流産が起こらず妊娠週数が進めば，卵管壁が菲薄化するため**卵管破裂**が起こり，**腹腔内出血**や**ショック**を生じることがある．

2 症状・診断

　正常妊娠と比較し絨毛の発育が悪いため，エストロゲンやプロゲステロンの血中動態が不安定となり，子宮内膜からの破綻出血が起こりやすく，無月経後の**不正性器出血**を認めることが多い．異所性妊娠を起こした卵管が伸展されるため，**下腹部痛**を訴えることもある．妊娠初期に性器出血や下腹部痛を認める

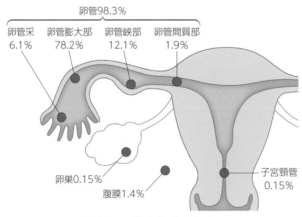

図8-10 ■異所性妊娠の着床部位と頻度

症例や，妊娠反応が陽性であるにもかかわらず超音波検査で子宮腔内に胎嚢を認めない症例では，異所性妊娠を疑って精査を進める．ダグラス窩に出血を示唆する微細な内部エコーを有する液体貯留を認めたり，卵巣以外の付属器領域に胎嚢様のエコーを認める場合は，卵管妊娠が強く示唆され，その中に胎児心拍を認めれば診断は確実となる（図8-11）．

3 治療

治療方針は，全身状態，着床部位，今後の挙児希望の有無から総合的に決定する．外科的治療には，開腹手術と腹腔鏡下手術があり，出血性ショック状態や，強度な腹腔内癒着が予測される症例を除いては，腹腔鏡下手術が優先される（図8-12）．

卵管妊娠に対しては，手術療法が原則となる．患側の**卵管切除術**や，妊孕性温存の必要があれば，卵管を長軸方向に切開し受精卵のみを排出させる**卵管切開術**を行う．条件を満たせば薬物療法や待機療法も考慮される．

▌卵管切開術

挙児希望，病巣の大きさが5cm未満，hCG値10,000IU/L未満，胎児心拍のないもの，未破裂卵管などの条件を満たす場合に可能である．

▌薬物療法

メトトレキサート（MTX）*が用いられ，hCG値5,000IU/L以下，腫瘤径4cm以下の症例では，1回の投与で高い治療成功率が期待できる．

▌待機療法

絨毛活性が低いと自然消退が起こることがあり，全身状態良好，hCG値

📖＊**用語解説**

メトトレキサート（MTX）
抗がん薬の一つで，受精卵の絨毛の増殖を選択的に抑制する作用もあるため異所性妊娠の治療に使われる．筋肉注射による全身投与や腹腔鏡下・超音波ガイド下による局所投与で用いる．また，絨毛性疾患の治療でも使用される．

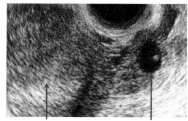
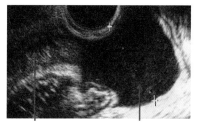

子宮体部　　付属器領域に胎嚢　　子宮体部　　ダグラス窩に液体貯留（微細な内部エコー）

図 8-11 ■異所性妊娠の超音波画像

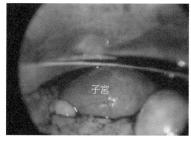
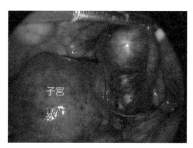

子宮

子宮

腹腔内出血　　　　　　　右卵管妊娠

図 8-12 ■異所性妊娠（腹腔鏡下手術）

1,000IU/L 以下であれば8割程度で自然消退がみられる．

② 異所性妊娠患者の看護

　異所性妊娠は，受精卵が成長する環境に適していない，子宮腔以外の部位に着床しているため，破裂または自然消退する．

　着床部位が破裂を起こすと，腹腔内に大量出血を起こし，激しい腹痛とともに出血性ショックを引き起こす．看護師は，迅速かつ的確な診断と治療ができるよう，検査の介助と治療の援助を行う．患者の病態変化が著しいため，患者および家族の不安の軽減を図るとともに，心理的ストレスを緩和するための支援を行う．

1 症候の観察

　不正性器出血の有無・量，下腹部痛の部位・出現時期・経過，腹膜刺激症状の有無，ショック症状（低血圧，頻脈，脈拍微弱，顔面蒼白，冷汗，意識障害）の有無を確認する．

2 検査・治療における援助

▌検査

　内診および尿検査，血液検査により妊娠を確認する．確定診断のために経腟超音波検査が行われる．看護師は，患者に検査の目的を十分に説明し，検査への協力が得られるようにする．

▶ 疼痛緩和

　下腹部の激痛で来院した場合は，通常，症状の緩和のために鎮痛薬が投与される．しかし，ショック状態に陥っている場合は，血圧が低下する恐れがあるため鎮痛薬が使用できないこともある．その場合には，体位の工夫や保温などで苦痛の緩和を図る．

▌治療

▶ 手術療法

　異所性妊娠治療の原則は手術療法である．出血性ショック，腹腔内癒着が認められない場合は，腹腔鏡下手術が選択される．看護師は，入院期間中に受ける検査や治療の予定と，タイムスケジュールを記したクリニカルパスなどをに示しながら，患者が手術前，手術当日，手術後の目標を達成できるよう適切にケアを行う（➡ p.93 図4-10 参照）．

▶ 薬物療法

　母体の全身状態が良好で，かつ一定の条件を満たした場合には，胎嚢の成長を阻害するために抗がん薬のメトトレキサート（MTX）が投与される．抗がん薬による食欲不振．悪心・嘔吐，発熱，発疹，皮膚瘙痒感などの副作用を観察する．

3 心理的支援

　卵管の破裂による下腹部の激痛や出血性ショックなど，全身状態が急激に悪

化することで，患者・家族の不安は強い．症状の変化，検査，治療などについては，医師と情報を共有し，必要時にはわかりやすく補足説明を行うか，医師による再説明を促し，患者の不安の軽減に努める．

4 早期発見のために

　異所性妊娠は，妊娠の進行によって着床部位が破裂すれば，最悪の場合は出血性ショックで死に至ることもあるため，無月経に続く不正性器出血，下腹部痛を呈した場合は，異所性妊娠を疑い，早急に受診するよう指導する．

！ 臨床場面で考えてみよう

Q1 手術前に卵巣癌のⅠ期と診断された患者に手術後の治療について尋ねられた．どのように答えるか．

Q2 子宮癌検診で卵巣腫瘍の疑いが指摘された30代の女性から，これからどんな検査をされるのか不安であると相談された．どのような対応が考えられるか．

Q3 健康診断時の経腟超音波検査で，卵巣に4cmの嚢胞が認められ，悪性の疑いはないが水がたまっているといわれた患者から，手術したほうがよいか聞かれた．どのように答えるか．

Q4 悪性の卵巣腫瘍と診断され，将来妊娠を希望している20代の女性に，どのような提案ができるか．

Q5 乳癌であるとわかった患者が，遺伝性乳癌なら未成年の姪に教えないという思いから「遺伝子検査を受ける」と言っている．どのような情報やケアが必要か．

Q6 月経が停止したため，女性は妊娠を疑い婦人科を受診したが，超音波検査で子宮内に胎嚢が確認されなかった．この女性に対して，どのようなことが提案できるか．

考え方の例

1 卵巣癌の治療法の決定
　手術で摘出した腫瘍の組織学的な診断が行われてから卵巣癌の進行期が決定するので，進行期が確定されない手術前の段階では術後の治療法は決まらない．

2 卵巣腫瘍の疑いで不安を抱いている女性に対する対応
　良性・悪性の鑑別および進行の程度を確認するために，腫瘍マーカー，超音波検査，CT検査，MRI検査などの検査を行うことを医師に説明してもらう．看護者は，医師の説明後に患者の理解度を確認し，必要があればわかりやすく補足説明を行うか，医師による再説明を促し，患者の不安の軽減に努める．

3 貯留嚢胞の治療
　超音波検査で悪性を疑う所見がなければ，貯留嚢胞で自然に消失する可能もあるため，3～4カ月ごとの経過観察でよい．

4 将来妊娠を希望している悪性の卵巣腫瘍の20代女性に対する提案
　片側の卵巣が残せる妊孕性温存手術が選択可能な場合は，抗がん薬治療前に卵巣組織凍結を行うことで，将来，融解卵巣移植による妊娠の可能性はあるため，医師に相談してはどうかと提案する．

5 遺伝子検査を受けたいという患者への対応
　遺伝子検査は，基本的に本人にとってのメリットがある場合に実施する必要がある．この場合には，遺伝性乳癌であることがわかれば，将来的な卵巣癌の発症に備えることができること，抗がん薬など使用する薬剤の選択が効果的にできること，卵巣の予防的切除など治療の選択肢が考えられること，などがメリットとして考えられる．一方，同胞の子どもである姪に対しての情報提供については，まず同胞の健康に関して遺伝情報を伝えることはメリットになり得るが，発症年齢を考慮すると，未成年である姪には現時点での情報提供は必ずしも必須ではない．将来的な情報提供の可能性については，親である同胞と相談する

必要があることを配慮すべきである．以上の点から，本人にメリットがあるので遺伝子検査をすることは推奨されるが，その情報をいつ誰と共有するかについては，それぞれ相談が必要である．

6 子宮内に胎嚢が確認されなかった月経停止の女性に対する提案

異所性妊娠の疑いも否定できないため，下腹部痛，不正性器出血が認められた場合は，直ちに病院を受診するよう外来で指導を行う．

引用・参考文献 ●

1）日本産科婦人科学会編．産科婦人科用語集・用語解説集．
改訂4版，日本産科婦人科学会事務局，2018．

9 | 乳房の疾患

1 | 乳腺炎
mastitis

1 乳腺炎とは

　乳腺炎は乳腺組織の炎症に起因する疾患であり，そのほとんどが授乳と関連することから，**授乳期乳腺炎**あるいは**産褥期乳腺炎**と呼ばれる．発症時期は，産褥2～3週に最も多くみられ，74～95％のケースでは産褥12週以内に発症する[1]．産後2年以内でも発症する場合があるが，非授乳期の発症はまれである．

1 原因・病態・症状

　乳管内に乳汁がたまり，乳汁うっ滞の管理が不十分であると，**うっ滞性乳腺炎**を生じ，二次的に細菌感染が加わった**化膿性乳腺炎**，さらに**乳腺膿瘍**という過程をたどって重症化していく恐れがある．一般的に乳腺炎は，その臨床症状や局所の所見から比較的診断が容易であると考えられているが，初期対応を誤ると乳腺膿瘍にまで進展し，再発を繰り返す症例も少なくない．乳腺炎では，病態を適切に診断し早期に対処することで，重症化や再発を予防できる．

うっ滞性乳腺炎

　うっ滞性乳腺炎は，乳汁うっ滞がベースにあり，乳管の閉塞部位に一致して乳腺が腫脹，硬結，疼痛，時に発赤，熱感，微熱などの症状を呈する．非感染性であるため，外観的には一見正常に見えることが多い．

化膿性乳腺炎

　化膿性乳腺炎は，乳管の炎症が周囲乳腺組織に及び，乳房の局所的な発赤，熱感，腫脹，硬結，疼痛などの症状に加えて，悪寒，戦慄を伴う高熱（38℃以上）や全身倦怠感といった全身症状（感冒様症状），患側の腋窩リンパ節の有痛性腫脹がみられることもある．

乳腺膿瘍

　化膿性乳腺炎が完治せずに重症化すると，時間の経過とともに皮下，乳房実質内，乳腺前・後部，乳管内，乳輪下などのさまざまな部位に膿瘍が形成され，乳腺膿瘍に至る．膿瘍が皮下の浅い部分に生じる表在性の場合は，限局的に発赤，または暗赤色に変色し，腫脹を認める．皮膚は薄く光沢を帯び，触ると中心部がやわらかく波動を触れるように感じられる．深在性の場合は，局所症状に乏しく，悪寒，戦慄を伴う発熱，患側腋窩リンパ節の有痛性腫脹といった全身症状が主体となる．膿瘍と乳管が交通すると乳汁中に膿が混入し，乳管

を押すと黄色の膿が出てくることがある.

2 検査・診断

うっ滞性乳腺炎

うっ滞性乳腺炎の診断は,発症時期が産褥早期（1～2週間）に多いこと,その臨床症状,熱型,血液検査（白血球数,分画）と生化学検査（CRP）の上昇による炎症性所見が化膿性乳腺炎より軽度であることを参考に行う.産褥期に症状が発現してから短期間の場合は,大部分はうっ滞性乳腺炎で経過良好である.

化膿性乳腺炎

化膿性乳腺炎は,うっ滞性乳腺炎に比べて重症で炎症所見が強く,比較的容易に診断でき,乳汁中から原因菌の同定ができれば確定診断となる.原因菌は乳房皮膚や口腔粘膜の常在菌である黄色ブドウ球菌が最も多く,次いでレンサ球菌,大腸菌または嫌気性菌などである.

乳腺膿瘍

乳腺膿瘍の診断は,化膿性乳腺炎と同様に炎症所見が認められ,さらに超音波ガイド下穿刺にて膿汁を直接証明することで確定診断となる.

3 治療

うっ滞性乳腺炎

うっ滞性乳腺炎の原因は乳汁うっ滞,すなわち不完全な乳汁排出であるため,まずは積極的に乳頭マッサージや授乳,搾乳を行い,乳汁排出を促進する.しこりのある部分の乳房マッサージを行わず,乳頭（乳輪部）を中心に搾乳を行う.児の吸啜がうまくいかない場合は乳汁排出に支障を生じるため,乳頭異常の有無,児の抱き方の問題点を再確認する.授乳方法についても,自律授乳を基本とし,柔軟に回数,時間,間隔などを調整する.哺乳量を上回るくらい乳汁分泌が盛んな場合は,乳腺に乳汁が残りやすいため,乳汁分泌抑制薬を用いることもある.乳房の腫脹や疼痛が強い場合は,乳房の冷罨法や消炎鎮痛薬の内服を行うが,非感染性であるため抗菌薬は不要である.早期の適切な対処によって乳汁うっ滞が改善されれば,化膿性乳腺炎への移行を予防できる.

化膿性乳腺炎

化膿性乳腺炎になると薬物療法が必須であり,抗菌薬や消炎鎮痛薬,消炎酵素薬の投与を行い,全身の安静を保つ.原因菌の多くが黄色ブドウ球菌であることから,合成ペニシリン系,セフェム系,マクロライド系を第一選択とする.原因菌が不明な時点では,広域抗菌スペクトルをもつ合成ペニシリン系やセフェム系（第1・2世代セフェム薬）の抗菌薬を第一選択として経口投与する.高熱,全身倦怠感が強い場合は,入院管理として抗菌薬の点滴投与を行う.乳汁の細菌培養検査,薬剤感受性検査結果により,原因菌が同定できた場合,薬剤感受性のある抗菌薬に変更する.適切な抗菌薬であれば2～3日以内に症状は軽快するが,投与は7～10日程度継続する.難治性や反復性の乳腺炎などで

乳汁分泌抑制が必要な場合は，カベルゴリン（カバサール®）の使用を考慮する．また，乳房の安静を保つため，ブラジャーや下着による強い圧迫を避け，乳房のうっ血予防として乳房を挙上させた状態を保ち，冷罨法などを行う．乳汁うっ滞により症状が増悪するため，重症例や膿瘍形成例を除き，基本的に授乳を中止する必要はない．疼痛などで授乳が困難なときは，柔らかく搾乳する．

▌乳腺膿瘍

乳腺膿瘍の基本的治療は，抗菌薬の点滴投与と切開による排膿，ドレナージである．原因菌は黄色ブドウ球菌が多いが，重症型であることから抗菌薬の投与は広域スペクトルのものを全身投与する．切開・排膿処置を行う場合は，健側は授乳を継続し，患側も傷が乳頭から離れていて児の口に触れなければ授乳可能である．授乳できない場合は搾乳しておく．膿瘍は多胞性のことがあり，隔壁を破壊した十分な排膿が必要である．炎症が高度な場合や切開排膿後は，搾乳によって乳汁うっ滞を防止する．

2 乳腺炎患者の看護

乳腺炎は，授乳中の女性の 2 ~ 33％が罹患する[2, 3]．乳腺炎には非感染性のものと感染性のものがあり，どちらも効果的に乳汁が排出されないことにより生じる．その原因は，不十分なラッチオンやおしゃぶりの使用，授乳時間・授乳回数の制限などである．また，児側の要因として，吸啜力が弱いことや児の口腔内が吸着困難な状態であることなどが挙げられる．

主な治療やケアとして，鎮痛薬・抗菌薬の内服，残乳の除去が行われる．乳腺炎の看護目標は，乳腺炎の悪化予防・改善のために効果的に乳汁排出を促すことであり，穿刺などの侵襲のある治療が必要となる膿瘍形成を早期に発見することである．乳腺炎のケアでは医師との連携が必要である．まずは，以下について観察，アセスメントし，原因や症状に合わせた効果的な乳汁排出のケアを行う．

▌観察

・バイタルサイン（体温 37.5℃以上あるか，脈拍）
・疼痛などの症状の訴え
・乳房の状態（乳頭：亀裂・白斑・変形・発赤，乳腺：熱感・発赤・硬結・残乳など）
・乳汁と分泌状況（性状，分泌量，射乳反射など）
・授乳状況（ラッチオン，ポジショニングなど）
・母乳育児への意欲，認識など
・児の状態（摂取・排泄状態，体重減少・増加状態，気質，口腔内の状況，吸啜状態・リズム）
・母子の相互作用

Study

炎症性乳癌との鑑別

　乳腺炎との鑑別を要する疾患に，進行が早く予後不良の炎症性乳癌がある．乳房皮膚のびまん性発赤，浮腫，硬結を臨床的特徴とし，腋窩リンパ節腫脹を伴うこともあるが，明確な腫瘤を認めない．一見，乳腺炎と症状が似ているため，授乳期には安易に乳腺炎として診断・管理され，最終的に診断が遅れ，治療に難渋することもある．非授乳期に乳房にびまん性の炎症，腫脹がある場合や症状が遷延する場合は，炎症性乳癌の可能性を考慮して精査することが望ましい．

■ ケア（症状に合わせて実施）
・医師と連携
・授乳方法（ラッチオン，ポジショニング）の見直し，指導
・乳房マッサージ，搾乳による残乳処理と搾乳方法の指導（時期，手技，搾乳量など）
・ケア後，治療後の状況の変化の確認
・乳腺炎症状の説明と，改善しないときや悪化時の対応の指導

➡授乳方法についてはナーシング・グラフィカ『母性看護技術』3章11・12節参照

2 　乳腺症

mastopathy, fibrocystic disease, mammary dysplasia

1 乳腺症とは

　乳腺症は，日常診療で遭遇する乳腺の異常の中で最も高頻度にみられる．特徴的な臨床像および組織像はなく，乳腺炎や乳癌とは全く異なる非炎症性・非腫瘍性病変であり，乳腺良性疾患群としてとらえられている．主に30代から閉経前後の女性に好発するが，高齢者あるいは10〜20代の若年者にもみられることがある．

1 原因・病態

　原因の一つとして，女性ホルモンのエストロゲン，プロゲステロンの不均衡，特にエストロゲンの相対的な過剰状態が考えられている．この不均衡により乳腺組織（乳腺上皮と間質）に増殖，化生，退行などのさまざまな変化が混在して生じ，病変が複雑に絡み合っている．病理組織学的には嚢胞，アポクリン化生，閉塞性腺症，硬化性腺症，乳管過形成，小葉過形成，線維腺腫症，線維化など多彩な像から成る．これらの変化は正常乳腺にもみられることから，疾患としてではなく乳腺組織の正常の発達および退縮からの逸脱（aberrations of normal development and involution：ANDI），すなわち生理的変化としてとらえ，乳腺症を真の疾病ではないとする概念が一般的に広く認められている[5]．

2 検査・診断

▌問診・視触診

▶ 問診

　問診では年齢を確認し，月経状況，月経周期と症状との関連について聴取する．

▶ 視触診

　境界不明瞭な腫瘤あるいは硬結（しこり）として触知し，疼痛，圧痛を伴うことが多い．乳頭分泌は，漿液性，乳汁様，黄色，血性などさまざまであり，両側性にみられることが多い．症状は，月経前に増強し月経後に軽快するというように，月経周期に応じて症状の強さが変化することが多いが，月経周期に関係なく，あるいは閉経後にみられることもある．

▌画像診断

▶ マンモグラフィ

　乳腺実質は高濃度〜不均一高濃度に描出され，石灰化，腫瘤，局所的非対称性陰影（focal asymmetric density：FAD）などを認める．乳腺症に伴う石灰化の多くは，微小円形ないし淡く不明瞭な石灰化として，両側にびまん性または散在性に描出される．通常は両側の左右差はみられないが，一部限局性に集簇性の石灰化や，腫瘤，FAD がみられる場合は，乳癌との鑑別が必要となる．

▶ 超音波検査

　乳腺症では両側，びまん性に低エコー域と高エコー域が交錯する**豹紋状陰影**（ひょうもん）（mottled pattern）を呈することが多い．囊胞が存在する場合や腫瘤像を呈するものなど多彩である．硬化性腺症では硬癌*と似た腫瘤像を呈するため，乳癌との鑑別が必要となる．

> 　乳癌との鑑別診断は重要である．乳腺症の中で増殖性変化を伴う病変を含む場合は，乳癌発症リスクが上昇するといわれている．また，異型を伴わない増殖性病変（乳管過形成，線維腺腫症，硬化性腺症，多発性乳頭腫あるいは乳頭腫症，放射状瘢痕）は乳癌発症リスクが 1.5 〜 2 倍，異型を伴う増殖性病変（異型乳管過形成，異型小葉過形成）では 3.5 〜 5 倍と示されている [6]．乳腺症の診断は慎重に行い，乳癌の除外診断として用いる場合でも，「乳癌の疑い」としてリスクに応じた定期検診が必要である．

3 治療

　原則的に経過観察でよく，乳腺症の主症状の多くは自然に軽快するため，薬物治療は必要ない．乳房痛が強い場合は薬物治療の対象になりうるが，月経周期に伴って乳房痛は消退することが多いため，おおむね経過観察でよい．乳房痛に対しては，対症療法として消炎鎮痛薬，あるいは乳腺症治療薬として唯一日本で保険適用となっている**ダナゾール**（200mg/ 日，月経周期第 2 〜 5 日目から 4 〜 6 週間連続経口投与）を用いる．

📖*用語解説

硬癌
浸潤性乳管癌に分類される．がん細胞が個々に間質に浸潤し，間質の結合組織の増殖を伴う．

② 乳腺症患者の看護

　乳腺症は臨床において，乳房の痛みや，痛みを伴う腫瘤・硬結，乳頭からの異常分泌を主訴とする良性疾患を表す言葉として使用されている[7]．ほかに病理組織学的には，坂元[8] が提唱する七つの部分像（アポクリン化生，閉塞性腺症，囊胞，乳管乳頭腫症，小葉増生症，硬化性腺症，線維腺腫症）のさまざまな組み合わせにより一つの局面をつくっている複合病変を乳腺症としている．乳腺症は良性疾患であり，経過観察または必要時外科的切除を行う．看護は次節の線維腺腫と同様である．

3 線維腺腫
fibroadenoma

① 線維腺腫とは

　線維腺腫は，乳腺の上皮（上皮性成分）と間質線維性結合織（間質組織）の両者が混在して増殖する混合性腫瘍であり，良性腫瘍である．好発年齢は20 〜 30代で，乳腺症，乳癌に比べると若い女性に高頻度に発症し，日常的によく遭遇する疾患である．一般的に2 〜 3cmになると増殖が停止し，半数以上が自然退縮するともいわれ，悪性化は極めてまれである．発症機序は不明であるが，妊娠・授乳に伴い増大し，授乳が終了すると元の大きさに戻ることから，エストロゲンが関係していると考えられている．

■ 検査・診断

■ 症状

　片側ないし両側性乳房に平滑，境界明瞭で，可動性良好な硬い腫瘤を触知する．痛みはない．

■ 画像検査

▶ **マンモグラフィ**

　円形，楕円形もしくは軽度分葉状で，比較的辺縁明瞭な等〜高濃度の腫瘤陰影として描出される（カテゴリー3）．乳腺濃度の高い若年者では，腫瘤像としてとらえられないこともある．退縮した**陳旧性線維腺腫**では，腫瘤内あるいは乳腺内に単独で粗大あるいはポップコーン状石灰化がみられるが（カテゴリー1, 2），粘液癌の石灰化との鑑別が必要である．

▶ **超音波検査**

　通常は，縦横比の小さい楕円形，あるいは軽い分葉を伴う腫瘤で，境界は明瞭平滑，内部は均一で低〜等エコーである．間質が水分に富む場合は後部エコーが増強する（図9-1）．閉経後に多くみら

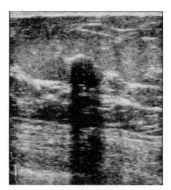

図9-1 ■線維腺腫の超音波像
境界明瞭，低エコー，内部均一

れるように，間質が線維化・硝子化すると間質の水分が減少して線維成分に変わるため，後方エコーは次第に減弱する．形状が扁平な場合はほぼ良性と診断されるが，縦横比の大きいもの，分葉傾向の強いもの，境界明瞭とはいえないもの，内部が不均一なものに関しては，乳癌との鑑別が難しい場合がある．

▋病理組織学的検査

組織学的に，乳管が圧排され分岐状の形態を示す**管内型**，管状腺管が目立つ**管周囲型**，上皮が小葉構造を示す**類臓器型**，乳腺症に類似する**乳腺症型**の四つに分類される．乳腺症型では，過剰な上皮増生がみられると，乳癌との鑑別を要する．画像検査でこれらを区別することは難しい．

2 治療

線維腺腫が疑われた場合，3cm以下で40歳未満であれば，まずは穿刺細胞診を行う．線維腺腫の診断であれば特に治療せず，基本的に定期診察による経過観察を行う．線維腺腫は年齢とともに小さくなることもある．

3cm以上の場合，あるいは経過観察中に急速増大してきた場合は，**葉状腫瘍**[*]や乳癌（充実腺管癌，粘液癌など）との鑑別が必要である．診断確定のため針生検や吸引式乳房組織生検を行う．

10cm以上の巨大線維腺腫では，急速増大するものの通常は無痛性であるが，まれに皮膚潰瘍を形成することがあり，外科的切除を基本的治療とする．

2 線維腺腫患者の看護

思春期・若い女性で5cm未満の線維腺腫を切除した後の経過を調査した研究では，美的にはほとんどの女性が満足していたが，がんの発症，疼痛の訴え，再発が報告されている[9]．線維腺腫と診断された場合，乳腺症患者と同様に経過観察か必要時外科的切除を行う．そのため，看護目標および具体的な方法は，乳腺症患者の看護とほぼ同様で，以下の通りとなる．

▋看護目標
・乳房の自己検診法を指導する．
・定期的な検診の必要性を説明し，受診を促す．
・乳房に腫瘤が触れることで生じる，がん化への不安に対する援助を行う．

▋具体的な方法
①経過観察：葉状腫瘍や乳癌の早期発見のために，医療者もくしは本人のセルフケアにより乳腺症や線維腺腫の経過を観察する．
②外科的切除後：がんの発症，線維腺腫の再発の早期発見と必要時の疼痛管理，および乳房再建のサポートを行う．

4 乳 癌
breast cancer

① 乳癌とは

　日本人女性において，**乳癌**の罹患率は悪性腫瘍の第 1 位であり，生涯における罹患率は 9 人に 1 人と高率である．他の癌に比べて罹患年齢が比較的若く，30 代から増加傾向を示し，40 代後半にピークを迎え，70 歳ごろまで高い罹患率を示す．

1 原因

　乳癌のリスク要因は数多く報告されているが，古くから指摘されてきた要因として，早い初経年齢，遅い閉経年齢，未産，高年初産などが知られている．乳癌のリスク要因に関して，世界がん研究基金 (World Cancer Research Fund: WCRF)，米国がん研究協会 (American Institute for Cancer Research：AICR) によると，食事関連要因の中でリスクが「確実」なものとして，閉経後ではアルコール摂取，肥満 (腹部肥満を含む)，成人になってからの体重増加，成人期の高身長が挙げられ，成人期の高身長は閉経前でも挙げられている [10]．

　乳癌診療ガイドラインにおいてもリスク要因が Q&A 形式で取り上げられており，リスクが「確実」要因に閉経後の肥満，高線量被曝，増殖性良性乳腺病変，乳癌家族歴がある [11]．「ほぼ確実」要因にはアルコール摂取，喫煙，医療被曝，糖尿病，閉経後ホルモン補充療法が，「可能性あり」要因として受動喫煙，閉経前の肥満，夜間勤務，OC・LEP の使用がある [11]．

■ 家族性乳癌　familial breast cancer

　乳癌家族歴が乳癌発症のリスク要因となることは確実といわれており，**家族性乳癌**は表9-1 のように定義される [12]．広義的には，遺伝性の有無にかかわらず家族に乳癌罹患患者が多数いる場合を指し，環境因子や偶然性などのさまざまな要因が関与する非遺伝性乳癌も含まれる．しかし家族性乳癌の原因としては，遺伝性乳癌が最も重要と考えられ，一般的に遺伝性乳癌が家族性乳癌と同義語として扱われることが多い．アメリカでは全乳癌の 5 〜10％を占めるのに対し，日本では約 2％と比較的頻度は少ない．

表 9-1 ■家族性乳癌の定義

1. 第 1 度近親者に発端者を含め 3 人以上の乳癌患者がいる場合
2. 第 1 度近親者に発端者を含め 2 人以上の乳癌患者がおり，2 人のいずれかが次の①〜③のどれかを満たす場合
   ① 40 歳未満の若年乳癌
   ② 同時性あるいは異時性両側乳癌
   ③ 同時性あるいは異時性多臓器重複乳癌

■ 遺伝性乳癌　hereditary breast cancer

　遺伝性乳癌は，胚細胞の遺伝子変異により発症し，原因遺伝子としては *BRCA1*，*BRCA 2* 遺伝子がよく知られている．*BRCA1*，*BRCA 2* 遺伝子変異をもつ女性の生涯乳癌発症率は 90％ 近くにも及ぶといわれている．*BRCA1* 遺伝子に異常があると，若年性および両側性乳癌や卵巣癌の発症が増加する．

BRCA2 遺伝子異常の場合，若年性および男性乳癌の発症が多くなるが，卵巣癌との関連は少ない．欧米では**遺伝性乳癌卵巣癌症候群**（HBOC）に対してサーベイランスがすでに推奨・実施されているが [13]，日本では**リスク低減乳房切除術**（RRM），**予防的卵巣卵管切除術**（RRSO），予防的内分泌療法などに対して体制の整備が進められている段階である．

2 症候

　乳癌の初発症状としては，乳房腫瘤が最も多い．一般的に乳癌の腫瘤は，触診で硬く境界不明瞭なことが多い．その他の症状として，乳房痛，皮膚変化（えくぼ徴候，発赤や色調変化，浮腫，潰瘍など），乳房の変形，左右差，乳頭陥凹や偏位，乳頭の湿疹や異常分泌物，頸部・腋窩リンパ節腫大などがある．乳癌の発生部位では，乳房の外側上部が最も多く，半数を占める（図9-2）.

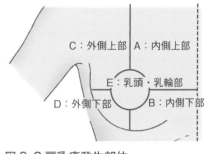

図 9-2 ■乳癌発生部位
発生は，C→A→D→B→Eの順に多い．

3 検査・診断

■ 検査

▶ 問診

　問診では，月経歴（初経・閉経年齢），妊娠・出産の有無（出産歴がある場合は，初産年齢，授乳歴など），乳腺・婦人科疾患の既往，豊胸術，ホルモン補充療法や経口避妊薬の内服歴などを聴取する．合併症に対する内服薬の中に乳汁分泌や乳腺に影響を与えるものもあるので確認する．HBOC に関する家族歴の聴取は必須である．腫瘤を自覚した場合，気付いた時期，気付いた後の大きさの変化の有無，増大の有無や月経周期に伴う変化，疼痛の有無などを確認する．月経周期によって大きさや硬さが変わる場合は，乳癌とは無関係なことが多い．

▶ 画像検査

　疑わしい病変が指摘された場合，あるいは何らかの症状を有する場合には，その箇所に病変が存在するか否かを確認するため，画像検査による精密検査を行う．画像検査はマンモグラフィ，次に超音波検査が有用である．マンモグラフィは，若年者のように乳腺濃度が高い乳房（高濃度乳房）では病変が隠されてしまうことがあり，このような高濃度乳房におけるがんの検出には超音波検査が有効である場合が多い．図9-3のように不整形な低エコー腫瘤を認め，境界は明瞭粗造，内部は不均一，後方エコーは不変である．これらの所見は乳癌（カテゴリー 5）を疑う．

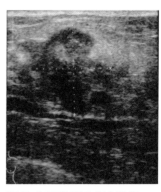

図 9-3 ■乳癌の超音波像
不整形，低エコー，内部不均一，点状エコーを伴う．前方境界断裂あり．後方エコー不変．

　マンモグラフィと超音波検査では，利益を増加させ，不利益を減少させるために，併用検診において総合判定基準が検討されている．総合判定では，マンモグラフィ検診と同様に 5 段階のカテゴリー分類を用い，カテゴリー 3 以上を要精密検査とする．その他の画像診断として，造影 MRI やトモシンセシス* が

用語解説

トモシンセシス
従来のマンモグラフィが2Dとすると，3Dマンモグラフィに相当し，高画質で高い診断能力をもつ

ある.

▶ 病理検査

画像検査で認めた病変の良性・悪性を鑑別するために病理診断を行う. まず簡便で侵襲度の低い細胞診を行い, 細胞診と画像診断を併せて総合的に良性・悪性を判定する.

細胞診で診断が困難な場合や細胞診の結果と画像所見が不一致の場合には, **針生検**による組織診を行う. 針生検で確定診断が得られない場合, **マンモトーム生検**（吸引式乳房組織生検の一種）を行う. 針生検よりも採取する組織量が多く, より確実な診断をすることができる. 腫瘤が不明瞭ではあるが皮膚の変化から炎症性乳癌が疑われる場合には, 皮膚組織も含めて外科的生検（切開）を行う. 病理診断と画像診断との整合性を重視した総合診断が必要である.

▌診断

▶ 組織学的分類

乳癌は, 組織学的に表9-2のように分類される. 非浸潤癌は早期癌でがん細胞が乳管・小葉の中にとどまっており, 適切な治療を行えば再発や転移はほとんどみられず, 予後は良好である. 乳癌の約8割以上を占める浸潤癌になると, がん細胞が乳管・小葉の周囲に広がり, 脈管侵襲*を介して再発や転移のリスクがある. 非浸潤癌か浸潤癌かの診断は, 術後の病理診断で確定する.

パジェット病は乳頭や乳輪の湿疹様発赤やびらん, 痂皮形成など慢性湿疹様変化を主症状とする乳癌の一型である. パジェット病は非浸潤癌, 浸潤癌のいずれでも起こりうるが, その多くは非浸潤性乳管癌の乳頭・乳輪部への表皮内進展からなり, 間質浸潤が存在しても軽度で, 予後は良好である. 特徴的なパジェット細胞*の出現をみる.

▶ 乳癌のサブタイプ

乳癌のサブタイプ（➡ p.118 表4-5参照）は, 治療方針の決定にあたって重要である [14]. エストロゲン（ER）, プロゲステロン（PgR）のどちらかの受容体（核内受容体）があれば**ホルモン受容体陽性**といい, 乳癌の約7割程度がホルモン受容体陽性である. HER2タンパク（細胞膜型受容体）は乳癌の約2割に過剰発現がみられる. Ki67は細胞周期関連核タンパク質の一つであり, Ki67陽性細胞の発現が多い場合は, 腫瘍の増殖能が高く, 予後が悪い傾向がある.

トリプルネガティブ乳癌（triple-negative breast cancer）は, ER, PgR, HER2が認められない乳癌のことであり, 乳癌全体の約10%程度を占める. 化学療法が唯一の術後補助療法であるが, 組織学的悪性度が高く, 予後不良である.

表 9-2 ▆乳癌の組織学的分類

上皮性腫瘍
非浸潤癌
非浸潤性乳管癌
非浸潤性小葉癌
浸潤癌
浸潤性乳管癌
腺管形成型, 充実型, 硬性型, その他*
特殊型
浸潤性小葉癌, 管状癌, 篩状癌, 粘液癌,
髄様癌, アポクリン癌, 扁平上皮癌,
紡錘細胞癌, 骨・軟骨化生を伴う癌,
基質産生癌, 浸潤性微小乳頭状癌,
分泌癌, 腺様嚢胞癌, その他
パジェット病

＊日本独自の分類

日本乳癌学会編. 臨床・病理 乳癌取扱い規約. 第18版, 金原出版, 2018. p.24-25. より作成.

トリプルネガティブ乳癌は35歳未満に発症する若年性乳癌に多くみられ，高齢者乳癌ではホルモン受容体陽性，HER2陰性が多く，予後が比較的良好であるとの報告もある．

4 治療

治療方針の選択

実際の臨床では，局所療法（手術，放射線治療）と全身療法（薬物療法）を組み合わせて治療を行っている．治療方針を決定する際には，①根治を目指せるか，②乳房温存療法の適応か，③腋窩リンパ節郭清を行うか，④全身療法を行うか（行う場合はどのような全身療法を行うか），ということが重要である．個々の治療法の選択は，患者の状態，組織型やサブタイプ，臨床病期，リスクファクターなどによって決定される．

▶ 乳癌の病期

乳癌の病期は，乳癌取扱い規約とUICCによるTNM分類がある．病期診断は，原発巣の大きさ（T），所属リンパ節（N），遠隔転移（M）の3要素で決定される（表9-3）．乳癌取扱い規約に基づくTNM分類において，Tに関しては，TX（評価不可能），Tis（非浸潤癌あるいは浸潤を伴わないパジェット病），T0～T4に分類されている．Tisは0期に該当する．日本ではTisとT1を早期乳癌と定義付けている[15]．

治療の流れ

検査から病期が予測され，その病期による標準的治療を以下に示す．術後の病理検査により病期が確定する．

▶ 0期

腫瘍の範囲が小さい場合は，乳房部分切除術あるいは乳房部分切除術とセンチネルリンパ節生検を行い，術後放射線療法を行う．腫瘍が広範囲の場合は，

表 9-3 ■乳癌の TNM 分類よる臨床病期

病期		T0 なし	T1 ≦ 2.0	T2 2.0 <, ≦ 5.0	T3 5.0 <	T4 大きさ問わず
M0 遠隔転移 なし	N0 転移なし		I	ⅡA	ⅡB	
	N1 腋窩（可動性）		ⅡA		ⅡB	ⅢB
	N2 腋窩（固定） または胸骨傍		ⅢA			
	N3 腋窩と胸骨傍 または鎖骨上下		ⅢC			
M1 遠隔転移あり		Ⅳ				

日本乳癌学会編．臨床・病理 乳癌取扱い規約．第18版，金原出版，2018．p.4-5．より作成．

乳房全切除術を行う．非浸潤癌は微小転移を伴う確率は低いと考えられており，多くは術後の薬物療法は不要である．

▶ Ⅰ・Ⅱ期

　腫瘍が比較的小さい場合は，石灰化が広範囲でなければ乳房部分切除術が可能であり，原則的に術後放射線療法を行う．必要に応じて術後薬物療法を行う．

　腫瘍が比較的大きい場合は，①手術→術後薬物療法，②術前薬物療法→手術，の方法がある．

①手術→術後薬物療法：乳房部分切除術が困難な場合は，乳房全切除術を行う．Ⅰ期でも広範囲の石灰化，あるいは腫瘍が広範囲の場合は，乳房全切除術を行う．

②術前薬物療法→手術：腫瘍が大きいために乳房部分切除術ができない場合でも，術前薬物療法で腫瘍が縮小すれば乳房部分切除術が可能になる場合がある．術前薬物療法における薬剤の選択は，基本的に術後薬物療法と考え方は同じである．

▶ Ⅲ期

　ダウンステージングを目的として薬物療法を先行して行い，その後に手術治療を行うことが推奨されている．

▶ Ⅳ期

　治療は難しく，病勢のコントロールによる QOL の改善と生存期間の延長を目指し，基本的な治療の主体は薬物療法となる．骨・脳への転移には放射線治療も有効である．

▌ 手術療法

▶ 乳房部分切除術

　乳頭，乳輪を温存し，腫瘍から 1 ～ 2cm 程度離して乳腺を部分的に切除する．あくまでも患者の QOL 向上を目的としたものであり，根治性を高めることが目的ではないため，患者の希望があることが原則である．残存乳房に再発する恐れがあることから，術後に放射線療法を行う．

▶ 乳房切除術

　広範な乳管内進展を認める場合や，多発病巣がある場合に適応となる．

▶ センチネルリンパ節生検

　腫瘍の大きさにかかわらず，術前検査で明らかな腋窩リンパ節転移がない場合には，乳癌摘出術の術前または術中にセンチネルリンパ節生検を行う方法が標準的になってきている．センチネルリンパ節に転移があった場合には，転移の大きさや転移リンパ節個数などにより，腋窩リンパ節郭清の必要性を検討する．

▶ 腋窩リンパ節郭清

　術前に明らかな腋窩リンパ節転移が認められる場合には，腋窩リンパ節郭清を行う．切除範囲は癌の進行度に応じて広くなるが，近年は，できるだけ郭清

範囲を最小限にとどめて合併症を併発しないよう留意されている．合併症として上肢リンパ浮腫，上肢の知覚障害，運動障害などが起こる場合がある．病理診断で切除したリンパ節の転移の有無・数・範囲を確定し，術後治療方針を決定する際に参考とする．

> 乳房再建術は形成外科によって行われる．行う時期により乳房切除術と再建を同時に行う一次再建と，乳房切除後，一定期間をおいて再建を行う二次再建がある．方法は，自家組織を用いた再建法と人工乳房（インプラント）で行う再建法があるが，施設により希望する再建術ができないこともあり，あらかじめ再建の希望についても確認する必要がある．

▌放射線療法

乳癌は放射線感受性が比較的高いため，乳癌症例に対してさまざまな適応がある．合併症として，急性期に放射性皮膚炎，乳房痛などが，晩期に上肢浮腫，放射性肺臓炎，肋骨骨折などが起こることがある．

▌薬物療法

▶ 化学療法

手術検体の病理診断に基づいて適切な化学療法を選択することから，化学療法は術後に行うことが多い．しかし近年では，術後化学療法と比べて長期生存率（再発率）が変わらないとして，術前化学療法も行われている．乳癌の主な化学療法薬（抗がん薬）を表9-4 に示す．

若年性乳癌患者に対して化学療法を行うと，卵巣機能障害により無月経や早発閉経となることがある．**化学療法誘発性無月経**は，化学療法開始後 1 年以内に生じる 3 カ月以上の無月経と定義されている．化学療法に用いられる抗がん薬の種類や投与量によって卵巣機能障害の頻度は異なるが，米国臨床腫瘍学会（ASCO）の報告によると，抗がん薬の中でも**シクロホスファミドに代表されるアルキル化薬**が，最も卵巣への影響が強いといわれている．

▶ 内分泌療法

ホルモン受容体陽性の乳癌に対しては，エストロゲンの作用を抑える**ホルモン療法**を行う（表9-5）．閉経前と閉経後でエストロゲンの産生部位は異なり，閉経前は LH，FSH のフィードバック作用下に卵巣からエストロゲンが分泌されるが，閉経後は脂肪組織などに存在しているアロマターゼ（酵素）の作用により副腎からエストロゲンが分泌される．したがって，閉経前は **GnRH アゴニスト**により LH，FSH の分泌を抑制し，閉経後は**アロマターゼ阻害薬**を用いる．

抗エストロゲン作用として，更年期障害や骨量低下などの合併症がみられることがある．代表的な抗エストロゲン薬である**タモキシフェン**は，子宮に対してエストロゲン作用をもつため，子宮体癌のリスクが 3 ～ 5 倍高くなるといわれている．

▶ **分子標的治療薬**

分子標的治療薬(表9-6)は抗がん薬と異なり，がん細胞のみに効果を発揮する．そのほとんどが抗 HER2 薬である，そのほか，現在乳癌患者に使用が認められている分子標的治療薬は，抗 VEGF 薬であるベバシズマブ，ヒト型抗 RANKL 薬であるデノスマブが挙げられる[16]．

抗 HER2 薬は，HER2 の働きをブロックすることでがん細胞の増殖を抑制する．主な抗 HER2 薬は**トラスツズマブ，ペルツズマブ**で，**トラスツズマブエムタンシン**は，トラスツズマブに抗がん薬のエムタンシンを結合させたものである．

抗 VEGF 薬は血管内皮細胞の分裂・遊走を助ける血管内皮細胞増殖因子(vascular endothelial growth factor：VEGF) の働きを抑えて腫瘍内の血管新生を抑制し，腫瘍への栄養供給を減らすことで腫瘍の増殖を抑制する．手術不能あるいは再発乳癌に対して，アントラサイクリン系やカペシタビンを用いた化学療法と併用することで，癌の進行を抑制する．

ヒト型抗 RANKL 薬は骨粗鬆症治療薬として知られており，破骨細胞分化促進因子 (receptor activator of NF k-B ligand：RANKL) の働きを抑えることで，破骨細胞を抑制し骨溶解を防ぐ．骨転移を有する症例に適応がある．

5 経過・予後

乳癌の 5 年実測生存率は I 期では 97.4%，IV期では 37.7%，10 年実測生存

表 9-4 ▉乳癌の化学療法薬

薬剤の分類	一般名
微小管阻害薬 (タキサン)	ドセタキセル， パクリタキセル， パクリタキセル（アルブミン懸濁型）
白金製剤	カルボプラチン
アルキル化薬	シクロホスファミド
葉酸代謝拮抗薬	メトトレキサート
トポイソメラーゼII阻害薬 (アントラサイクリン系)	エピルビシン， ドキソルビシン， ミトキサントロン
抗腫瘍性抗生物質	マイトマイシン C
ピリミジン代謝拮抗薬	カペシタビン， ゲムシタビン， テガフール・ウラシル， テガフール・ギメラシル・オテラシルカリウム， ドキシフルリジン， フルオロウラシル
ビンカアルカロイド	ビノレルビン
トポイソメラーゼ I 阻害薬	イリノテカン
微小管阻害薬 (その他)	エリブリンメシル

表 9-5 ▉乳癌の内分泌療法薬

薬剤の分類	一般名	使用時期
GnRH アゴニスト	リュープロレリン， ゴセレリン	閉経前
抗エストロゲン薬	タモキシフェン， トレミフェン	閉経前・ 閉経後
黄体ホルモン	酢酸メドロキシ プロゲステロン	
アロマターゼ阻害薬	アナストロゾール， レトロゾール	閉経後

表 9-6 ▉乳癌の分子標的治療薬

薬剤の分類	一般名
抗 HER2 薬	トラスツズマブ， ペルツズマブ
トラスツズマブ と DMI の抗体薬物複合体	トラスツズマブエムタンシン
抗 VEGF 薬	ベバシズマブ
ヒト型抗 RANKL 薬	デノスマブ

率はⅠ期では92.3%，Ⅳ期では17.5%であり，乳癌は早期発見と適切な治療が予後を良好にする（表9-7）．非浸潤の0期やパジェット病であれば，生存率はほぼ100%である．手術後10年以内に患者全体の約3割に再発がみられる．多くは2〜3年程度でみられるが，進行が遅い場合は，5年や10年，まれに20年後に再発・転移がみられる場合もある．

表 9-7 ■乳癌の病期と生存率（女性）

病　期	5年実測生存率[*1] (%)	10年実測生存率[*2] (%)
Ⅰ	97.4	92.3
Ⅱ	93.1	83.6
Ⅲ	77.7	62.9
Ⅳ	37.7	17.5
計	90.5	82.4

＊1　2011〜2013年初発治療症例
＊2　2005〜2008年初発治療症例
全国がんセンター協議会．全がん協加盟施設の生存率共同調査.

2　乳癌患者の看護

　乳癌は40〜60代の女性に好発し，この世代はエリクソンの発達課題の「generativity（生殖性）」すなわち次の世代の育成（育児や仕事の成果含む）の時期であり，乳癌患者の多くは家庭や社会での役割が大きい世代といえる．

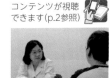
コンテンツが視聴できます（p.2参照）

●事例で考える病みの軌跡〈動画〉

　乳癌患者は，他のがん患者と同様に乳癌と診断されるまでの漠然とした不安に始まり，がん告知のショック・苦痛，治療方針の選択，術前治療・手術・術後療法による変化や苦痛を味わう．それに加え，治療で停止・減速してしまった社会生活の喪失感，家族の負担感への不安や申し訳なさ，経済的な不安や苦痛，再発への不安がつきまとう．

　乳癌は治療が比較的よく奏効し，5年生存率が高く，長い経過をたどることの多い疾患である．そのため，長期にわたる支援が必要である．支援の必要な主な局面について述べる．

1　意思決定の局面での支援

　乳癌は多様なサブタイプをもち，患者ごとの個別化治療が基本であるが，選択肢も多い．近年，医療界ではパターナリズムからの脱却が進み，乳癌患者にも多くの場面で本人または家族の意思が問われる．乳房の切除方法（術式），再建方法（時期，手段），術前・術後の療法，支持療法といった選択だけでなく，ボディイメージや社会・家庭での役割の変容を補う方法に至るまで，患者・家族は，情報を理解し整理した上で意思決定や調整を行うことを求められている．そのため，看護師は診断から長期にわたって慎重な意思決定支援をしていく必要がある．

　現実と選択肢の受容に至る過程には個人差があり，十分な説明と同意が必要である．選択肢が二つ以上ある場合でも，特に選択肢の確実性が不十分なときに，医療者の価値観に基づいて限られた選択肢のみを提示するのでは意思決定支援とはいえない．患者の病歴，価値観や希望，社会的役割・背景などを総合的にとらえ，臨床的に実現可能で，患者自身も受け入れることのできる目標を，患者・家族・医療者の全員で考え，共有することが必要となる．これを**共同意思決定**（shared decision making）といい，有効な意思決定支援であると考え

られている.

2 ボディイメージの変容に関する支援

　例えば，**術前化学療法**（neoadjuvant chemotherapy：**NAC**）に伴う脱毛によって他者からのまなざしが気になり，外出の頻度，社会活動にも影響することがある．また，NAC により末梢神経障害が起こることで ADL が低下することもある．術前からこうしたボディイメージの変容が起こることに加え，さらに手術により乳房を喪失する．乳房は女性にとって象徴的な存在であり，手術による形の変化は精神的苦痛を伴う場合が多い．

　また，手術により ADL が低下し，リハビリテーションが必要な場合もある．さらにリンパ節郭清をした症例では，リンパ浮腫の予防のための対処が必要となる．このように治療に伴い身体の形態や機能が変化し，ボディイメージに変容が起こりうるため，予期的な情報提供と，症状マネジメントについて早期から対応策を共に考えるケアが求められる．

3 社会・家庭での役割を果たせない状況を少なくするための支援

　入院による不在や治療の影響による ADL の低下に伴い，患者は家庭や社会での役割を果たせないことがある．ボディイメージの変容と相まって，社会とのつながりの中で当たり前に生きてきた自分を見失うことは，患者のアイデンティティの崩壊にもつながりうる．これまでの自分と全く同じようにはできなかったとしても，なお患者が自分らしく生きられるような看護支援が求められる．特に患者が治療を受ける際に関わる看護師においては，疾患や治療の影響をできるだけ最小限にし，元の日常生活に患者が困らずに戻れるよう，患者の入院直後から看護支援を実施することが望ましい．

　例えば，喪失した乳房や毛髪を補う補助具（乳房パッド，ウイッグなど）の情報の提供，元の生活に必要な動作ができるようになるリハビリテーションを定着させる関わり，温泉旅行や水泳といった趣味の活動が妨げられないような工夫を共に考える関わり，喪失感・悲しみ・ショックを感じている患者の心の状態を肯定する関わりなどが必要である．

　さらに患者の闘病には，家族の理解や協力を得ることが重要であり，家族への働き掛けも必要となる．また，患者・家族の闘病へのモチベーションの維持支援，就労（継続）支援，若年患者における妊孕性の問題への対応，化学療法による歩行障害や体力低下，倦怠感への対応，そしてこれらの問題に対する本人・家族自身の対処能力を強化するための支援が求められる．

4 乳癌の早期発見のための支援

➡乳房の診察・検査については3章3節参照

　乳癌は定期的な自己検診に加え，乳癌検診を受けることで早期に発見していくことが肝要である．

▌自己検診

　自分で自分の乳房の変化に気付くことが乳癌の早期発見につながる．自己検診は適切な時期に定期的に行うことでその効果を発揮する．自己検診の方法を

患者によるがんにまつわる情報収集

　乳癌の好発年齢である40～60代の患者は，他のがん患者に比べて若く，インターネットやスマートフォンに親しんできた人も増えてきている．そのため，ブログやTwitterなど個人が発信しているがんにまつわる情報を，数多く見ている患者も多い．中には誤った情報や偏った情報の場合もある．得ようと思えば簡単に多くの情報が手に入る時代だからこそ，患者が医療者から正確な情報を得られるよう工夫する必要がある．

説明し，月1回行うことが習慣になるよう，閉経前の人は月経終了後1週間前後の乳房の張りが引いてやわらかくなったころに，閉経後の人は毎月日にちを決めて行うよう指導する．また異常があればすぐに医療機関を受診することも伝える．

▌乳癌検診

　乳癌検診では，身体診察だけでなく病歴の聴取，触診に加え，超音波検診，マンモグラフィなどが行われる．厚生労働省は，40歳以上の女性に対する，マンモグラフィを導入した乳癌検診の2年に1回の受診を推進している．

臨床場面で考えてみよう

Q1 産後に乳腺炎を反復してたびたび病院を受診し，抗生物質を服用して治療していた．受診する回数が多いことで気が引け，今回（産後1年半）の乳腺炎症状に対して自己判断で対処していたところ，化膿性乳腺炎から乳腺膿瘍に至り，切開排膿を行う事態となった．この患者への今後の対応についてどのような提案が考えられるか．

Q2 どろっとした乳汁分泌があり，37.6℃の発熱と乳房の疼痛・発赤がみられ，児が授乳を嫌がることを訴えて，母乳育児を断念しようとしている母親に，母乳育児の提案としてどのようなこと考えられるか．

Q3 乳腺症の経過観察に対して，乳房の自己検診法の指導をすることになった．月経が3カ月みられないこともある月経不順の患者に，検診時期についてどのような提案ができるか．

Q4 30代の乳癌患者が術後に内分泌療法を行ったところ，月経が来なくなり半年が経過した．ホットフラッシュと不眠がつらいと訴えている．この患者にどのような対応が考えられるか．

Q5 患者は40代で，フルタイムで仕事をし，保育園児と小学生の2人の子どもがいる．右乳癌（Ⅰ期）でNAC実施後に乳房全切除術を行い，退院することになった．実母が乳癌だったため遺伝子検査を受けたが，*BRCA1*，*BRCA2*に変異は認められなかった．この患者の退院指導としてどのようなことが考えられるか．

考え方の例

1 乳腺炎を反復する患者への今後の対応

　産後1年以上が経過し，反復性乳腺炎であることから，断乳という選択肢についても提示する．

2 乳腺炎初期の授乳の提案

膿が混じった乳汁を児が飲んでも問題はないこと，残乳を排出するには授乳も有効であること，乳頭痛などで直接授乳が難しいのでなければ授乳を中止する必要はないことを伝え，母乳育児継続を提案する．

3 月経周期が不順な患者への乳房自己検診の時期の提案

最低1カ月に1回，乳腺の張りのないときに実施するように提案する．変化に気付くためには，自分の乳房の状態をよく把握しておくことが大切であり，慣れるまでは，張っている状態の乳腺の位置や硬さも把握しておくのもよい．

4 内分泌療法中の更年期症状への対応

内分泌療法を行っていることから，ホルモン受容体陽性乳癌患者である．訴えは卵巣機能低下による更年期症状と考えられるため，婦人科を受診し，エストロゲン補充療法に代替する更年期治療について相談するよう勧める．

5 乳癌手術後の退院指導

再発の早期発見のため，乳房の自己検診は月経終了後1週間前後の，乳房の張りが少なくなったころに行うよう伝える．術後のリハビリテーション，リンパ浮腫のリスク予防，創部をきれいに治すためのテープ療法，治療後のアピアランスケア（補整下着，補整パッド，ウイッグなど），再発の早期発見のタイミングや具体的な方法を説明し，セルフケアできるように導く．特にそれらの方法を日常生活の中に無理なく取り入れ，継続できる方法を共に考える．

引用・参考文献

1) WHO. Department of Maternal, newborn, child and adolescent health . Mastitis：causes and management. WHO/FCH/CAH/00，2000.

2) Buescher, E.S. et al. Human milk anti-inflammatory component contents during acute mastitis. Cell Immunol. 2001，210，p.87-95.

3) Foxman, B. et al. Lactation mastitis: occurrence and medical management among 946 breastfeeding women in the United States. Am J Epidemiol. 2002，155（2），p.103-114.

4) 日本助産師会 母乳育児支援業務基準検討特別委員会編. 母乳育児支援業務基準：乳腺炎2015．日本助産師会出版，2015．

5) Hughes, L.E. Cancer Detect Prev 1992，16，p.1-5. PMID:1551132.

6) American Cancer Society Guidelines for Breast Cancer Prevention and Early Detection（Revised February 2013）．https://www.cancer.org（Guideline）.

7) 角田博子ほか．線維腺腫・乳腺炎を極める：乳腺良性疾患クラブ集まれ．日本維持新報社，2010，p136.

8) 坂元吾偉．"乳腺症の組織像"．乳腺症の臨床：その概念と診療のためのアトラス．篠原出版新社，1997，p.44-51.

9) Javed, A. et al. Intermediate and long‐term outcomes of fibroadenoma excision in adolescent and young adult patients．Breast Journal. 2019，25（1），p.91-95.

10) World Cancer Research Fund/American Institute for Cancer Research. Food, Nutrition, Physical Activity, and the Prevention of Cancer: a Global Perspective. Washington DC, ICR, 2007.

11) 日本乳癌学会編．乳癌診療ガイドライン②疫学・診断編．2018年度版，金原出版株式会社，2018．

12) 野水整．家族性乳癌．土屋敦雄編，篠原出版新社，1996．

13) National Comprehensive Cancer Network. NCCN Clinical Practice Guidelines in Oncology. Genetic/familial high-risk assessment: Breast and ovarian. Ver1. 2018.

14) Curigliano, G. et al. De-escalating and escalating treatments for early-stage breast cancer: the St. Gallen International Expert Consensus Conference on the Primary Therapy of Early Breast Cancer 2017. Ann Oncol. 2017，28（8），p.1700-1712.

15) 日本乳癌学会編．乳癌取扱い規約．第18版，金原出版，2018．

16) 日本乳癌学会編．乳癌診療ガイドライン①治療編．2018年度版，金原出版，2018．

17) 日本乳癌学会編．患者さんのための診療ガイドライン．2014年版，金原出版，2014．

18) Guth, U. et al. Tumor size and detection in breast cancer: Self-examination and clinical breast examination are at their limit. Cancer Detection and Prevention. 2008，32（3），p.224-228.

19) Preidt, R. "Mastectomy Study Confirms 'Jolie Effect'". Health Day. 2015-09-25. https://consumer.healthday.com/cancer-information-5/breast-cancer-news-94/mastectomy-study-confirms-jolie-effect-726788.html，（参照2024-06-03）.

20) 西尾和人ほか．がんゲノム医療の進展．近畿大医誌，2018，43（1・2），p.11-16.

10 | 性分化疾患・性器形態異常

1 性分化疾患

disorders (differences) of sex development : DSDs

1 性分化疾患（DSDs）とは

　性分化疾患（DSDs）は，染色体，生殖器，性ホルモン分泌などの性の特徴が非定型的であり，一致しない，あるいは性別を特定できない状態である[1]~[4]．外性器の外観からでは性別を判別しにくい状態で生まれる新生児は，2,000〜4,500人に1人とされる[5]．出生時に性分化疾患を疑い，初期対応の契機となる外性器所見が典型的でない場合の観察点を表10-1に示す．出生直後から，性分化疾患に関わる専門家へのコンサルトを開始し，状況によっては経験豊富な施設への転院も考慮する．

　性分化疾患には，それぞれ頻度も症状も異なる70種類以上の疾患が含まれ，染色体構成を基にした分類が用いられている（表10-2）．まずは，生命予後に直結する疾患を鑑別し，並行して，外性器，性腺の状態，ホルモン検査，生化学検査，染色体検査，遺伝子検査，画像検査などを行う．保護者に対しては，疾患に対する十分な理解のための情報提供と心理的ケアが必要である．性別を安易に告げず，出生届を急がせない．

plus α

生命予後に直結する疾患
性分化疾患の中でも，先天性副腎皮質過形成（CAH）の副腎不全やデニス・ドラッシュ症候群の腎不全などは，生命に関わるため早急に対応すべき状態である．また，総排泄腔外反症では，腹部から臓器が脱出しており緊急の手術を要する．

> 　将来，性別変更が必要な場合もあるため，幼少時には手術を急がず性自認を確認する．治療に際しての保護者への説明は重要であり，子どもへの愛着形成を損なわないような配慮の下，適切な情報提供を行う必要がある．また，当事者である子どもに保護者が説明するときにも，医療者が支援する必要がある．幼少時に保護者に行った説明も，時代とともに不適切になっていたり，追加の情報の提供が必要であったりすることがある．例えば挙児希望のある場合には，不妊治療や，場合によっては配偶子提供や代理出産などの第三者が関与する生殖医療により，子どもをもつ例が増えていることなどを知ることで，ライフプランの選択肢が広がることになる．

表10-1 ■外性器所見が典型的でない場合の観察点（出生時に性分化疾患を疑う所見）

①外陰部に性腺を触知するか：停留精巣など
②陰茎あるいは陰核の状態：矮小陰茎あるいは陰核肥大か
　＊亀頭が露出していれば陰核肥大を疑うが，露出していなくても陰核肥大でないとはいえない．
③尿道口の開口部位：尿道下裂あるいは陰唇癒合がないか　通常の位置と異ならないか
④陰嚢あるいは陰唇の状態：陰嚢低形成あるいは大陰唇の男性化（肥大ししわがよる）がないか
⑤腟の状態：腟盲端（dimpleのみの形成もあり）や，泌尿生殖洞（尿道口と共通になる）はないか
⑥色素沈着はないか

日本小児内分泌学会性分化委員会，厚生労働科学研究費補助金難治性疾患克服研究事業性分化疾患に関する研究班．性分化疾患初期対応の手引き．日本小児科学会雑誌．2011，115，p.7-12．より一部改変．

表 10-2 性分化疾患の分類

● 性染色体異常に伴う性分化疾患（sex chromosomal DSD）
  A）45,XO（Turner 症候群など）
  B）47,XXY（Klinefelter 症候群など）
  C）45,X/46,XY（混合性性腺異形成，卵精巣性（ovotesticular）DSD）
  D）46,XX/46,XY（キメラ，卵精巣性（ovotesticular）DSD）

● 46,XY 性分化疾患（46,XY DSD）
  A）性腺（精巣）分化異常
    1. 完全型性腺異形成（Swyer 症候群）
    2. 部分型性腺異形成
    3. 精巣退縮症候群
    4. 卵精巣性（ovotesticular）DSD
  B）アンドロゲン合成障害・作用異常
    1. アンドロゲン生合成障害（17β-HSD 欠損症，5α-還元酵素欠損症，リポイド副腎過形成症など）
    2. アンドロゲン不応症（完全型，部分型）
    3. LH 受容体異常（Leydig 細胞無形成，低形成）
    4. AMH および AMH 受容体異常（Müller 管遺残症）
    5. コレステロール合成障害（Smith-Lemli-Opitz 症候群）
  C）その他（重症尿道下裂，総排泄腔外反など）

● 46,XX 性分化疾患（46,XX DSD）
  A）性腺（卵巣）分化異常
    1. 卵精巣性（ovotesticular）DSD
    2. 精巣発生異常 Testicular DSD（SRY 転座，SOX9 重複など）
    3. 性腺異形成症
  B）アンドロゲン過剰
    1. 胎児性（21-水酸化酵素欠損症，11β-水酸化酵素欠損症，POR 異常症など）
    2. 胎児胎盤性アンドロゲン過剰（アロマターゼ欠損症）
    3. 母体性（Luteoma，外因性など）
  C）その他（総排泄腔外反，膣閉鎖，MURCS など）

● 46,XY DSD,46,XX DSD に共通しておこりうる性分化疾患
  A）未分化性腺への分化異常
    1. 性腺無形成症
    2. 泌尿生殖系分化異常（Denys-Drash 症候群，Frasier 症候群，WAGR 症候群）
  B）卵精巣性（ovotesticular）DSD
  C）視床下部—下垂体—性腺系の異常（Kallmann 症候群，複合型下垂体機能低下症，GnRH 受容体異常症，SF1 異常症，DAX1 異常症など）

緒方勤 ほか．性分化異常症の管理に関する合同見解．日児誌．2008，112，p.565-576.
緒方勤 ほか．性分化・性発達異常に伴う疾患．小児内分泌学．日本小児内分泌学会編．診断と治療社，2009，p.305-323.

---

1 先天性副腎皮質過形成 congenital adrenal hyperplasia：CAH

病態・症候

先天性副腎皮質過形成（CAH）は，副腎皮質由来の性ステロイドの分泌過剰によって性器の形態や性機能などに異常を来す疾患である．同様の病態に後天性のアンドロゲン産生副腎腫瘍があるが，極めてまれである．外性器の外観からは性別を判別しにくい状態で生まれる新生児の中では，CAH の XX 女性が高率であり，70 ～ 80％ともされている．

検査・診断

CAH の約 90％を占める **21-水酸化酵素（ヒドロキシラーゼ）欠損症**は，常染色体劣性遺伝形式をとり，1 万 5 千～ 2 万人に 1 人の頻度で認められる．胎児期からアンドロゲンが高値の場合，女児においては **大陰唇癒合，陰核肥大，陰唇の陰嚢化**などがみられる．重症順に塩分喪失型，単純男性化型，遅発型

（非古典型）に分けられる．

塩分喪失型は，酵素欠損の程度が強く，外性器の男性化のほか，11-デオキシコルチコステロンの合成も障害され，アルドステロンの合成不全のため腎による Na 再吸収が阻害されて塩分喪失が起こる．生後 5 〜 10 日ごろから嘔吐，下痢，哺乳力低下などがみられ，放置すれば脱水，ショックに至るため，速やかに治療を開始する必要がある[6]．

単純男性化型は，酵素欠損の程度が軽く，外性器の男性化，皮膚の色素沈着などにより気づくことが多い．現在では，新生児マススクリーニングが行われているため，臨床症状を認める古典型では**17-ヒドロキシプロゲステロン**（17-**OHP**）高値により診断される[6]．

▌治療

早期からの適切な副腎皮質ホルモン補充により，男性化を抑制する．単純男性化型には**ヒドロコルチゾン**（コートリル®）や**デキサメタゾン**（デカドロン®）の投与，塩分喪失型にはヒドロコルチゾンと**フルドロコルチゾン**（フロリネフ®）の併用などが行われる．肥満，電解質異常，高血圧などに注意する．**陰核縮小術**の時期は，性自認を確認してからが望ましいとされる．

2 アンドロゲン不応症候群　androgen insensitivity syndrome：AIS

▌病態・症候

アンドロゲン不応症候群（AIS）は，性染色体は男性型（XY）であるが，アンドロゲン受容体の機能不全のためアンドロゲンの作用が発現せず，外見は女性型となる．抗ミュラー管ホルモン（anti-Müllerian hormone：AMH）は正常に分泌されるためミュラー管は退縮し，子宮，卵管，腟上部は存在しない．

完全型アンドロゲン不応症（complete AIS：**CAIS**）と**部分型アンドロゲン不応症**（partial AIS：**PAIS**）とに分類され，いずれも X 連鎖劣性遺伝形式をとる．CAIS は 1 万 3 千人に 1 人，PAIS は 13 万人に 1 人の頻度とされる．CAIS で女性として育てられた場合には女性の性自認をもつことがほとんどであるが，PAIS の 10 〜 15％は，育てられている性別とは異なる性自認をもつとされる．

▌検査・診断

性染色体は男性型（XY）である．外陰部は，女性型から男性型まで種々の程度があるが，子宮はみられない．LH や FSH は上昇，テストステロンは男性の正常値〜上昇，エストラジオール値も相対的に上昇する．

▶ 完全型アンドロゲン不応症（CAIS）

外性器は正常女性型であり，精巣は腹腔内，鼠径部および陰唇内などに存在する．CAIS の 80 〜 90％が鼠径ヘルニアをもつとの報告もあり，新生児期に気付くことも多いが，思春期に**原発性無月経**を主訴に受診して診断される場合もある．思春期には乳房発育や成長スパート（growth spurt）を認めるが，恥毛および腋毛は薄い，あるいはみられない．

▶ 部分型アンドロゲン不応症（PAIS）

　外性器は女性型で，陰核肥大のみがみられる例から，尿道下裂，小陰茎，二分陰嚢，停留精巣など種々の程度の男性化障害を示す例まで多様である．多くは，新生児期に外性器の形状から気付き，性染色体が男性型（XY）であることが判明し男児として育てられるが，陰核肥大のみの場合は，思春期に外陰部の男性化により診断される場合もある．**軽症型アンドロゲン不応症**（mild AIS：**MAIS**）では，外性器は正常男性型であり，**乏精子症**などの男性不妊で発見される．

▌治療

　CAIS においては，**停留精巣**における**ゴナドブラストーマ***（胚細胞性腫瘍）の発生を考慮して**性腺摘出**が行われてきたが，発症のリスクが 0.8 ～ 5％と必ずしも高くないこと，思春期に産生されるアンドロゲンが末梢組織でエストロゲンに変換され，乳房発育や成長スパートが起こるというメリットがあることから，思春期より前の性腺摘出は再考されている．一方，PAIS で陰嚢外に存在する胚細胞性腫瘍の発生リスクは 15 ～ 50％と報告されており，放置した場合のリスクは高い．

　性腺摘出後は，エストロゲン単独の補充療法が行われる．性腺摘出が思春期より前の場合は，10 歳ごろからエストロゲン補充減法を開始し，徐々に成人での投与量まで増やしていく．性腺摘出が思春期以降の場合は，成人量から開始する．

3 ターナー症候群　Turner syndrome

▌病態・症候

　ターナー症候群（**ターナー女性**）は，正常女性核型の 46,XX に対して，配偶子形成時の減数分裂の過程での染色体不分離により X 染色体が少なく，45,XO となる．また，X 染色体短腕の欠失した核型や，モザイクなどの核型を有する例もみられる．女子の約 2 千人に 1 人の割合でみられる．

▌検査・診断

　学童期を迎えるころに，**低身長**を契機に診断されることが多い[8]．しかし，胎児超音波検査による頸部浮腫（NT）の検出を契機に，羊水染色体検査で診断される場合もある．

▌治療

　日本人のターナー女性の場合，無治療の成人身長は平均 141.3cm と報告されている[9]．成長ホルモン（GH）の分泌は正常であるが，生理的分泌量を超える GH の投与により身長を伸ばすことができる[10]．

　思春期以降は，無月経に対してエストロゲン補充療法を行うが，子宮内膜癌予防のためプロゲスチン（黄体ホルモン）製剤も併用する．モザイク例などでは月経の発来もあり妊娠する例もあるが，典型例では**原発性無月経**のため自然妊娠は期待できない．現在，海外や国内の一部施設において，卵子提供による

■*用語解説

ゴナドブラストーマ
胚細胞から発生する前癌状態の腫瘍である．腹腔内に存在する Y 成分を有する性腺に異形成があれば発症率は 15 ～ 30％とされ，「診断されれば，性腺摘出」が推奨されている[7]．ターナー女性の約 5％は Y 染色体やその断片を有し，そのうち 7 ～ 10％でゴナドブラストーマなどを発症するとされる．しかし，アンドロゲン不応症や卵精巣性性分化疾患の腹腔内卵精巣からの発生は非常にまれであり，早期の性腺摘出を疑問視する意見もある．

生殖補助医療が行われている.

約30％の例で先天性の心血管系異常がみられる. リンパ管腫, 腎形態異常, 斜視, 遠視, 感音性難聴, 高血圧, 2型糖尿病, 慢性甲状腺炎, 甲状腺機能低下症, 歯の形成異常, 先天性股関節脱臼, 骨粗鬆症, 脊椎側弯症, 亀背なども みられるため, 定期的な検査と, 発症した際には治療が必要である.

4 クラインフェルター症候群　Klinefelter syndrome

▌病態・症候

クラインフェルター症候群（**クラインフェルター男性**）は, 性染色体が, 男性型（XY）より X 染色体が一つ（XXY）, あるいは二つ（XXXY）以上多い状態である. XXY 染色体の発生頻度は1千人に1人とされる. ほとんどの場合, 性自認は男性であるが, 性同一性障害のうち, MTF 当事者（身体の性は男性, 性自認は女性）の 251 人中 3 人（1.2％）がクラインフェルター症候群であり, 一般男性の中でみられる 0.12％に比べて高率との報告もある[11].

▌検査・診断

染色体数が多いほど障害の程度も強いが, 症状がほとんど現れない例も多い. 外性器は男性型で, 男性としての第二次性徴がみられるが, 乳房発達（**女性化乳房**）もみられる. 思春期に精巣の発育不良や乳房発達などの精査中に, また, 成人後は不妊症の検査の過程で, 染色体検査により診断されることも多い.

▌治療

男性化促進のために男性ホルモン補充療法が行われる. 性欲は低下している場合もあるが, 通常の性交は可能である. しかし, **乏精子症**, **無精子症**による不妊を呈する. 自身の精子（場合によっては精巣内から採取された精子）による生殖補助医療も検討する. 糖尿病, 慢性肺疾患, 静脈瘤, 甲状腺機能低下症, 乳癌などの合併症に注意が必要である.

2 性分化疾患（DSDs）患者の看護

1 看護の基本姿勢

性分化疾患（DSDs）すなわち, 性分化という身体的性のさまざまな発達に障害を来す疾患のある当事者・患者の看護で最も重要なことは, この疾患が包括的な用語であることを理解しておくことである. DSDs の患者個々の状態はおのおの異なっており, その体験もさまざまであることを念頭に置く必要がある. 過去には「インターセックス」「両性具有」「半陰陽」などの用語で紹介されることもあったが, 医学的に患者の状態理解を妨げ, 当事者にとっても生活しづらさを増強させる場合があることから, 性分化疾患（DSDs）という名称とし, 性器の発達が非典型的な状態を総称するに至った.

また, 性自認が多様であるという概念に沿って, 身体的な性別にも男でも女でもない性別があるかのような世間の認識は, 男性として, あるいは女性として生きていこうとする当事者・家族の混乱と, 精神的苦痛や社会的な生きづら

さを招くことがある．他の疾患と同様，DSDsは患者全体からみればその一側面にすぎないが，性器に関わる疾患であるため患者にスティグマを与えやすい．DSDsの看護においては，見た目だけでは身体上の性別がわかりにくい場合でも，男性あるいは女性が対象であるという理解が大切である．

近年，DSDs患者や支援者らの団体が，医療や看護のみならず社会全体に対して，個々の患者に代わってその困難や思い，意見を表明し始めている．看護師は，こうした患者らの声を受け止め，看護に反映させる必要がある[12]．DSDsはその原因や病態が多様であることから，患者の置かれる状況もさまざまである．個々の病態や身体面のみならず心理・社会的側面も理解し，看護師として患者とのラポールを構築することが援助行為の基本となる．

2 診断時期と看護

早期新生児期に性別判定が難しい場合，その後の精密検査によって，身体上の性別は男女いずれかに判定される（表10-3）．また第二次性徴期や，成人期の不妊を契機に診断される場合もある．新生児期のDSDsで急性副腎不全や急性腎不全を合併している場合には緊急を要することから，経験豊富な医療機関で取り扱うべきである．看護師は性別判定の難しい新生児はもとより，通常から低ナトリウム，高カリウム血症などの電解質異常に伴う症状に留意し，早期発見に努める．

DSDsは，新生児期のほかに，思春期に無月経などを主訴として受診した際に見つかり，診断がつく場合もある．原疾患によっては，頻度は低いものの性腺の悪性化を来す恐れもあることから，成人期に予防的性腺除去術を行う場合がある．看護師がDSDsの患者の看護に当たる場面は産科，小児科以外の診療科にもあり，患者のライフコース全般にわたる看護が必要である．

▌医療の提供

性分化疾患患者に対しては，医療者はチームとなって医療を提供する．内分泌科，泌尿器科，産婦人科，精神科などの医師や看護師，臨床心理士，福祉の専門家など複数科にわたる医療者が，主に第三次医療機関でチーム医療を提供しながら，患者の性別判定や必要な治療を行う．ただし近年では，一般医院においても初期対応や小児期対応の標準化・集約化を図ることが目指されている．2006年に米国シカゴでの国際学会で，小児内分泌学関係者らによる合意事項（シカゴコンセンサス）が発せられて以降，各国で診療指針の策定がなされるようになった．以下に，日本小児内分泌学会性分化委員会による対応の手引きを示す[13]．

▌患者・家族への支援

患者が新生児や小児の場合，状態や治療に関する本人への説明は，患児の発達年齢に応じて行われる（表10-4）．家族が代わって説明を聞く期間が長くなる場合もある．しかしどの発達段階であっても，性分化疾患は患者自身の個性の一部であり，患者（患児）を無視することがあってはならない．患児が年齢

plus α

性ホルモンとスポーツ
近年，女性アスリートに関するCAS（スポーツ仲裁裁判所）の判断が注目を集めた．テストステロンなど性ホルモン値の高い女子選手に対し，テストステロン値を下げるよう薬物治療を行わない場合には出場を認めないとの対応を，競技連盟が打ち出したからである．現代社会で「ありのまま」に生きることの困難さを，この問題は訴えている．

表 10-3 ■性分化疾患初期対応

日齢・月齢	診断・治療	医療者間	保護者への対応	
			説明時の表現（提案）・しておきたいこと	避けたい表現・行動
出生時	・生命予後に直結する疾患の鑑別（副腎疾患など） ・外科的疾患に対する対応 ・早産児に対する対応[*1] ・診察：外性器の形態（陰茎・陰核長，尿道口・腔口の開口と位置など），性腺を触知するか ・血液・尿検査：17-OHP（濾紙血も）	・性分化疾患に関わる医療者の召集および専門家へのコンサルト開始 ・施設内での保護者への説明内容の統一（説明者を決めたほうがよい） ・経験豊富な施設へのコンサルト・転院も考慮（小児内分泌学会HP参照） ・心理介入開始が望ましい．	・「外性器の成熟が遅れています．性分化疾患が疑われます」 ・「性分化疾患とは，卵巣・精巣や性器の発育が非典型的となるものです」 ・「性別については，検査をして判断しましょう」 ・診断までの期間など，初期の見通しを説明する．「検査の結果が出るまでには1週間以上必要です．追加検査が必要になることもあります．2週間以内に結果が出せるように計画しますが，必ずしも全ての結果が揃うとは限りません」 ・両親がいる場合は，説明時には両親が揃っていること． ・祖父母への対応：児の状態の理解と両親への支援を促す． ・児の問題点が性の分化に関わることだけであれば（副腎・腎などの合併症がなければ），ほかは健常であることを積極的に伝える． ・家族内で誰の責任である，という議論にならないように，特に産褥期の母親のメンタリティーに配慮し，責められることがないように十分に説明する．	・「男の子か女の子かわからない」という言い方は避ける． ・「不完全」「異常」という言葉は使わない． ・その場で最も可能性のある性を安易に告げない．
～7日まで	・染色体検査（SRY，G-banding） ・性腺・内性器の検索（超音波検査，MRI，尿道造影，腹腔鏡，性腺生検など） ・血液・尿検査 ・原疾患の診断（可能な限り） ・合併症の検索（副腎・腎疾患など） ・遺伝子検査	・社会的性の判定[*2] ・社会的性選択と疾患予後に関わる多因子を考慮した診療計画策定（泌尿器科的治療・内科的治療の内容と時期）． ・原疾患の治療 ・心理カウンセリング ・性別判定までは入院継続を考慮	・出生時の説明の反復および理解の確認 ・出生届の保留（保留可能であることの周知）「出生届は急ぐ必要はありません」「期限延長が可能です」 ・医療保険が問題となる場合「性別・名前保留で提出が可能」 ・検査結果が揃って解釈可能となったところで説明することが望ましい． ・医療者からの社会的性別の提言と診療計画の説明を行い，両親を含め検討．両親の希望を十分に汲み取る．	・「わからない」は避ける ・「不完全」「異常」という言葉は使わない． ・出生届を急がせることは避ける． ・検査結果を個々に説明することを避ける．特に染色体検査結果のみ説明することはしない．
～14日まで	・性腺・内性器の検索（超音波検査，MRI，尿道造影，腹腔鏡，性腺生検など） ・HCG負荷試験[*3] ・原疾患の診断（可能な限り） ・合併症の検索（副腎・腎疾患など） ・遺伝子検査	・社会的性の判定[*3]，判定に苦慮する症例については集学的チームによる判断を検討する． ・社会的性選択と疾患予後に関わる多因子を考慮した診療計画策定（泌尿器科的治療・内科的治療の内容と時期）． ・原疾患の治療 ・心理カウンセリング ・性別判定までは入院継続を考慮	・出生時の説明の反復および理解の確認 ・出生届（名前，性別）の保留（保留可能であることの周知）「出生届は急ぐ必要はありません」「期限延長もやむを得ない場合は可能です」 ・医療保険が問題となる場合や家族の心理状態などを鑑みて必要のある場合，「性別・名前保留で提出が可能」であることを伝える． ・検査結果が揃って解釈可能となったところで説明することが望ましいが，経過時間を配慮し，この時点での検査結果に基づいた説明を行う． ・診断がついた場合，医療者からの社会的性別の提言と診療計画の説明を行い，両親を含め検討．両親の希望を十分に汲み取る． ・診療計画については，あらゆる治療の可能性と性自認の問題の可能性も含め説明する．	・「わからない」は避ける． ・「不完全」「異常」という言葉は使わない． ・出生届を急がせることは避ける． ・検査結果を個々に説明することを避ける．特に染色体検査結果のみ説明することはしない． ・社会的性決定に際し，十分な説明がないまま「どちらにしますか」「どちらでもいいですよ」といった言い方は避ける．

10

性分化疾患・性器形態異常

253

日齢・月齢	診断・治療	医療者間	保護者への対応	
			説明時の表現（提案）・しておきたいこと	避けたい表現・行動
〜1カ月	・性腺・内性器の検索終了（超音波検査，MRI，尿道造影，腹腔鏡，性腺生検など） ・HCG負荷試験[*3] ・原疾患の診断確定（可能な限り） ・合併症の治療（副腎・腎疾患など） ・遺伝子検査	・社会的性は生後1カ月までには確定できるよう，検査などを進める. ・診療計画の確定 ・心理的サポートの継続・強化と，必要に応じて遺伝カウンセリング ・原疾患の治療継続 ・性別判定までは入院継続を考慮	・医療者からの社会的性別の提言と診療計画の説明を行い，両親を含め検討. 両親の希望を十分に汲み取る. ・診療計画については，あらゆる治療の可能性と性自認の問題の可能性も含め説明する.	・社会的性決定に際し，十分な説明がないまま「どちらにしますか」「どちらでもいいですよ」といった言い方は避ける.
〜6-12カ月	・（必要に応じて）テストステロン療法 ・外陰形成術（第一期） ・（必要に応じて）性腺生検・摘出術	・外科（小児泌尿器科や小児外科）と小児科の連携を密にする. ・心理的サポートの継続・強化と必要に応じて遺伝カウンセリング ・原疾患の治療継続 ・産婦人科医の意見を聞く.	・長期的診療計画の説明 ・予後の説明（不確定なことは「不確定である」ときちんと説明するが，希望的側面も話せるとよい. 第二次性徴，性交，妊孕性についても可能な限り説明） ・（必要に応じ）産婦人科医を紹介	
〜1歳半	・外陰形成術 ・（必要に応じて）性腺生検・摘出術	・性自認成立までに終了しておいたほうが望ましい泌尿器科処置について確認		

＊1 早産児への対応：早産児では，①外性器の発達が未熟であり，精巣下降が生理的に不十分な場合があることや陰茎長の基準値がないこと，②一般状態が不良で，浮腫などにより診察所見が充分に得られなかったり，脂肪組織が少ないために陰核を肥大と評価してしまったりすることがあること，③経験豊富な医師による診察の機会が作れない場合があること，などの理由から，早期性別判定がしばしば困難となり，経時的に詳細な観察を要する. そのため，判定に時間がかかることを伝え，拙速な判断はしないようにするが，生命予後が不良な場合には，保険などの社会的な要因を考慮して中途での判断もやむを得ない. その場合は，戸籍上の性変更が可能であることを伝える.

＊2 社会的性決定は複数科の意見を基に判断すること. 集学的チームがあることが望ましい.

＊3 HCGテスト：精巣機能（テストステロン分泌能）検索が必要な場合に行う. 生後1週以降，2カ月ぐらいまでに行う.
測定項目：テストステロン，DHT（保険未収載），アンドロステンジオン（保険未収載）

日本小児内分泌学会性分化委員会. 厚生労働科学研究費補助金難治性疾患克服研究事業性分化疾患に関する研究班. 性分化疾患初期対応の手引き. http://jspe.umin.jp/medical/files/seibunkamanual_2011.1.pdf.（参照2024-06-03）. より一部改変.

に応じた説明によって自らの状態を理解し，自己決定ができるように支援する. そのためには，家族に対しても，看護師がモデルとなって患者中心の姿勢を示すことが重要である. また家族が患児の自己決定を待てるように，医療的介入の必要度・緊急度とその理由を説明するとともに，医療介入を待機した場合に考えうる影響など，家族の予期的不安を受け止めるよう関わる. 家族への看護は，患者が小児期の間のみならず成人期においても，患者のパートナーへの説明など，必要となる場合がある.

　DSDsの看護に当たる者には，医療チームの一員として以下のような対応が求められる. ①DSDsの診断経験豊富な医師による評価の前に，性別に関わる予断などを患者・家族に伝えてはならない，②長期的管理は経験豊富な医療チームで行う，③すべての人に男女いずれかの性別判定を受ける権利があることを

表 10-4 ■性分化疾患対応（小児期）

年　齢	説明項目	保護者	本　人
幼児期 （2歳以降）	長期的診療計画 予後	・診断・病態理解の確認 ・予後の説明 ・外陰形成術の予定 ・第二次性徴：症例により性ホルモン補充療法，性腺摘除術と必要性 ・成人性機能（女児選択の場合）：腟形成，性交，妊孕性についても可能な限り説明．（必要に応じ）産婦人科医を紹介 ・成人性機能（男児選択の場合）：尿道形成，性交，妊孕性についても可能な限り説明．小児泌尿器科医併診の継続 ・不確定なことは「不確定である」ときちんと説明するが，希望的側面も話せるとよい． ・心理カウンセリング：保護者側からの要望の有無にかかわらず勧める．隠れたニーズを拾い上げることも必要．	・保護者への説明の場に，本人も同席するとよい．病名がさりげなく伝わると良い． ・外科的処置に関してはできるだけアセントをとる． ・外科的処置に際してはプレパレーションを行う． ・心理カウンセリング：できるだけ介入を開始する．性自認の評価も含めて行い，本人の混乱を避けるよう対処を始める．
小児期 （6歳以降）	診療計画	・診断・病態理解の確認 ・本人への疾患の説明を，徐々に行うよう促す． ・本人に対し，近々に行う治療（今後1～2年）について説明するよう促す． ・心理カウンセリング：保護者側からの要望の有無にかかわらず勧める．隠れたニーズを拾い上げることも必要．	・保護者への説明の場に，本人も同席するとよい．基本的に，病名を伝える． ・保護者からの説明に合わせて，医療者からも近々の治療について説明する． ・外科的処置に関してはアセントをとる． ・外科的処置に際してはプレパレーションを行う． ・心理カウンセリング：できるだけ介入を開始する．性自認の評価も含めて行い，本人の混乱を避けるよう対処を始める．

日本小児内分泌学会性分化委員会．厚生労働科学研究費補助金難治性疾患克服研究事業性分化疾患に関する研究班．性分化疾患対応の手引き（小児期）．http://jspe.umin.jp/files/dsd_ver7.pdf．（参照 2024-06-03）．

念頭に置く，④患者や家族との開かれたコミュニケーションを実践し，患者の意思決定を奨励する，⑤患者と家族の思いを尊重し，医療者として専門的な対応をする[14]．

2 性器形態異常
abnormal structure of the genital organs

1 性器形態異常とは

　女性の性器の形態異常のうち，子宮の形態異常としては，中隔子宮，双角子宮，重複子宮，単角子宮などがある．腟の形態異常としては，処女膜閉鎖，腟横中隔，腟閉鎖，腟縦中隔，腟欠損症などが挙げられ，それぞれの子宮・腟の組み合わせにより，種々の状態，症状がみられる．

　無月経，月経困難症や月経後の腹痛，月経後の出血，流早産の既往や不妊症，不育症などについて問診する．子宮や腟の形態評価のため，腟鏡診，内診（または直腸診），3D超音波検査を含む経腹および経腟（または経直腸）超音波検査，子宮卵管造影，MRI検査，子宮鏡検査などが行われる．腟内や子宮内

の閉鎖腔内の血液貯留，また，骨盤内腫瘍や子宮内膜症，尿路系の異常などにも留意する．

1 子宮の形態異常

病態・症候

子宮内腔が完全に左右に分離されるものを**重複子宮**，子宮が左右に分離されるが子宮頸部に至らないものを**双角子宮**，子宮底部の外表が正常であるが中隔が存在するものを**中隔子宮**，中隔とまではいえない突出があるものを**弓状子宮**と呼ぶ[16~18]．欧州ヒト生殖医学会（European Society of Human Reproduction and Embryology：**ESHRE**）／欧州婦人科内視鏡学会（European Society for Gynaecological Endoscopy：**ESGE**）の分類（図10-1）やアメリカ生殖医学会（American Society for Reproductive Medicine：**ASRM**）の分類などが使用されている．

子宮のみに形態異常がある場合には，通常は月経痛などの自覚症状はなく，

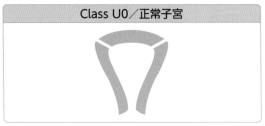

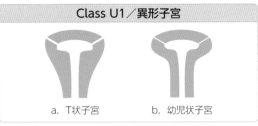

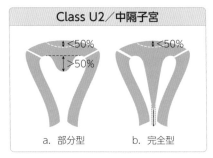

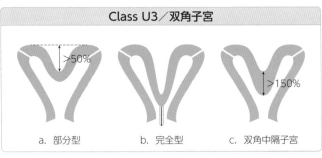

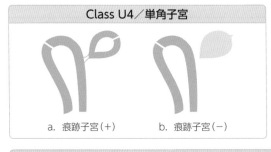

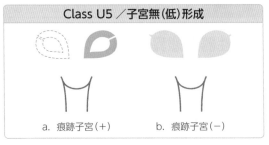

Class U6／その他

Class U2：子宮内腔への突出が子宮壁の厚さの50％より大きく，子宮底部の外表の陥凹は子宮壁の厚さの50％未満．
Class U3：子宮底部の外表の陥凹が子宮壁の厚さの50％より大きい．
Class U3c：子宮底部正中の陥凹部の厚さが子宮壁の厚さの150％より大きい．

図 10-1 ■ ESHRE/ESGE の女性内性器形態異常分類

不妊症・不育症による子宮形態の検査中や，あるいは何らかの理由により産婦人科で受けた超音波検査時に偶然に診断されることが多い.

例外として，ハーリン・ヴェルナー・ヴェンデリッヒ症候群（Herlyn-Werner-Wunderlich 症候群：**HWW 症候群**）[*]（図10-2）では，腹痛や感染による症状で気付く場合もある [18]．また，流産・妊娠中絶手術後などに子宮内腔が癒着・変形するアッシャーマン症候群では，月経血量の減少などで気付く場合もある.

■ 検査・診断

不妊症や不育症であれば，**子宮卵管造影**（HSG）により卵管の疎通性や子宮内腔の評価が行われる．バルーンカテーテルにより造影剤を注入する場合には，バルーンの位置により片側が造影されなかったり，内腔が変形したりすることがあり，嘴管型（しかん）の鉗子が使用される．**ソノヒステログラフィー**[*]（sonohysterography：SHG）のほうが有用との報告もある．これらは痛みを伴うため，通常の B モードの超音波検査で子宮形態異常が疑われ子宮内腔の形態評価のみであれば，**3D 超音波検査**が有効であり推奨されている [17]．3D 超音波検査ができない場合にも，MRI，子宮鏡検査（子宮ファイバースコピー）などが選択されることが多くなっている.

■ 治療

中隔子宮へは選択肢として外科的介入を推奨，その他の形態異常へは推奨しない [19]．不育症症例の中隔子宮に対して，現在，開腹によるジョーンズ・アンド・ジョーンズ手術やトムキンス手術は，ほとんど行われることがなく，**子宮鏡下中隔切除術**が行われている.

双角子宮などに対する**ストラスマン手術**[*]に関しては，その生児獲得率への有効性が示されておらず，適応は慎重に判断すべきである.

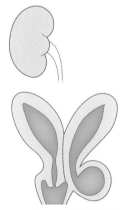

重複子宮の一側の子宮腔部が閉鎖しており，閉鎖側の子宮頸部囊胞と腎形成不全を伴い，月経時の腹痛で発見される.

Wunderlich 症候群

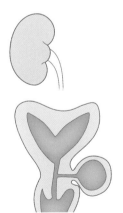

双角子宮と，子宮内腔と交通のある Gartner 管囊胞，同側の腎形成不全を伴い，月経血の貯留や感染による腹痛などで発見される.

Herlyn-Werner 症候群

図 10-2 ■ Wunderlich 症候群・Herlyn-Werner 症候群の模式図

腔横中隔は腔の上方1/3の部位に生じることが多いが，どの部位でも起こる．**腔閉鎖**は腔下部が比較的長い距離で閉鎖する．**処女膜閉鎖**，腔横中隔，腔閉鎖は無月経で気付くことが多い．**腔縦中隔**は，腔の正中線に沿って縦に隔壁がある状態で，中隔子宮や双角子宮を伴うこともある．日常生活に支障を来すことが少なく，別の疾患で受診した際に偶然見つかることが多い．

腔欠損症は腔を欠く疾患で，子宮もないものが多く，その代表にメイヤー・ロキタンスキー・キュスター・ハウザー症候群（Mayer-Rokitansky-Küster-Hauser 症候群：**MRKH 症候群**）がある．極めてまれに機能子宮のあるケースがある．

機能性の子宮が存在し，かつ月経血の排出経路が閉鎖・狭窄している場合には，月経困難症（**月経モリミナ**）を伴う．腔や子宮内への血液貯留（**留血症**）がみられる場合には，排出経路を作る手術が必要となる．

▌メイヤー・ロキタンスキー・キュスター・ハウザー症候群（MRKH 症候群）

ロキタンスキー症候群とも呼ばれる．ミュラー管の分化異常による腔欠損および子宮欠損がある．発生頻度は女性の4千～8千人に1人の割合とされ，性染色体は女性型（XX）である．卵巣は正常で，LH，FSH，エストラジオールの値なども正常であり，第二次性徴の乳房発育や陰毛発生はあるが**原発性無月経**となる．腔による性交ができない．

視診で腔入口部がないこと，超音波検査，MRI などで子宮や腔がみられないことで診断する．

性生活を可能とする目的で，非観血的な腔の圧伸法（フランク法）や種々の**造腔手術**が行われる．術式も，腸管を利用する方法（ルーゲ法），腹膜を利用する方法（ダビドフ法），真皮を植皮する方法（マッキンドー法），形成した腔の上皮再生を待つ方法（ウオルトン法），形成した腔を人工真皮で被覆する方法などがあり，低侵襲化が進んでいる[20]．

挙児を得るには，自身の卵巣から採卵された卵子による体外受精を行い，代理出産による方法が考えられるが，日本ではまだ認められていない．近年，海外では子宮移植による妊娠・出産例もみられ，日本でも倫理的検討が開始されている．

plus α

機能性子宮を有する腔欠損症の治療
かつては子宮留血症による腹痛の反復により子宮摘出が推奨されていたが，近年は妊孕性を考慮し造腔して子宮を温存する方法も行われている．

② 性器形態異常のある患者の看護

性器形態異常を来す疾患では，前節の性分化疾患との判別を要するものがある．また性器の形態以外に，他の部位の形態異常など合併症の有無の精査も必要である．性器の形態異常がある患者には，排尿障害・困難や感染のリスク，自然治癒が期待できるかどうか，成人期の場合，妊孕性への影響といった機能的側面をアセスメントする．排尿障害がみられない場合でも，患者や保護者の日々の疑問や不安を聴き，異常の早期発見と精神的ケアの手掛かりとする．た

だし，外性器に審美的側面から介入することについては，慎重な姿勢で患者本人の訴えを聴き取ることが重要である.

小児期

　外性器の形態異常は，男児の尿道下裂，女児の処女膜ポリープ，傍尿道腫瘤，陰核肥大，陰唇癒着・癒合などさまざまである. 排尿障害や感染症状のない場合，性器や下腹部の腫脹，性器脱などに患者本人あるいは保護者が気付いていても，それが異常なのかどうかがわからない，また誰に相談してよいのかわからないなど，一人で悩むことがある. 一方で，相談のために，保護者が子どもの性器変化を刻々と写真に保存し，持参して受診したとの報告もある[21]. 患者本人の同意なくこうした写真が保存され続けている場合は，看護師は患者中心の姿勢をもって，記録は患者自身のものであり，保護者であっても本人の同意なく保持し続けるべきではないということを認識し，代弁できるようにしておく.

思春期・成人期

　思春期から成人期の患者に対しては，形態異常によって生じる性交に対する気がかりや，妊孕性，妊娠した場合の分娩様式の制限の有無など，患者のセクシュアリティやリプロダクティブヘルスへの影響をアセスメントすることが重要である. 患者は性パートナーに自己の状態を打ち明け，パートナーもその内容を理解できることで，その人（カップル）らしい性生活や家族計画が行えるようになる. 医療者の態度は，患者がどのように症状を理解し受容できるかに影響を与える. 明確でわかりやすい説明を行い，さらにセックスカウンセリングなど自部署で実践できないカウンセリングが必要な場合は，専門のカウンセラーと連携することも重要である.

! 臨床場面で考えてみよう

Q1 出生時の女児に陰核肥大などの外性器の男性化がみられた. どのように対処すべきか.
Q2 性器形態に異常のある新生児の保護者から，不安を訴えられた. どのような対応が考えられるか.
Q3 ターナー女性の診療が小児科から産婦人科に移行した. 産婦人科ではどのような点に注意すべきか.
Q4 不育症の女性の超音波検査で中隔子宮が疑われた. どのように対処すべきか.

考え方の例

1 出生児の外性器が非定型であったときの対応

　先天性副腎皮質過形成の21-ヒドロキシラーゼ欠損症を疑い，迅速に濾紙血を採取して新生児マススクリーニング検査施設に17-OHPの測定を依頼する. 内分泌学的な検査結果が出る前でも，哺乳力低下，体重減少，嘔吐などの副腎不全症状があり，低ナトリウム血症や高カリウム血症，代謝性アシドーシスなどがみられれば，速やかに治療を開始する必要がある. また，新生児マススクリーニング検査で，17-OHP高値であった場合には，外性器異常や色素沈着，副腎不全症状の有無にかかわらず精査を行う.

2 新生児に性器形態の異常がみられた保護者への対応

保護者に対して，まず現在の不安を傾聴する．その際，専門医の診断前に安易に性別の予断を与えるような説明をしてはならない．また，「性別不明」などの言葉は，家族の混乱を深めるため，使用してはならない．性別判定が困難な場合，分娩を行った施設に専門医がいない場合は，より高次の医療機関との連携を考慮する．

3 ターナー女性の成人期の医療的介入

カウフマン療法（エストロゲンとプロゲスチンの併用）によるホルモン補充を行うとともに，心血管異常，糖尿病，甲状腺機能低下症，骨の異常などを念頭に，定期的に血圧や骨塩量の測定，糖代謝，甲状腺機能などの評価を行う．異常値や症状がみられれば，内科や整形外科などを紹介する．挙児希望がある場合は，養子縁組や第三者の関与する生殖医療（日本や世界の状況等）などについて説明する．

4 子宮奇形を疑うときの対応

3D超音波検査で中隔の状況を評価する．もし，3D超音波検査が困難な場合には，MRIや子宮ファイバースコープ，子宮卵管造影検査などを施行する．中隔子宮であった場合，子宮鏡下中隔切除術の選択の前に，その他の不育症の原因やリスク因子がみられないかをよく評価する．その上で，子宮鏡下中隔切除術による生児獲得率向上の有効性を示す研究があるが，ランダム化比較試験は存在していないこと，手術後に妊娠率が低下したという報告があることなどを説明し，治療方針を決定する．

引用・参考文献

1）日本小児内分泌学会性分化・副腎疾患委員会．Webtext：性分化疾患の診断と治療．2016，http://jspe.umin.jp/medical/files/webtext_170104.pdf，（参照 2024-06-03）．

2）日本小児内分泌学会性分化委員会，厚生労働科学研究費補助金難治性疾患克服研究事業性分化疾患に関する研究班．性分化疾患初期対応の手引き．日本小児科学会雑誌．2011，115，p.7-12.

3）中塚幹也．"性分化疾患と性同一性障害"．今日の治療指針：私はこう治療している．福井次矢ほか編，2019年版，医学書院，2019，p.1310-1312.

4）中塚幹也．封じ込められた子ども，その心を聴く：性同一性障害の生徒に向き合う．ふくろう出版，2017.

5）"教える前に知っておきたい：DSD（性分化疾患）の基礎知識"．日本性分化疾患患者家族会連絡会ネクスDSDジャパン．https://docs.wixstatic.com/ugd/0c8e2d_383874848ece4d47a1031685e20993ac.pdf，（参照 2024-06-03）．

6）日本小児内分泌学会マス・スクリーニング委員会，日本マス・スクリーニング学会．21-水酸化酵素欠損症の診断・治療のガイドライン（2014年改訂版）．日本小児内分泌学会．http://jspe.umin.jp/medical/files/guide20140513.pdf，（参照 2024-06-03）．

7）Cools, M. et al. Germ cell tumors in the intersex gonad：old paths, new directions, moving frontiers. Endocr Rev. 2006, 27, p.468-484.

8）横谷進．Turner症候群．産科と婦人科．2010，77，p.1275-1281.

9）Isojima, T. et al. Proposal of new auxological standards for Japanese girls with turner syndrome. Clin Pediatr Endocrinol. 2010, 19, p.69-82.

10）Stephure, D.K. Canadian Growth Hormone Advisory Committee: Impact of growth hormone supplementation on adult height in turner syndrome: results of the Canadian randomized controlled trial. J Clin Endocrinol Metab. 2005, 90, p.3360-3366.

11）Inoubli, A. et al. aryotyping, is it worthwhile in transsexualism?. J Sex Med, 2011, 8, p.475-478.

12）"ライフストーリーズ"．日本性分化疾患患者家族会連絡会ネクスDSDジャパン．https://www.nexdsd.com/lifestories，（参照 2024-06-03）．

13）日本小児内分泌学会性分化委員会，厚生労働科学研究費補助金難治性疾患克服研究事業性分化疾患に関する研究班．性分化疾患対応の手引き（小児期）．http://jspe.umin.jp/files/dsd_ver7.pdf，（参照 2024-06-03）．

14）Lee, P.A. et al. Consensus statement on management of intersex disorders. International Consensus Conference on Intersex. Pediatrics. 2006, 118（2），e488-500.

15）坪内万祐子ほか．当院で経験した完全型アンドロゲン不応症2症例の検討．産婦人科の進歩．2016，68（1），p.20-28.

16）Grimbizis, G.F. et al. The ESHRE/ESGE consensus on the classification of female genital tract congenital anomalies. Hum Reprod. 2013, 28, p.2032-2044.

17）Grimbizis, G.F. et al. The Thessaloniki ESHRE/ESGE consensus on diagnosis of female genital anomalies. Hum Reprod. 2016, 31, p.2-7.

18）Acien, P. et al. The presentation and management of complex female genital malformations. Hum Reprod Update. 2016, 22（1），p.48-69.

19）「不育症管理に関する提言」改訂委員会．令和2年度厚生労働科学研究費補助金，成育疾患克服等次世代育成基盤研究事業（健やか次世代育成総合研究事業分野）：不育症管理に関する提言 2021．http://fuiku.jp/common/teigen001.pdf，（参照 2024-06-03）．

20）Kubota, M. et al. Treatment guidelines for persistent cloaca, cloacal exstrophy, and Mayer-Rokitansky-Kuster-Hauser syndrome for the appropriate transitional care of patients. Surg Today. 2019, doi:10.1007/s00595-019-01810-z.

21）白土なほ子. ちょっと気になる新生児−お母さんの不安に答える：泌尿器・外性器の異常：女児の外陰部. 周産期医学. 2017, 47（9）, p.1179-1182.

11 不妊症・不育症

1 不妊症
infertility

1 不妊症とは

1 定義・症候

　不妊症とは，避妊をしない通常の性交で1年以上妊娠しないものと定義され[1]，不妊症のカップルは6組に1組であり，年々増加している[2]．排卵1回で妊娠する確率は20%程度で，通常は半年以内に妊娠する．女性の妊孕性のピークは22歳で，20代後半から下がり始め，35歳以降さらに低下する（図11-1）[3, 4]．

2 月経周期

　月経周期は28日前後で，月経開始から14日目が排卵，21日前後が着床時期になる．

▓ 月経期から卵胞期まで

▶ 内分泌（図11-2）

　視床下部からの**GnRH**（ゴナドトロピン放出ホルモン）の90分に1回の**周期的分泌**により排卵は調節されている．GnRHは下垂体を刺激し，同じリズムで**FSH**（卵胞刺激ホルモン）・**LH**（黄体形成ホルモン）を分泌させる．血液中のFSHとLHは卵巣に働き[4]，卵胞の莢膜細胞では LH により**プロゲステロン**（黄体ホルモン）から**テストステロン**（男性ホルモンの一つ）をつくり，莢膜細胞内側の顆粒膜細胞へ移動させる．顆粒膜細胞のテストステロンは FSH により**エストラジオール**（E_2）へ変換される．卵胞で産生されたこの三つのホルモンは血中へ広がり，全身の細胞に作用する[5]．排卵異常は，視床下部の GnRH 分泌リズム異常と卵巣の反応性異常で起こる．

▶ 性器の変化

　月経開始7日目ごろから，**卵胞**の一つが大きくなる．卵胞は，卵巣皮質にある**卵子**を卵巣外に出すための水風船のようなものである．顆粒膜細胞からのエストラジオール分泌増加は排卵まで続き，卵胞液の増加で卵胞は成長し，子宮

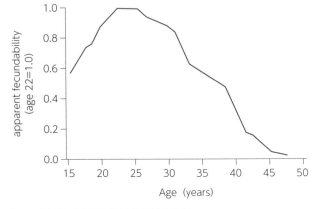

fecundability：1回の性交で妊娠する確率
22歳：20%，30歳：18%，35歳：12%，40歳：5%，45歳：1%

図11-1 ▓女性の年齢と fecundability

Centers for Disease Control and Prevention. Reproductive Health. https://www.cdc.gov/reproductive-health/infertility-faq/index.html，（参照2024-06-03）．
Belchetz. P.E. et al. Hypophysial responses to continuous and intermittent delivery of hypothalamic gonadotropin-releasing hormone. Science. 1978, 202, p.631-633.

262

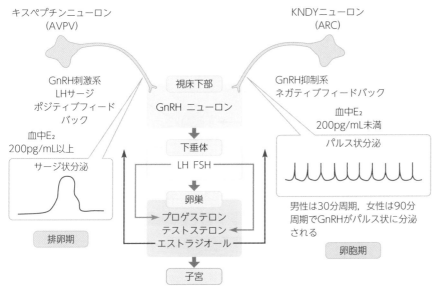

図 11-2 ■卵胞期・排卵期の視床下部－下垂体－卵巣系の調節機構

内膜は厚くなる.

▌ 排卵期

▶ **内分泌**（図11-2）

　14日前後に，血中エストラジオール値が 200pg/mL 以上に到達すると，促進性**キスペプチンニューロン**による GnRH ニューロンへの刺激（**ポジティブフィードバック**）が始まる．興奮した GnRH ニューロンは下垂体から大量のLHを放出させる [5]．これを **LHサージ** という．LHサージは1日続き，尿中にも大量のLHが出てくる．尿中LHサージ検出による排卵日予測は最も信頼性が高い.

▶ **LHサージの作用**

　①LHサージは**排卵**の引き金（トリガー）となり，卵胞が破れ，着床を目的とした②黄体・③内膜・④卵子の成熟が同時に始まる（図11-3）.

▶ **性器の変化**

　血中エストラジオールの上昇で，排卵3日前から**頸管粘液**が増え，さらさらした，あるいはドロッとした透明な帯下が増える．子宮内膜の厚さは10mm程度になる．LHサージにより最も大きな卵胞が破裂し，卵子は周囲に顆粒膜細胞を従えた粘液の塊となり，卵胞液とともに骨盤内へ放たれる．卵子を失った卵胞は**黄体化**し，**プロゲステロン**の分泌を始める．排卵期には，ホルモン分泌の著しい変化で，少量の性器出血や卵胞破裂による下腹部の膨満感や痛みを訴えることが多い.

▌ 黄体期

▶ **内分泌**（図11-3）

　排卵後4日でエストラジオールは排卵期の約半分に減り，②**黄体成熟**：プロゲステロンは0から10ng/mL以上に増える．③**内膜成熟**：プロゲステロンは

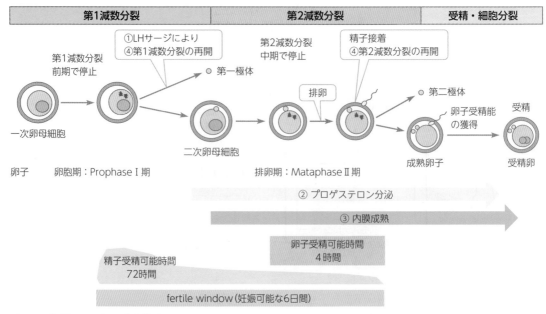

第1減数分裂	第2減数分裂	受精・細胞分裂

図 11-3 ■ LH サージの作用

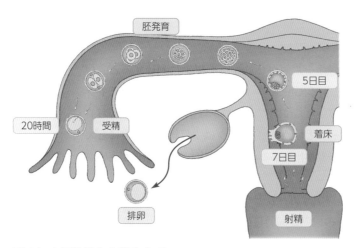

図 11-4 ■ 排卵から着床まで

内膜の着床環境を整え，④**卵子成熟**：第 1 減数分裂前期で停止していた卵子は減数分裂を再開する[6].

▶ 性器の変化

エストラジオールの半減で頸管粘液の自覚は急になくなる．黄体化で卵巣の血流は増え，②プロゲステロン作用で，③内膜組織は浮腫状に変化し受精卵の受け入れ準備が進む．基礎体温は数日で 0.3 度以上高くなる．

卵管采でピックアップされ，LH サージによる減数分裂再開から 36 時間経過した卵子は，再び減数分裂を停止し精子の到着を待つ[7]．④精子進入と同時に減数分裂が再び始まり，その 20 時間後に卵子と精子の核が融合し，**受精卵**に

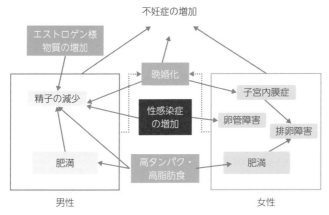

図 11-5 ■不妊症が増えた原因

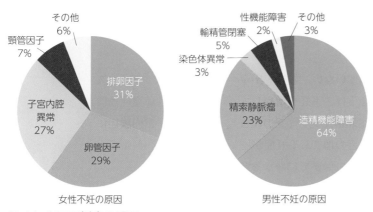

図 11-6 ■不妊症の原因

下井華代ほか. 非配偶者間の生殖医療に関する生殖補助医療に関する不妊患者の意識調査. 日本受
精着床学会雑誌. 2004, 21, p.6-14.
三浦一陽. 男性不妊患者の原因と診断. 東邦医学会雑誌. 2009, 57 (6), p.355-359. より改変.

なる[8].

　受精卵は，卵管が提供する環境と栄養で分裂を繰り返し，卵管の線毛上皮の
働きで排卵5日後には子宮内へ運ばれる．プロゲステロン分泌が最大となる排
卵後7日目に，受精卵・内膜の着床準備が整い，透明帯から脱出した胚盤胞が
分泌期内膜に**着床**する（図11-4）.

3 原因

　不妊原因は男女双方にある．女性は妊娠・出産の高年齢化，男性は運動精子
数の減少が主な原因である（図11-5）.

▌男性因子

　男性因子では，**造精機能障害**，すなわち精子をつくる働きが弱いものが最も
多い（図11-6）．ここ50年で一般男性の精子濃度は低下し[9]，WHOでは1年
以内に妊娠する下限値を設定した（表11-1）．あくまでも妊娠しやすい目安で
あり，下限値以下でも妊娠する可能性は十分にある．また，ストレスなどが原

表 11-1 ■精液所見の下限値

	単位	下限値
精液量	mL	1.5
総精子数	10^6/射出精液	39
精子濃度	10^6/mL	15
総運動率	%	40
直進運動率	%	32
精子形態	正常率%	4

WHO. WHO laboratory manual for the Examination and processing of human semen. 5th ed., Cambridge University Press, 2010.

因の勃起不全や射精障害も見逃してはならない.

腟内までは**射精機能**，受精の過程までは運動性の高い精子数をつくる**造精機能**に依存し，着床過程では受精卵と内膜の質が関係する.

▌女性因子

女性の妊孕性自体は低下していない．妊娠・出産の高年齢化というライフスタイルの変化が，卵子の質を下げ，不妊を増やしている．多嚢胞性卵巣症候群（PCOS）などの排卵や内分泌異常，クラミジアなどの性感染症，子宮内膜症による卵管の周囲癒着や機能障害の増加も不妊症が増えた一因である（図11-5，図11-6）．肥満，やせや喫煙も妊娠までにかかる時間が長くなる[10]．

①LHサージで始まった②黄体・③内膜・④卵子の成熟が，それぞれ受精卵の着床に向かい変化し続ける．その間で，以下の四つの因子の成熟速度の差が不妊や流産を生む.

▶ 排卵因子

排卵障害の多くは，GnRHの分泌リズム異常で起こる．ストレス，やせ，甲状腺機能低下，高プロラクチン血症などで周期が長くなり[11]，多嚢胞性卵巣症候群では周期が短くなる[12]．GnRH分泌の高度な異常で卵胞発育はなくなり，月経不順になる．たとえ排卵があったとしてもプロゲステロン分泌が低く，不妊や不育になりやすい.

▶ 頸管因子

頸管粘液の通過で，精子の運動性と受精能がともに高まる．**頸管の閉鎖，頸管粘液の分泌不全**，精子活性化不良により不妊になる.

▶ 卵管因子

卵管は，卵の運搬・受精・栄養の場を提供する．**卵管采部癒着**は卵子のピックアップ障害を，**卵管閉塞**や**卵管上皮細胞の障害**は運搬・栄養障害を起こして不妊になる.

▶ 着床因子

排卵6日後には，胚盤胞の透明帯を破り細胞質が脱出する．7日後には，子

表 11-2 ■不妊検査（スクリーニング）

一次スクリーニング			二次スクリーニング (PCOS などを疑うとき)		
女性	基礎体温		女性	内分泌学的検査	テストステロン, DHEA
	卵管疎通性検査	子宮卵管造影 HSG, 通水検査			AMH
	内分泌学的検査	下垂体：LH, FSH, PRL		糖代謝	75gOGTT：HbA1c
		甲状腺：FT4, TSH		抗精子抗体（不動化法）	
		卵巣：エストラジオール	男性	内分泌学的検査	
		血糖		超音波検査	
		黄体機能：プロゲステロン			
	超音波検査	卵胞と内膜のチェック			
	頸管粘液検査	フーナーテスト			
	尿中 LH 検出キット				
男性	精液検査				

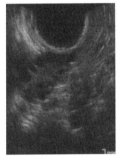 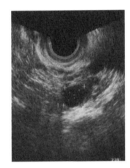 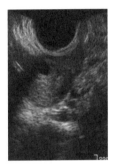

a. 卵胞期　8〜9mm 　　　 b. 排卵期　20mm 　　　 c. 黄体期　高輝度

図 11-7 ■排卵を知る方法（超音波検査）

宮内膜に着床する．GnRH 周期異常や卵巣反応性低下による**プロゲステロン分泌不全，子宮内膜の異常**（ポリープ，粘膜下筋腫，菲薄化内膜）で着床できず，不妊になる．

4 検査・診断

　不妊期間が長いほど，原因が複雑で治療が難しい．月経終了時に検査や治療の計画を立て，排卵期に排卵日自己判定の支援をし，着床期に着床の準備状態を確認するといった検査は月 1 回しかできないため，検査と治療は効率よく行う（表11-2）．

▍排卵因子

　GnRH 分泌リズム異常は直接証明できない．排卵の状態を，**基礎体温，超音波検査**（図11-7），採血による**内分泌検査**で間接的に診断する．卵胞期初期（5日目前後）に FSH，LH，エストラジオール，テストステロン，PRL，TSH（甲状腺刺激ホルモン）を測定し，GnRH 分泌リズム異常の原因を調べる．

▶ 基礎体温

　基礎体温は体動で上昇してしまうので，朝目覚めたらすぐ，動く前に婦人体

コンテンツが視聴できます(p.2 参照)

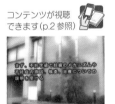

●不妊治療のプロセス
〈動画〉

温計で体温を測定する．高温相の状態で，排卵の有無とプロゲステロンの分泌状態がわかる．温度差が少ない場合，高温相が短い場合は，プロゲステロン分泌低下を示唆する．基礎体温上の排卵日は低温相の最終日であり，この日を2週0日とし妊娠週数と分娩予定日を計算できる．排卵から3週以上高温相が続けば，妊娠と判断される．

▶ **経腟超音波検査**

経腟超音波検査で，卵胞が卵巣中に黒い円として確認できる（図11-7a，図11-7b）．卵胞直径が18～25mmに到達すると，LHサージが起こる．卵胞破裂と高輝度内膜で排卵を確認できる（図11-7c）．

▶ **尿中LH検査キット**

早朝尿を1日1回，**尿中LH検査キット**で自己検査する．頸管粘液自覚の初日，あるいは超音波で卵胞直径が16mmを超えた日から始める．色の濃さは，尿中LH濃度と比例するので，反応が最も強く出た日まで毎日続ける．基礎体温や尿中LH検査は，排卵期周辺の徴候を認識するなどのセルフケアにもつながる．

■ 卵管因子

卵管疎通性検査として，**子宮卵管造影（HSG）**が現在でも広く行われている．子宮内腔の異常，卵管疎通性，卵管からダグラス窩へ広がる造影剤の状況で骨盤内癒着を診断できる（➡ p.55 図3-15 参照）．HSG直後の妊娠も多く，治療的意義もある．造影剤注入による子宮内腔膨張は反射的子宮収縮を起こし，月経様の強い痛みを伴う．この収縮は，卵管疎通性は本来あるのに卵管間質部閉鎖と診断させてしまう危険性がある．子宮鏡下で直径1mmのカテーテルを卵管口に挿入し，水を注入する**通水法**はこの欠点を補う（図11-8）．

通気法（ルビンテスト）は致命的空気塞栓*の恐れがあり，ほぼ行われない．

■ 頸管因子

頸管粘液検査は，腟鏡を入れ，外子宮口の透明な粘液を注射器で採取し，量・透明度を観察する．スライドグラスの上に出し，牽糸性（粘液が糸を引く）

*用語解説

空気塞栓
空気が血管に入って気泡となり，血流を防ぐ栓となること．

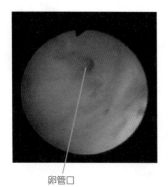
卵管口

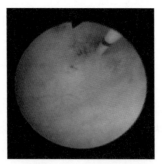
卵管間質部にチューブを挿入し，水を流す．間質部閉塞の解除に役立つ．

図11-8 ■子宮鏡下選択的卵管通水法

も評価する．性交から 9 〜 14 時間であれば，**性交後テスト**（postcoital test：
PCT）として**フーナーテスト**（Huehner test）により頸管粘液内の運動精子を
顕微鏡で観察できる[13]．精液検査の協力が得られない場合でも，PCT で精子が
存在すれば少なくとも無精子症は否定できる．

▎精液検査

精子の数と運動性を顕微鏡で評価する**マクラーチャンバー®法**や，コンピュー
タで自動解析する **CASA**（computer aided sperm analysis，精子運動解析装
置）などがある．CASA は費用対効果などの問題もある．WHO の精液検査マ
ニュアル（2010）に詳細な記述がある．

▎その他

月経 7 日目の超音波検査で卵巣腫瘍や子宮腫瘍（筋腫やポリープ），着床期
超音波検査で黄体や内膜厚，子宮鏡検査で粘膜下筋腫・内膜癒着・子宮形態異
常を診断する．

▶ **クラミジア・甲状腺・糖代謝**

性交経験者の 20％は**クラミジア抗体**が陽性で，慢性持続感染 5 年で卵管妊
娠，10 年で卵管性不妊になる．抗原検査陰性でも，パートナーも含め一度は抗
菌薬治療を行う．甲状腺機能低下（FT4 や TSH の量の低下）や糖代謝異常は
不妊原因になるので必ず検査する．

5 治療

初診から 1 年で，**タイミング法**から**人工授精**，**生殖補助医療**へ移行すること
が多い．

▎タイミング法

性交頻度は毎日か1日おきが妊娠しやすく，
また，**排卵日**を含む 6 日間（fertile window）
に妊娠する（図11-9）．従来は排卵日をプロ
ゲステロン産生開始日とした[14, 15]が，現在
は，**尿中 LH 検査キット陽性日**としている．
この日は従来の排卵日より 1 〜 2 日早い．
よって，最も妊娠しやすい性交のタイミング
は，頸管粘液が増え始めるときと，LH サー
ジ出現日かその翌日である（図11-9）．不妊
原因がなければ，6 カ月以内に 80％のカップ
ルが妊娠する[15]．

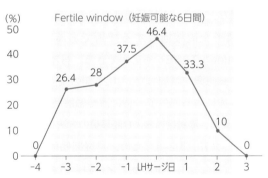

図 11-9 ■性交渉のタイミングと妊娠率

▎排卵誘発

排卵誘発では，視床下部の GnRH 分泌リズムを正常化する**クロミフェン**，**シ
クロフェニル**，**レトロゾール**などの内服薬，卵巣を直接刺激する**ゴナドトロピ
ン注射薬**[*]を用いる．卵胞直径が 18mm 以上で **hCG** を筋肉内注射し，排卵を
起こす．注射薬により通常 3 個以上の卵胞が発育し，多胎や卵巣過剰刺激症候

■用語解説

ゴナドトロピン注射薬
hMG 注射薬やリコンビナン
ト FSH 注射薬があり，
hMG 注射薬は閉経女性の
尿から精製した筋肉内注射
用注射薬で，リコンビナン
ト FSH 注射薬は皮下用自
己注射薬である．

269

群が生じる恐れがあるので，なるべく低用量で少ない排卵を目指す．

▶ 内分泌異常がある場合

　高プロラクチン血症は排卵障害や初期流産を，**甲状腺機能低下**は初期だけでなく中期以降の胎児死亡も起こす．妊娠前にそれぞれ**ドパミンアゴニスト（カバサール®）**と**甲状腺ホルモン薬**（チラーヂン®：血中 TSH が 2.5μIU/mL 以下になるようコントロールする）での治療が推奨されている．糖代謝異常は，妊娠合併症の増加だけでなく，卵巣のステロイド産生の酵素活性に異常を来し，FSH に対する卵巣の反応性異常を起こす．特に，インスリン抵抗性は卵巣代謝を障害するため，減量や運動療法・糖尿病治療薬の**メトホルミン**で治療する．

▌ 通水法

　通水法はバルーンカテーテルを子宮内に留置，あるいは子宮鏡下に両側の卵管口にチューブを挿入し，卵管内に水を注入する．検査後 6 カ月間が妊娠しやすい．

▌ 人工授精（AIH）

　LH サージ出現あるいは hCG 注射の翌日に，当日採取した精液を 0.5mL ほどに洗浄調製した精子を子宮内に注入する．卵子周囲に多くの運動精子を送り込む目的があり，対象は原因不明不妊や軽度の**乏精子症**である．

▌ 高度な不妊治療

　生殖補助医療（assisted reproductive technology：**ART**）とは，**体外受精**（*in vitro* fertilization：**IVF**），**胚移植**（embryo transfer：**ET**），卵細胞質内に精子を注入する**顕微授精**（intracytoplasmic sperm injection: **ICSI**），**凍結融解胚移植**などを含む不妊治療法を指す（図11-10）．精液内に精子がなくても，精巣内精子を直接回収する技術である**精巣内精子採取術**（testicular sperm extraction：**TESE**）も応用できる．日本での生殖補助医療実施件数は 2008 年ごろから急激に増加した．2021 年の統計では，出生児の約 12 人に 1 人が生殖補助医療による出生で，特に凍結融解胚移植によるものが多い [16]．

▶ 体外受精・顕微授精および胚移植の方法

　採卵前の排卵を防ぐため，月経開始前から採卵まで GnRH アナログ（点鼻薬）や採卵直前に GnRH アンタゴニスト（注射薬）を投与する．月経開始 3 日から卵胞直径が 18mm 以上になるまでの約 10 日間，**排卵誘発薬**（ゴナドトロピン注射）を毎日続ける．その後，成熟卵獲得のため **hCG** を投与し，その 36 時間後，麻酔下に腟から卵胞へ針を穿刺し，10 個前後の卵子を採取する（図11-11）．

　運動精子が豊富にあれば，一定濃度の運動精子を含む培養液に卵子を混ぜて体外受精させ，精子が少ない場合は，精子 1 個を卵子に注入する顕微授精で受精させる．採卵 3 〜 5 日後に受精卵（分割胚〜胚盤胞）を子宮内に原則 1 個移植し，プロゲステロン腟坐薬で**黄体補充**する．人工授精より少ない精子で高い妊娠率が得られるという利点がある．

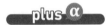

plus α

人工授精
人工授精には，通常は配偶者間人工授精（AIH）を行う．提供精子による非配偶者間人工授精（AID）も認められているが，出自の権利など倫理的問題が生じる．

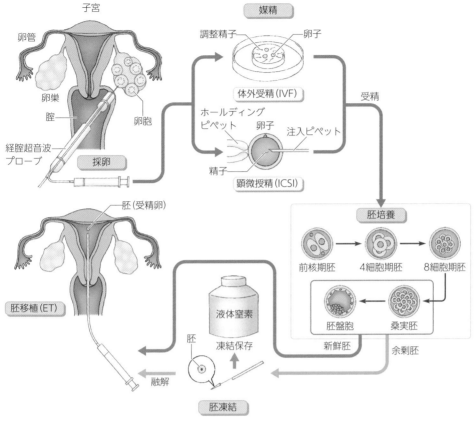

図 11-10 ■生殖補助医療（ART）の流れ

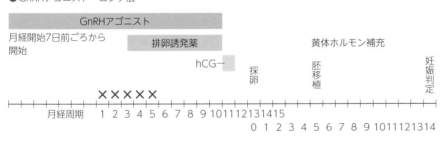

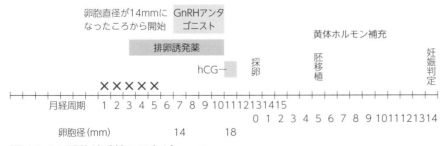

図 11-11 ■体外受精のスケジュール

体外受精-胚移植（IVF-ET）は，月経開始から採卵まで約2週間，採卵から妊娠判定も2週間，胚移植までは月経開始から約3週間かかる（図11-11）.

　凍結保存は精子，卵子，受精卵で可能になった．移植当たりの妊娠率は，**新鮮胚移植**で21.2%，**融解胚移植**では36.9%である．いずれの治療でも妊娠当たりの流産率は約25%と同等であるが，母体の加齢に伴い妊娠率は低下し，流産率は上昇する．43歳以上では生児獲得率が極端に低くなる[16].

plus α

融解胚移植の妊娠率
融解胚移植は着床の可能性が高い日に移植するため，妊娠率が高くなる.

② 不妊症患者の看護

1 不妊カップルの心理・社会的特徴

　生殖補助医療を受けるカップルが増える一方で，不妊に悩むカップルが受診に対する強いためらいや戸惑い，不安などを有する例も存在する．A県不妊専門相談センターの調査によると，受診への迷いについての相談が約1割あった．「今の状態がどうなのか不安」「どんな診察をされるのか不安」「どんな検査・治療があるかわからないので不安」「どこに行ったらいいのかわからない」など，相談者の多くは知識不足と病院の対応への不安，医療機関の情報不足を訴えていた．加えて，カップル間の意見の食い違いにより夫の協力が得られず受診に踏み切れない例もあった[17].

　不妊に悩むカップルは，不妊を契機に，夫婦間でさまざまな情緒的な反応を経験するとされる．さらに，性生活は挙児希望をかなえる手段といった，不妊による性行動の変化は，性機能やカップルの関係に緊張を招き影響を及ぼす.

　第16回出生動向基本調査（2021年）によると，「結婚したら子どもをもつべき」との考えには5割弱が賛成している．その支持割合は第10回調査（1992年）の9割弱から大幅に減少しているものの[18]，「女性は子どもを産んで1人前」といった女性観や家族観がいまだに存在することは否めない．子どもを望まない夫婦にあっては，不妊は疾患ではない．しかし，挙児希望があっても子どもに恵まれない不妊のカップルは，あいさつ代わりの「お子さんはまだ？」という何気ない言葉に傷つくことも多い．また，周りからのプレッシャーや無理解に加え，自分自身の内にある規範や身体に対する欠損感などにより，不妊症患者は心理的ストレスの高い状況下にあると考えられる.

　家族のライフサイクルにおいて，不妊であることは，夫婦にとって，新婚期から養育期への段階移行が困難な危機的状況であるといえる．まさに，夫婦が新たな関係性の中で，生活基盤を築いていく家族形成期初期に直面する問題となる．このような不妊症カップルの心理・社会的背景を考慮し，初診時には丁寧な対応が求められる.

2 不妊検査・不妊治療のストレス

　不妊検査・治療は，月経周期に合わせたスケジュールで行われる．女性にとって内診や超音波検査などは羞恥心を伴い，検査によっては痛みを伴うことも多い．また，男性にとってもマスターベーションによる精液採取，タイミング法

のための医師による性交時期の指定など，精神的苦痛を強いられることや屈辱感を抱くこともある．精液検査の結果は治療方針を決める上でも必要不可欠な情報であるが，採精に戸惑い，検査の一歩を踏み出せない男性もいる．検査・治療に対するお互いの思いのずれによって，夫婦間の葛藤が生じることが多い．夫婦双方の思いを話し合い，夫婦の合意を見いだす必要があるが，そのためのコミュニケーションを図れない状況がある．

　一方，不妊治療においては，治療をしたからといって必ずしも結果が得られるとは限らない．その不確実性は「出口の見えないトンネル」に例えられる．また，治療開始時には妊娠するかもしれないという期待が高まり，月経が始まると失望するという両極端の感情を短期間で経験する．治療が高度になると期待も大きくなるが，同時に妊娠できなかったときのショックも大きくなる．不妊治療の長期化によって，カップルは妊娠するはずだった子どもをはじめ，思い描いていた理想の家族像，費用や時間，妊娠できるという自信や健康な身体などを失うだけでなく，それが何度も繰り返されるという多重的な喪失を経験する．

不安の程度と治療の状況

　治療が長期化すると抑うつが増し，不安を招きやすい性格傾向が強まることなどが示唆されている[19]．高度生殖医療と一般不妊治療を受けている女性137人に対するSTAI（状態−特性不安尺度）を用いた調査によると，高不安状態にある者が特性不安では約53％，状態不安では約80％を占めた．状態不安は正常成人と比較して高く，心身症患者と同程度であった．高度生殖医療かあるいは一般不妊治療かの違いによる不安の程度に差はなかった．しかし，高度生殖医療を受けた女性では，不妊原因が自分にある場合，不安状態が高い傾向にあることが示された[20]．

　体外受精を受けている女性の治療各期の状態不安は，治療開始前より採卵前，胚移植前ともに上昇し，妊娠反応検査前で最も高い状態不安を示し，治療開始後もその不安は続く傾向にある．

3 不妊検査・不妊治療における看護

意思決定への支援

　不妊症は，その治療の本質が生命に関わるような疾患ではない．そのため受診するか否か，検査を受けるか否か，治療を受けるか否か，またどこまで治療を受けるかはカップルや個人の人生観や価値観によるところが大きい．不妊検査・治療は選択の連続である．患者が納得できる選択と自己決定をするためには，患者の多面的な悩みに耳を傾けることや，適切な情報提供が不可欠である．さらに，夫婦の問題として，夫婦を単位として関わることが重要である．

　一方，患者にとっては思いを表出し，安心して相談できる場が必要となる．不妊症経験は，そのすべてがコントロール感覚を失わせる性質をもっている．小さなことでも自分で決断できたという経験は，コントロールを取り戻すきっ

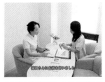

●不妊治療における看護者の役割〈動画〉

かけとなる．自分の人生だけでなく，自分の体も思うように機能しない感じを抱く中で，患者が主体的に今後の検査・治療について決める重要性を認識することが必要である．

▌ 不妊検査・不妊治療に関する情報提供

不妊症の原因は多岐にわたるため，その原因検索のためには系統的に検査を進めていく必要があり，治療法を決める上で重要である．WHO による不妊症の男女別原因の調査結果によると，女性原因のみ 41％，男性原因のみ 24％，男女に原因あり 24％，原因不明が 11％であった．双方に原因を有することもあるため，検査は男性側と女性側で同時に進めていくことが重要である[21]．

検査に関する情報提供として，検査の概略，目的・メリット，手順，副作用，診断精度，良い結果・悪い結果が得られた場合のその後の選択肢，検査を受けない場合に予測される結果と選択肢，費用，検査前後の日常生活の留意点が挙げられる．患者に説明する際，数値での説明が可能な場合には，数値を提示する．例えば，月経量が減少する可能性が 90％であれば，減少しない可能性は 10％であることを説明する．可能性が高いなどのあいまいな表現は，情報の受け手によって解釈が異なるため，避けるべきである．

不妊検査によりその原因が解明されれば，個々の治療計画が立てられる．治療方針は，より身体に負担のない低コストの治療法から段階的に進められる．治療に関する情報提供として，概略，目的・メリット（期待される結果が得られる可能性），手順，副作用，費用，日常生活の留意点，治療を受けない場合に予測される結果，その他の選択肢が挙げられる．また，不妊治療の過程を通して起こりうる精神的変化に関する情報も，予期的ガイダンスとして重要である．

検査・治療に関する説明や情報提供をする際には，情報の受け手に正確に伝わるための工夫が望まれる．その方法として，①専門用語ではなくわかりやすい言葉や数字を用いる，②理解を助けるための図やパンフレットを用いる，③対象の理解度を確認しながら進めていく，④チーム医療として各職種がそれぞれの専門性を生かした関わりと連携をすることが大切である．

▌ 心理面のケア

▶ 喪失体験

先述したように，不妊症においては多くの喪失を体験し，それが何度も繰り返される．喪失を体験した際の**悲嘆**（grief）という反応は，**悲哀の仕事**（mourning work）を経ることにより精神的な回復へと向かうとされる．悲哀の仕事を達成するには，ごく自然な心の流れをたどり，悲しみを悲しみ，苦痛を苦痛として味わい，悔やみや恨みをもそのまま自然に体験し続けていくことである．「泣いている時間はありません」と悲嘆を未解決のまま先送りするのではなく，「悲しんでもよい」ということを伝え，看護師はその悲しみに寄り添うことが重要である．

274

▶ 治療中の不安

　治療の長期化は，抑うつや不安を招きやすい性格傾向が強まることを念頭に置き，ケアを行う必要がある．治療においては妊娠率に対する現実的な認知がもてるように，治療への過度の期待を防ぐためにも，エビデンスに基づいた情報提供を行う．治療が高度になれば妊娠への期待も高まることから，対象の年齢に応じ自施設のデータや学会のデータを基に情報提供する．患者が治療を受ける過程においては，一つひとつの処置において丁寧に対応する．特に体外受精治療周期の状態不安が高まる治療各期においては，処置前後の声掛けや，心配なことについて確認をするといったきめ細かな配慮が必要である．さらに，治療の長期化に伴い精神的な重圧が増していく中では，不安なことは何か，患者の状況に応じてじっくりと話を聴くことが大切である．

　生活においては，治療だけに気持ちが集中し追いつめられないように生活を見直し，治療中心の生活から，仕事をする，定期的に体を動かすなどの気分転換を図ったり，セルフヘルプグループに参加しピアサポートを受けたりするなど，落ち込んだときやストレスに対する対処行動を強化できるようにする．

▌夫婦の関係性の調整

　危機的状況におけるカップルの親密さについて，増田は「親密な対人関係のメンテナンスとは，クライシスを除去するものでなく，クライシスを自分達の日常に含めるアップデートをすることである」[22]と述べている．不妊であるという危機的状況における二人の新たな関係性の形成には，傾聴・共感・受容といったコミュニケーションスキルをカップルにもってもらうことと，お互いの思いを交わしていくような夫婦間のコミュニケーションへの介入が重要になってくる．コミュニケーションによってパートナーから情緒的なサポートを得られることが，夫婦の関係性の変化につながる．

　不妊であることや治療過程において，不妊原因が片方にあった場合の負い目，治療に対する夫婦間の不一致，子どもを望む気持ちの温度差などについて，それぞれがどのように受け止め，おのおのの思いを夫婦として積み重ねていけるかは，夫婦の絆を築くことに大きく関わってくる．夫婦の関係性の中で，夫婦として向き合い，相互作用を繰り返しながら，夫婦の絆は時に揺らぎ弱まりもするが，強まっていくものと思われる．

▌患者との関係づくり

　患者への声掛け，つまり，言葉によるコミュニケーションが，関係づくりの始まりである．特に心のこもった言葉や声掛けは，傷ついている患者の心に染み入り，信頼関係を深める要素ともなる．いかに科学が発達しようとも，それは技術であり，不妊という事実や不妊患者を取り巻く現象に対応することはできない．一人ひとりの患者に触れる普段のコミュニケーションが，患者の心を引き出し，患者の心を動かす医療行為の一部として，技術と同様に重んじられる．現状の成功率からすると，むしろ子どものいない人生に新たに立ち向かう

人々のほうが多い．結果にかかわらず，患者が「納得できた，意味のある経験だった」と思うことができ，豊かな人生（fertile life）へと移行できるようにサポートする過程は，医療者の力量が発揮されるべき部分である．

---

2 不育症
recurrent pregnancy loss

1 不育症とは

1 定義・リスク因子

不育症は2回以上の流産や死産の既往があり，妊娠22週以降の死産や生後1週間以内の新生児死亡も含む．**習慣流産**（連続3回以上）や**反復流産**（連続2回以上）も含まれる．

不育症では，原因ではなく**リスク因子**という表現が使われる．リスク因子があっても100%流産するわけでなく，無治療でも出産が可能だからである（図11-12）．

リスク因子の中でも，**抗リン脂質抗体症候群**は，流産抑止と母子周産期予後の改善の点で重要である．臨床所見と異常な検査所見がそれぞれ一つ以上あるときに，抗リン脂質抗体症候群と診断する[23]．抗リン脂質抗体とは細胞膜のリン脂質に対する自己抗体で，血管内皮細胞の障害，血小板凝集と血栓形成へ導き，組織障害を起こす．この血流障害は母体と胎盤で起こり，流産や妊娠高血圧症候群を発症する．

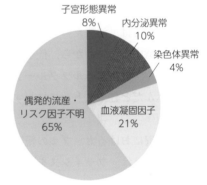

図11-12 ■不育症のリスク因子
「不育症管理に関する提言」改訂委員会編．不育症相談対応マニュアル．令和2年度厚生労働科学研究費補助金（成育疾患克服等次世代育成基盤研究事業：健やか次世代育成総合研究事業分野）．http://fuiku.jp/common/pdf/manual.pdf．（参照 2024-06-03）．

2 検査・診断

血液検査により**内分泌異常**を，**自己抗体・血液凝固異常**から抗リン脂質抗体症候群を診断する（表11-3）．**染色体検査**では，可能であれば臨床遺伝専門医よる事前カウンセリングを行う．流産時の絨毛染色体検査は親の染色体異常診断のきっかけになり，検査で胎児が流産原因と証明できると，次の妊娠に患者が前向きになれるという利点もある．**子宮奇形**は超音波検査，子宮卵管造影，MRI，子宮鏡などで診断する．

3 治療

内分泌異常は妊娠前に改善する（➡ p.270 参照）．抗リン脂質抗体症候群は，妊娠判明時から**抗凝固療法**（低用量アスピリン療法・ヘパリン注射併用）を始める．**中隔子宮**では**子宮鏡下中隔切除**を行う．親の染色体異常では，**着床前診断**（pre-implantation genetic testing for structural rearrangement：**PGT-SR**）

表 11-3 ■習慣流産検査（スクリーニング）

一次スクリーニング		二次スクリーニング	
子宮形態検査	超音波検査, HSG	子宮形態検査	子宮鏡, ソノヒステログラフィー
内分泌学的検査	下垂体：PRL, LH, FSH		MRI
	甲状腺：FT4, TSH	内分泌学的検査	75gOGTT：HbA1c
	血糖	線溶凝固系検査	プロテインC（活性, 抗原）, プロテインS（活性, 抗原）
	黄体機能：P4, BBT		
染色体検査	Gバンド法	自己抗体検査	抗DNA抗体
抗体検査	自己抗体：抗核抗体		抗SS-A/Ro抗体
	抗リン脂質抗体	同種免疫検査	NK活性
	抗カルジオリピンβ2GPI複合抗体		Th1/Th2比
	dRVVT法（蛇毒）：ループスアンチコアグラント		遮断抗体活性
	抗カルジオリピンIgG抗体, 抗カルジオリピンIgM抗体		抗HLA抗体
	抗PEIgG抗体, 抗PEIgM抗体	鹿児島大学病院	
	抗PSIgG抗体, 抗PSIgM抗体		
凝固因子活性	APTT, 第Ⅷ因子活性, プロテインC（活性, 抗原）, プロテインS（活性, 抗原）		

を行い，正常な受精卵（胚）を移植して流産を防ぐ方法もある[24].

2 不育症患者への支援

　流・死産は愛着ある対象を**喪失**するという体験であり，対象喪失は最も重大なストレス因子である．流・死産の体験，つまり子どもを亡くすことは，思い描いていた子どものいる家族，子どもを育てる親としての役割，将来の夢や希望をすべて失うことでもある．さらに，流・死産における喪失は，子どもが周囲との関係性を築く前に亡くなることから，子どもの存在と死そのものや，子どもを失った悲しみを理解されにくい，**公認されない悲嘆**でもある．

　流・死産後の身体的回復は，4～6週間と比較的早い．しかし，心の傷が癒えるのは通常1～2年，長引く悲嘆では10年経っても癒えていない場合もある．不育症の場合，いわゆる単発性の流・死産後の喪失とは異なり，悲哀のプロセスの途中で次の喪失を体験し，悲嘆の重積，繰り返しが起こるという特徴がある．流・死産回数が増えると不安傾向が強くなることから，メンタルヘルスを考える上でも，そのケアは重要である．

1 流・死産時の支援

■ 悲嘆作業を進めることへの支援

　不育症患者への支援では，繰り返される喪失と悲嘆において，不育症患者（カップル）が，その都度十分な**悲嘆作業（グリーフワーク）**を行えるように支

援することが求められる．太田は，死産した母親たちの悲嘆作業を進める支援において，悲嘆作業に関連するケアニーズから，①子どもや出来事についての話を引き出し，寄り添い，傾聴する，②泣いていいことの保証と泣ける環境を用意する，③心の痛みを助長させない環境を整える，④退院後の心のサポートと情報を提供する，⑤母親を支援できるように家族を支える，を挙げている[25]．矢冨らの調査によると，不育症女性の 41.0％が最後の流・死産時「病院の環境はよくなかった」と回答している．「他の妊産婦や流産女性と同室」であった群は「個室」群と比較して，また，「赤ちゃんの声が聞こえた」群は「聞こえなかった」群と比較して，「つらかった」の回答率が有意に高かった[26]．看護師には，患者が安心して感情や思いを表出できるような環境づくりや信頼関係を構築することが求められる．

▌母親になることへの支援

　流産であっても，妊娠週数にかかわらず母親は子どもに対する愛着を深めている．流・死産は予期せぬ出来事であり，出会いと別れが同時に訪れる．家族や医療者は流・死産に対して子どもの存在をないものとして，話題を避けるような態度になりがちである．

　しかし，死産した母親たちには，母親になったことを承認し，支えてほしいというニーズがあった[25]．母親は，子どもに出会って妊娠中に形成された絆を確認するという作業をしていた．足型・髪の毛などの遺品は，子どもが確かに生きていた証であり，同時に子どもの存在や親であったことを証明するものである[25]．子どもに出会って母親としてのかけがえのない時を過ごす体験が，子どもと別れるプロセスにおいて重要な意味をもつものと考えられる．

２ 妊娠中の支援

▌妊娠判明時の精神状態および妊娠中の不安

　不育症患者を対象とした調査によると，妊娠判明時から精神的ストレスは上昇し，過去の流・死産週数のころになるとさらに上昇する[27]．また，気持ちスコアを用いた調査では，妊娠判明時，気持ちスコアは上昇していたが，初めての妊娠時は 80.0 ± 26.7 点，2 回の流・死産後の妊娠判明時は 53.6 ± 34.9 点と，流・死産回数が増加するほど嬉しさは低下していた．しかし，流産となったときの気持ちスコアは平均－ 80 点以下と低値で，流・死産回数が増えても変化がなかった[26, 28]．

　「妊娠に対する不安」は，不育症群が正常群に比較して有意に高スコアであり，「妊娠に対する束縛感がある」は，中期で，不育症群が正常群に比較して有意に高値であった．「妊娠により思うように行動できない」は，初期・中期ともに不育症群が正常群に比較して有意に高率であった．STAI の状態不安で 42 点以上の「高不安」は，初期の不育症群にみられた[29]．

▌テンダー・ラビング・ケア　tender loving care：TLC

　テンダー・ラビング・ケア（TLC） とは包み込むような優しいケアを指す．

これは，リスクを十分にスクリーニングして説明することや治療方針を明確にすること，超音波検査で胎児の状態を観察すること，カウンセリングや家族・友人が話を聞いてあげることなどである．つまり，患者が安心して治療を受けられるような医療者や家族の対応が含まれる．

　不育症女性は，流・死産の喪失体験を繰り返すことから，妊娠したとしても妊娠による精神的ストレスや不安が増すことに加え，妊娠した嬉しさを抑制している状況にある．妊娠初期の心境について，「出血が恐怖」「毎日3回の胎児心拍の聴取が頼り」などの発言がみられた．さらに，妊娠中期・末期の心境については，「いつ心拍が止まってもいいように覚悟をしていた」「希望がもてない」「育児書を読むことができない」などがあった[27]．少しの体調の変化や，妊娠がいつか中断されるかもしれないという先の見通しがもてないことへの不安は，現にわが子を抱くまでは消えることがないと思われる．このような不育症女性の背景をとらえ，不安を表出できるようにしっかりと話を聴き，医師の診察や説明を希望するときは医師に橋渡しするなど，その時々の患者の不安を軽減するような対応が，大切なケアとして求められる．

　一方，対象者との人間関係が構築されていない状況において，ただ単に「頑張って」などの声掛けは，さらにストレスを増す恐れがある．医療者，家族や支援者が「一緒に頑張ろう」という態度で接することが重要である．

3 がん生殖医療

1 がん生殖医療とは

1 妊孕性温存と対象

　近年，がん治療成績の向上で，**妊孕性温存**を希望する**がんサバイバー**＊が増え，治療後の妊娠目的の**がん生殖医療**も注目されている．妊孕性には性腺，内性器，外性器が関わっている．

　がん治療による妊孕性への影響は，例えば，骨髄移植前の放射線治療など6Gy以上の放射線照射後では，内・外性器の機能は侵されにくいが，精子・卵子はなくなる[30, 31]．化学療法の性腺機能への影響は薬の種類と投与量に依存し[32]，性腺機能が廃絶しなければ，治療終了後3カ月以上1年半以内に運動精子や排卵が回復する．

　妊孕性温存の対象は，根治の可能性があり，治療後の極端な妊孕性低下が予測されるがん患者で，**白血病**，**乳癌**，**精巣腫瘍**の患者が多い．性腺機能を失っても，あらかじめ**凍結保存**した配偶子や受精卵で生児を得ることができる．子どもを将来もてる可能性を残せることは，がん治療を前向きにとらえる上でメリットにもなる．精子保存は随時可能であるが，卵子や受精卵凍結には最低で

📖 ＊用語解説

がんサバイバー
がんと診断されたときから，がんを経験したすべての人を指す．

も3週間はかかる（➡ p.271 図11-11 参照）．凍結保存による治療延期でがんの根治性を損なわないよう，腫瘍と生殖の専門医は密に連携して治療にあたる．

（➡ p.271 図11-11 参照）

2 妊孕性温存の方法

精子・卵子・受精卵・卵巣組織を凍結保存する．細胞を**液体窒素**でそのまま保存すると，氷の結晶で細胞が粉々に壊れるため，細胞内の水を液体窒素下でも結晶化しない特殊な油（耐凍剤）に入れ替え凍結保存する．

▶ 精子凍結

精子凍結は，まず精液か調整精子を耐凍剤と混ぜ，2～3のチューブに分ける．液体窒素上の気相で15分間静置後，液体窒素に投入する．解凍後のAIH妊娠率は5%と低く，通常行わない．精子が多い場合は体外受精，少ない場合は顕微授精を行う．

▶ 卵子凍結

卵子凍結は，特定のパートナーがいない未婚女性が対象となる．排卵誘発で複数の卵子を発育させて採卵し，凍結する．凍結卵子は，解凍・顕微授精・胚移植の手順が必要で，妊娠率が低い．

▶ 受精卵凍結

受精卵凍結は，パートナーのいるカップルが対象で，融解胚移植後の妊娠率は高い．性腺機能を失った女性でも，ホルモン補充による胚移植で妊娠出産が可能である．

▶ 卵巣組織凍結

卵巣組織凍結は，腹腔鏡で卵巣皮質を厚さ1mm，$1cm^2$ のシート状に切り出し凍結する．治療終了後に融解組織を卵管間膜や卵巣へ自家移植する方法もある．

② がん生殖医療を受ける人への看護

近年，がん治療の進歩や生存率の上昇に伴い，治療中および治療後のがんサバイバーのQOL向上が注目されるようになった．特に，小児を含む生殖年齢にある若年がん患者における妊孕性温存に配慮した取り組みは，不可避の課題となっている．

1 がん治療の性腺機能への影響

がんの主な治療法である手術療法，アルキル化薬を中心とした化学療法，放射線療法などは，高頻度に性腺機能障害を引き起こす[33]．

一方，がん治療による性機能障害や性腺機能不全がもたらす影響は，妊孕性の問題のみではない．月経異常や第二次性徴の欠落，骨量の低下，女性らしさや男性らしさの障害，性欲低下など，生涯の健康に影響する．がん担当医は，がん告知後，今後の治療方針・治療の副作用，生殖機能低下による不妊の可能性と併せて，妊孕性温存について，治療開始前に患者へ情報提供することが求められる．特に，生殖年齢にある患者や挙児希望のある患者にとって，治療開

始前に妊孕性温存について情報提供を受けるか否かで，その後の患者のQOLが大きく異なる可能性がある．

2 がん告知と不妊の可能性による心理的反応

がん告知を受けた後，患者は強い衝撃を受ける．患者は混乱のあまり，医師の説明をほとんど理解できていないこともある．その後，「もう終わりだ」といった絶望感，怒り，悲しみなどさまざまな情緒反応が生じる．がんの種類や年齢によって程度の差はあるものの，それでも多くの人が適応するまでの間に，睡眠障害や食欲不振，抑うつ，焦燥といった症状を来し，日常生活に支障が出る場合もある．

がんの告知後，患者や家族は治療による妊孕性消失の可能性についても知らされる．患者や家族は，治療開始前に，早急に妊孕性温存についての決断を迫られることになる．がん告知により死への恐怖や不安を感じている危機的状況において，患者はさらに不妊という二重のショックを受けることになる．

このように，患者は非常に大きな心理的ストレスを有している．精神的なサポートは，患者の苦痛の軽減，QOLの向上，がん治療における患者の適切な意思決定，家族の負担の軽減という観点から重要である．

3 診断から治療開始までのカウンセリングと意思決定支援

▌意思決定の困難さの背景

がん治療と治療による不妊の可能性という，人生を揺るがす問題に直面している患者は，気持ちや理解が追いついていかない状態である．原疾患の治療を最優先するという点からも，診断から治療開始までの時間的な余裕がない中で自己決定をしなくてはならない．加えて，がんにより健康な体や思い描いていた人生など，何重もの喪失を招く可能性や，将来確実に子どもを得られる保証がないといった不確実性の中で，人生の決断を迫られる難しさがある．さらに，妊孕性温存は次世代の家族形成にも関係することから，患者だけでなくパートナーや家族の思いも大きく影響を受ける．また，患者とパートナー，患者と家族との関係性をも反映するため，不妊の可能性と妊孕性温存への支援はより困難であるといえる．

がん治療後に挙児希望を託す妊孕性温存についての決断に際し，患者は，がんの病状・治療と予後，生殖機能が回復する可能性，パートナーの有無による妊孕性温存の方法や経済的・身体的・精神的負担について理解する必要がある．また，患者にとって，迷い，苦悩している気持ちを表出する場があることが重要である．

▌意思決定支援における看護師の役割

患者，家族およびパートナーが，治療による不妊の可能性という問題をどのように帰結させるかは個々の背景によってさまざまであり，正解があるわけではない．看護師は患者と向き合う中で，患者自身が納得して選択できるプロセスをサポートすることが大切である．そのためには，患者の価値観や背景，パー

トナーや家族の考え方などからニーズを明らかにし、がん治療および生殖医療に関連する情報提供を行い、患者の心理面にアプローチすることが求められる。

　相談（カウンセリング）の過程において看護師は、まず患者の話をしっかりと聴き、患者の訴えにひたすら耳を傾け、その訴えの奥に流れている患者の気持ちをくみ取るように心掛ける。その際、患者をあるがままに受け止め、共感を示すことが重要となる。がんを告知されたことやそれにまつわる思いを患者が自分自身の言葉で語ることは、自分にとって何が大切なのかに気付くきっかけとなりうる。これは、患者自身が気持ちを整理することにもつながる。聴く過程を通して、看護師は、患者が今抱えている問題や課題を明確化していく。

　そして、患者の心理状況、疾患や妊孕性温存に対する理解度を把握した上で、わかりやすく情報提供することが大切である。また、情報提供は、患者に合った方法や理解できる方法で伝える。例えば、図や動画、メモを活用し、繰り返して説明するなど、伝え方を工夫する。治療法の選択には、患者自身の問題に加えて、家族の意見や経済的状況なども関係することがある。このような問題を加味した上で、患者にとって何が今一番重要なのか、どうすることが最もよい方法なのか、種々の選択肢（妊孕性温存の方法）を提示し、十分に説明する。

　妊孕性温存を受ける・受けない、受けるならどの方法にするのかの選択は、患者やパートナーの意思によって決断することが重要である。太田は、がん医療においては、治療法の選択に悩む患者への支援として患者の主体性の獲得が重要であり、たとえ結果が十分に実らなくても、納得した上での意思決定はQOLの向上や達成感につながると述べている[34]。

　妊孕性の消失は、アイデンティティを揺るがす重大な危機である。がんという疾患と相まって、不確実性の中での選択は、苦渋の決断であると思われる。どの道を選んだとしても、決断した患者の気持ちを支持していくことが大切である。

!　臨床場面で考えてみよう

Q1　月経不順・不妊で受診した身長155cm、体重68kg（BMI 28）の患者に、医師は減量したほうがいいと説明している。不妊患者の問診で身長・体重を聴き、BMIを算出しているが、その理由としてどのようなことが考えられるか。

Q2　機能性不妊で治療中である妻に、夫の喫煙習慣（20年間、20本／日）が妊孕性に影響することをどのように説明できるか。

考え方の例
1 肥満・やせの妊孕性への影響
　肥満ややせに伴って、排卵障害や無月経が起こる。肥満での脂肪細胞で産生される過剰エストロゲンが避

妊ピルのような役割となる．やせは十分なエストロゲン産生が脂肪細胞から得られず，性周期が不規則と
なる．肥満を伴う多嚢胞性卵巣症候群（PCOS）の場合，5％程度の減量でも排卵再開，内分泌代謝動態の
改善がみられ，臨床的に意味があることが報告されている．

❷ 受動喫煙の影響

たばこに含まれるニコチンやタールがエストロゲンや他の卵巣ホルモンの産生を抑制し，卵子の遺伝子異
常，早発閉経，精子の運動率低下や形態異常が増加するなど，造精機能に影響を及ぼす．1日の喫煙本数
が20本以上の男性は，非喫煙者に比べ勃起不全（ED）を発症するリスクが40％，1.39倍高いと報告さ
れている．受動喫煙による生殖能力への影響も強く，夫がたばこを吸う女性は，本人が吸わなくても喫煙
する女性と同程度に体外受精の妊娠率が低いことがわかっている．妊娠後の影響として，喫煙習慣のある
女性は流・早産を起こしやすく，また低出生体重児の出生率が高い．

引用・参考文献

1）Zegers-Hochschild, F. et al. The International Committee for Monitoring Assisted Reproductive Technology (ICMART) and the World Health Organization (WHO) Revised Glossary on ART Terminology, 2009. Hum Reprod. 2009, 24, p.2683-2687.

2）Infertility Workup for the Women's Health Specialist：ACOG Committee Opinion, Number 781. Obstet Gynecol. 2019, 133（6）, e377-384.

3）Centers for Disease Control and Prevention. Reproductive Health. https://www.cdc.gov/reproductive-health/infertility-faq/index.html,（参照2024-06-03）.

4）Belchetz, P.E. et al. Hypophysial responses to continuous and intermittent delivery of hypothalamic gonadotropin-releasing hormone. Science. 1978, 202, p.631-633.

5）Young, J. et al. Kisspeptin Restores Pulsatile LH Secretion in Patients with Neurokinin B Signaling Deficiencies：Physiological, Pathophysiological and Therapeutic Implications. Neuroendocrinology. 2013, 97（2）, p.193-202.

6）Sen, A. et al. Oocyte Maturation：A story of arrest and release. Frontiers in Bioscience. 2013, S5（2）, p.451-477.

7）Conti, M. et al. Acquisition of oocyte competence to develop as an embryo：integrated nuclear and cytoplasmic events. Hum Reprod Update. 2018, 24（3）, p.245-266.

8）Alpha Scientists in Reproductive Medicine and ESHRE Special Interest Group of Embryology. The Istanbul consensus workshop on embryo assessment：proceedings of an expert meeting. Hum Reprod. 2011, 26（6）, p.1270-1283.

9）Carlsen, E. et al. Evidence for decreasing quality of semen during past 50 years. BMJ. 1992, 305, p.609-613.

10）Chavarro, J.E. et al. Diet and lifestyle in the prevention of ovulatory disorder infertility. Obstet Gynecol. 2007, 110（5）, p.1050-1058.

11）Catherine, M. et al. Clinical practice. Functional hypothalamic amenorrhea. N Engl J Med. 2010, 363, p.365-371.

12）Blank, S.K. et al. The origins and sequelae of abnormal neuroendocrine function in polycystic ovary syndrome. Hum Reprod Update. 2006, 12（4）, p.351-361.

13）WHO. WHO laboratory manual for the Examination and processing of human semen. 5th ed., Cambridge University Press, 2010.

14）Wilcox, A.J. et al. Timing of sexual intercourse in relation to ovulation—effects on the probability of conception, survival of the pregnancy, and sex of the baby. New Engl J Med. 1995, 333（23）, p.1517-1521.

15）Dunson, D.B. et al. Day-specific probabilities of clinical pregnancy based on two studies with imperfect measures of ovulation. Hum Reprod. 1999, 14（7）, p.1835-1839.

16）片桐由起子ほか．令和4年度臨床倫理監理委員会．登録・調査小委員会報告（2021年分の体外受精・胚移植等の臨床実施成績および2023年7月における登録施設名）．日産婦誌．2023, 75（9）, p.883-904.

17）橋村富子．不妊専門相談センターにおける相談活動の実際と今後の課題．日本生殖看護学会誌．2014, 11（1）, p.49-52.

18）国立社会保障・人口問題研究所．2021年社会保障・人口問題基本調査（結婚と出産に関する全国調査）第16回出生動向基本調査．2021, p.95.

19）千葉ヒロ子ほか．不妊症女性の治療継続にともなう精神心理的研究．母性衛生．1996, 37（4）, p.497-508.

20）五十嵐世津子ほか．生殖医療を受けている女性の不安．母性衛生．2008, 49（1）, p.84-90.

21）柴原浩章．"女性不妊症の診断．エビデンスを目指す"．不妊・不育外来実践ハンドブック．中外医学社，2009, p.31-37.

22）増田匡裕．危機的状況におけるカップルの親密さ．日本生殖看護学会学術集会プログラム・講演集．2008, p.19.

23）Miyakis, S. et al. International consensus statement on an update of the classification criteria for definite antiphospholipid syndrome（APS）. J Thromb Haemost. 2006, 4（2）, p.295-306.

24) Zebgers-Hochschild, F. et al. The International Glossary on Infertility and Fertility Care, 2017. Fertility and Sterility. 2017. 108（3），p.393-406.

25) 太田尚子．死産で子どもを亡くした母親たちの視点から見たケア・ニーズ．日本助産学会誌．2006, 20（1），p.16-25.

26) 矢冨茜ほか．流・死産後の環境と不育症女性の心理．岡山県母性衛生．2009, 25，p.50-51.

27) 秦久美子ほか．不育症症例における精神的ストレスの経時変化．日本不妊カウンセリング学会誌．2006, 5（1），p.46-47.

28) 中塚幹也．ストレス・抑うつと不育症．産婦人科の実際．2011, 60（10），p.1503-1507.

29) 秦久美子ほか．妊娠中の不育症女性の不安．日本不妊カウンセリング学会誌．2011, 10（1），p.32-33.

30) DeSantis, M. et al. Impact of cytotoxic treatment on long-term fertility in patients with germ-cell cancer. Int J Cancer. 1999, 83（6），p.864-865.

31) Yarbro, C.H. et al. The effect of cancer therapy on gonadal function. Semin Oncol Nurs. 1985, 1，p.3-8.

32) Howell, S. et al. Gonadal damage from chemotherapy and radiotherapy. Endocrinol Metab Clin North Am. 1998, 27（4），p.927-943.

33) 日本癌治療学会編．"総論　総説"．小児，思春期・若年がん患者の妊孕性温存に関する診療ガイドライン2017年版．金原出版，2018, p.10-18.

34) 太田桂子．がん医療における患者支援の新しい取り組みとその効果：MSWの立場から．がん医療マネジメント研究会．2014, p.8-9.

12 | 更年期・老年期の疾患

1 | 更年期障害
climacteric disorder

① 更年期障害とは

　女性は，生殖年齢の終わりごろに性腺である卵巣の機能が低下し始め，月経周期が不整となり，やがて**閉経**を迎える．**更年期**とは，生殖期（性成熟期）と非生殖期（老年期）の間の移行期を指し，卵巣機能が衰退し始め，完全に消失するまでの期間を指す．閉経をはさんだ前後 5 年の約 10 年間を更年期とすることが一般的で，日本人女性の閉経年齢の中央値が 50.5 歳との報告もあり[1]，おおむね 45 ～ 55 歳くらいがこれに相当する．

　更年期という年齢層に認められるさまざまな症状は**更年期症状**（climacteric symptoms）と呼ばれ，その症状には多種多様な訴えがあり，歴史的には**不定愁訴**とも呼ばれてきた．現在は「更年期に現れる多種多様な症状の中で器質的変化に起因しない症状」を更年期症状と定義している[2]．多くの更年期女性で認められるこれらの症状が，日常生活の支障とならない程度であれば更年期症状，支障があれば**更年期障害**と区別し，一般的には後者が治療対象となる．

1 症候

　一般女性での種々の更年期症状の発現頻度を調査したアンケートによると，日本人女性の訴えとして最も多い「肩こり」は約 45％を占める．「のぼせ」「発汗異常」というエストロゲンの急激な低下の代表ともいえる症状は 30％前後，慢性的なエストロゲン低下の代表的症状とされる「腟乾燥感」は 10％程度との報告がある（➡ p.33 図2-1 参照）[3]．更年期の定義からみた対象となる 45 ～ 54 歳の日本人女性数は約 915 万人（総務省「2022 年人口推計」）で，このうち 10 ～ 45％が有症状と仮定すると，すべてが治療を必要としなくても，約 91 ～ 412 万人が何らかの更年期症状を有していることになる．

2 原因・病態

　更年期症状（障害）は，卵巣機能低下に伴うエストロゲンの急激な低下，もしくはそれ以降の恒常的な欠乏が主たる原因とされるが，生物学的要因以外にも，この年齢層の女性を取り巻く社会的・環境的要因や，心理的・性格的要因もさまざまな程度で症状発現に影響を与えるため，その程度，種類は多彩となる（図12-1）．

　主にエストロゲン欠乏の観点から症状発現を時間経過でみると，図12-2 のようになる．更年期に引き続く慢性的エストロゲン欠乏状態は，正確には老年

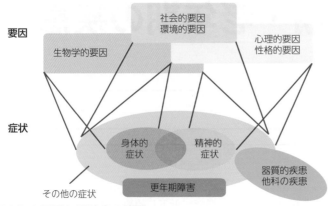

図 12-1 ■更年期障害の要因

高松潔. 更年期障害の各症状に対する治療法の選択. 日更医誌. 1999, 7, p.165-170. 一部改変.

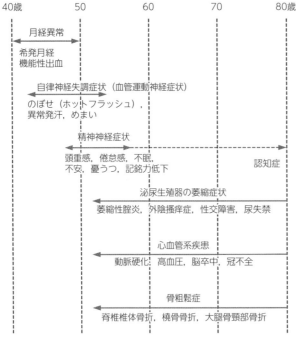

図 12-2 ■加齢に伴うエストロゲン欠乏症の変化

日本産科婦人科学会編. 産婦人科研修の必修知識 2016-2018. 日本産科婦人科学会, 2016, p.702.

期と呼ばれる期間になるが，ここでも更年期症状と同様な訴えを認める場合があり，広義ではこれらも更年期症状（障害）に含めることがある．

3 検査・診断

まず日本産科婦人科学会が作成した日本人女性の**更年期症状評価表**や**簡略更年期指数**（simplified menopausal index：SMI）などで症状を整理する（表12-1，表12-2）．

更年期であることの診断は，血液中のエストラジオール（E$_2$）低値，卵胞刺

表 12-1 ■日本人女性の更年期症状評価表

症　状	症状の程度		
	強	弱	無
1. 顔や上半身がほてる（熱くなる）			
2. 汗をかきやすい			
3. 夜なかなか寝付けない			
4. 夜眠っても眼をさましやすい			
5. 興奮しやすく，イライラすることが多い			
6. いつも不安がある			
7. ささいなことが気になる			
8. くよくよし，憂うつなことが多い			
9. 無気力で，疲れやすい			
10. 眼が疲れる			
11. ものごとが覚えにくくなったり，物忘れが多い			
12. めまいがある			
13. 胸がどきどきする			
14. 胸がしめつけられる			
15. 頭が重かったり，頭痛がよくする			
16. 肩や首がこる			
17. 背中や腰が痛む			
18. 手足の節々（関節）の痛みがある			
19. 腰や手足が冷える			
20. 手足（指）がしびれる			
21. 最近，音に敏感である			

日本産科婦人科学会生殖・内分泌委員会．「日本人用更年期・老年期スコアの確立と HRT 副作用調査小委員会」報告－日本人女性の更年期症状評価表の作成－．日本産科婦人科学会雑誌．2001，53（5），p.884．より改変．

激ホルモン（FSH）・黄体形成ホルモン（LH）高値などで可能であるが，更年期症状（障害）の程度とホルモンの値が相関するものではなく，これを診断するための特別な血液検査はない．しかし，他の疾患や治療薬で同じような症状の発現をみることもあり，更年期のホルモンバランスであることの評価は望ましい．

　治療の要否の判断は，症状を評価し，日常生活の支障となっているレベルのものであれば治療を考える．器質的疾患による症状が疑われる場合には，それぞれの専門医へのコンサルトが必要である．特に症状や好発年齢が類似する甲状腺疾患やうつ病との鑑別は重要となる．気分障害やうつ傾向は，更年期症状の一つとして認められることもあれば，この年齢層のうつ病として出現することもある．これらの症状が強い場合には，QIDS-SR [4] など抑うつ症状を評価するスケールを活用し，スコアが高い場合や自殺念慮があるような場合には，

表 12-2 ■簡略更年期指数（小山，1993）

症状群	症状	症状の程度（点数）			
		強	中	弱	無
血管運動神経症状	1. 顔がほてる	10	6	3	0
	2. 汗をかきやすい	10	6	3	0
	3. 腰や手足が冷えやすい	14	9	5	0
	4. 息切れ，動悸がする	12	8	4	0
精神神経系症状	5. 寝つきが悪い，または眠りが浅い	14	9	5	0
	6. 怒りやすく，すぐイライラする	12	8	4	0
	7. くよくよしたり，憂うつになることがある	7	5	3	0
	8. 頭痛，めまい，吐き気がよくある	7	5	3	0
運動神経系症状	9. 疲れやすい	7	4	2	0
	10. 肩こり，腰痛，手足の痛みがある	7	5	3	0

簡易更年期指数の評価
  0 〜 25 点：問題なし
 26 〜 50 点：バランスの良い食事，適度な運動を行い，無理をしないようにする
 51 〜 65 点：更年期外来，閉経外来を受診し，生活指導，カウンセリング，薬物療法を受けたほう
           がよい
 66 〜 80 点：長期間（半年以上）の計画的な治療が必要
 81 〜100 点：各科の精密検査を受け，更年期障害のみである場合は，更年期外来，閉経外来などで
           長期の治療が必要

小山嵩夫ほか．更年期婦人における漢方治療：簡略化した更年期指数による評価．産婦人科漢方研究のあゆみ．
No.9. 水野正彦ほか編．診断と治療社，1992. p.30-34. より改変．

早めに精神科専門医へのコンサルトを考慮する．

4 治療

　薬物療法とそれ以外の治療に大きく分かれる．薬物療法には，女性ホルモンによる**ホルモン補充療法**，**漢方薬**，**抗うつ薬**が選択肢となる．これらのほか，症状に応じて抗不安薬，睡眠薬，鎮痛薬などが適宜使用されることもある．薬物療法以外には，**カウンセリング**，**心理療法（精神療法）**，**運動療法**，**サプリメントの摂取**などがある．

■ ホルモン補充療法　hormone replacement therapy：HRT

　血管運動神経症状に対する有用性は極めて高い．有用性について豊富なエビデンスがあるが，禁忌症例や慎重投与症例などもあり，「ホルモン補助療法（HRT）ガイドライン」で評価した上で治療を行う．投与方法にはエストロゲン単独投与（**ET**）と，エストロゲンと黄体ホルモン併用投与（**EPT**）があり，子宮を摘出した女性には ET を，子宮を有する女性には EPT を使用する．使用する薬剤，投与量，投与方法の詳細についても，HRT ガイドラインを参考にする．

■ 漢方薬

　日本東洋医学会ではいろいろな漢方薬の治療エビデンスレポート[6]をまとめており，更年期障害への効果を報告した論文は薬剤の種類選択の参考となる．

婦人科三大処方と呼ばれる当帰芍薬散，加味逍遥散，桂枝茯苓丸がよく使われる．

■ 抗うつ薬

抑うつ症状に対して，三環系抗うつ薬が従来使用されてきたが，より副作用が少なく調節性のよい**選択的セロトニン再取込み阻害薬（SSRI）**が第一選択となる．SSRI にはホットフラッシュに対しても高いエビデンスがある[7]．

■ カウンセリング

いろいろなアプローチがあるが，共通理論は，まず心の問題をもつ対象者と言語的，あるいは非言語的コミュニケーションを通して，良好な人間関係を構築することである．対象者を操作するのではなく，良い方向への変化をアシストする態度が基本となる．更年期の女性が抱える心理的，社会的因子を念頭に置いて進める．対象者にある程度の適応力がある場合に有効となる．カウンセリングの終了は，対象者がカウンセリングをこれ以上必要ないと言えるときであり，対象者自身が終了を決めるのも特徴である．

■ 心理療法（精神療法）

心理療法（精神療法）は，神経症やその境界例など疾患的要素の強い症例が対象となる．対話，教示，訓練などを通して訴えを解決していく治療方法である．前述のカウンセリング的要素を含むが，心理療法（精神療法）では，カウンセリングを土台として信頼関係の確立をはじめに行い，問題点の理解，明確化と進め，続いてライフスタイルの見直し，自立への方向修正を行う．必要に応じて認知行動療法，森田療法などの心身医学的な手法を取り入れる．

■ 運動療法

更年期は，加齢により体力が落ち，運動量が減少し，そのためさらに体力が低下するという悪循環に陥りやすい．定期的な運動を行う前と後でクッパーマン更年期指数が改善したという報告があり[8]，この時期のすべての女性が運動習慣を身に付けることが推奨される．更年期障害の改善以外にも体力がつくこと，また，生活習慣病の予防となることから，老年期に向けての好ましい習慣となる．

運動療法を安全かつ効果的に行うためには，原則的にメディカルチェック（血圧，心電図，尿・血液検査，胸部 X 線などの検査）を行い実施することが望ましい．運動強度をどの程度に設定するかは，**ボルグスケール**（自覚的運動強度判定表）を活用し，その尺度の 11（楽である）〜 13（ややきつい）を目安にすることが多い[9]．疾患の既往歴や治療内容も考慮に入れる．

■ サプリメントの摂取

サプリメントは，必ずしも高いエビデンスがあるわけではないが，経験的に更年期障害に使われている．**大豆イソフラボン**などの代表的なものについて，その特徴と注意点を表12-3 に示す．

表 12-3 ■代表的なサプリメントの概要

サプリメント名	効果が期待できる含有成分	含有成分の特徴
大豆イソフラボン	ダイゼイン ゲニステイン グリシテイン	エストロゲン作用を有するが，効果発現には腸内細菌による代謝変換が必要．非変換症例でも効果が期待できるエクオール（ダイゼインの代謝産物）が発売された．
レッドクローバー	ダイゼイン ゲニステイン フォルモノネチン ビオチャニン A	エストロゲン活性の強いファルモノネチン，ビオチャニン A の含有量が多い．抗不安作用が報告されている．
プエラリア	ミエロエステロール	エストロゲン作用が強く，大豆イソフラボンの100〜1,000倍とされる．有害事象の発現が多く医薬品としての開発は断念されたが，サプリメントとしての適正使用で効果が期待される．
ブラックコホーシュ	オメガメチルセロトニン	エストロゲン，抗エストロゲン作用はこれ自体にはないこと，またセロトニン再吸収阻害作用があることが確認されている．のぼせに有効なサプリメントとされる．
セントジョーンズワート	ハイパリシン ハイパフォリン	β アドレナリン受容体のダウンレギュレーション，5-HT2受容体のアップレギュレーション作用が認められる．抗うつ作用が確認されている．

陳瑞東．"その他の治療法：サプリメント"．更年期・老年期外来ベストプラクティス：誰もが知りたい104の治療指針．神崎秀陽編．医学書院，2012，p.371-374．より作成．

② 更年期障害のある人の看護

更年期を迎えた女性は，エストロゲンの低下に伴う月経異常，顔のほてり，異常発汗，頭重感など不定愁訴という形で身体的症状が出現する．性格や女性を取り囲む心理・社会的環境も関係し，症状の種類やその程度は個人差が大きい．

1 アセスメントの視点

更年期症状とその程度

主な更年期症状および観察項目を表12-4 に示す．更年期障害の程度は，更年期症状評価表や簡略更年期指数（SMI）による自記式質問票を用いて評価する．点数化することで女性自身が障害の程度を自覚でき，主体的に治療に取り組む契機となる．

表 12-4 ■主な更年期症状と観察項目

症　状	観察項目
月経異常	頻発月経，不正性器出血，閉経
血管運動神経症状	顔のほてり，のぼせ，異常発汗，動悸，めまい
精神神経症状	頭重感，不眠，不安，うつ，記銘力低下
生殖器の萎縮症状	萎縮性腟炎，外陰部掻痒症，性交障害
運動器症状	肩こり，関節痛
消化器症状	食欲不振，便秘，下痢
睡眠障害	不眠，入眠障害，浅眠障害，早朝覚醒

女性の心理・社会的背景

▶ 心理的背景

　閉経などの身体的変化を女性としての性役割の喪失と否定的なイメージにとらえ，自尊感情が低下しているケースも多い．更年期は誰にでも訪れる生理的な現象であることから，女性自身の更年期の受容と心身の変化への対応ができているかについて確認する．

▶ 社会的背景

　更年期にある50代女性の約7割は就業している．そのため，仕事上の責任の増大，職場での人間関係による精神的ストレスが症状の出現・程度に関係していることも多い．女性の訴えに耳を傾け，仕事上のストレスと不定愁訴の関連を評価する．

　また，子どもの進学・就職・結婚などと重なる年代でもある．子どもの自立は**空の巣症候群**と呼ばれる疎外感や孤独感，喪失感をもたらし，不定愁訴の引き金となることも多い．この年代のライフステージの特徴としては，夫の仕事の変化，親の病気や介護などの家族の変化が重なる時期でもある．心身の負担になっていることを女性自身が気付いているかを確認し，それらの負担と不定愁訴の関連を評価する．

日常生活への支障の有無とその程度

▶ 食生活

　食生活では，食欲の減退，あるいはストレスによる過食によって栄養のバランスを崩しやすい．エストロゲンの低下は，脂質代謝異常，動脈硬化，肥満を招き，骨量を減少させることから，食欲の有無，栄養摂取状況，体重の増減を確認し，栄養状態をアセスメントする．

▶ 睡眠

　睡眠障害は，不眠，寝つきが悪い（入眠障害），眠りが浅い（浅眠障害），朝早くに目覚めてしまう（早朝覚醒）などが特徴的な症状である．睡眠障害はQOLを低下させるため，**ピッツバーグ睡眠質問票（PSQI）**の日本語版を用いて睡眠の状況を評価する(表12-5)．必要時，睡眠薬を用いた薬物療法が検討される．

▶ 精神健康度

　閉経前後の内分泌環境の急激な変化は，情緒・感情に影響を及ぼし，抑うつ気分や不安，焦燥，倦怠感，頭痛，頭重感などの精神神経症状を呈することがある．抑うつ気分が強い場合は，更年期障害の精神症状であるのか，あるいは更年期に発症したうつ病であるのかを鑑別する必要がある．ICD-10のうつ病性障害の診断基準などを用いて診断し，必要時，精神科受診につなげる．

2 援助のポイント

　更年期障害のある人への対応として，女性が自分に適した対処方法を見いだし，実践できるよう支援することが重要である．

表 12-5 ■ピッツバーグ睡眠質問票（PSQI）日本語版（一部抜粋）

過去1カ月間における睡眠困難の理由	なし	1週間に1回未満	1週間に1〜2回	1週間に3回以上
寝床についてから30分以内に眠ることができなかったから	0	1	2	3
夜間または早朝に目が覚めたから	0	1	2	3
トイレに起きたから	0	1	2	3
息苦しかったから	0	1	2	3
咳が出たり，大きないびきをかいたから	0	1	2	3
ひどく寒く感じたから	0	1	2	3
ひどく暑く感じたから	0	1	2	3
悪い夢をみたから	0	1	2	3
痛みがあったから	0	1	2	3

評価：点数が高いほど睡眠の質が悪い

▎患者の訴えを傾聴すること

　看護師は，女性の語りに耳を傾け，受容的な姿勢で対応する．女性が何に対してストレスを感じているのかを知り，女性の不安な気持ちを受け止め，共感し，良き理解者として支える．

▎生活習慣改善の指導

▶ 食生活

　身体活動レベルに合わせたエネルギー量・栄養素を摂取するよう指導する．肥満，脂質代謝異常，骨粗鬆症を予防するために，良質のタンパク質・カルシウム・ミネラル・食物繊維を含む食品を積極的に摂るよう心掛ける，脂質に偏った食事を控えるなどのアドバイスを行う．

▶ 睡眠と活動

　適度な運動は心身のリフレッシュや肥満の予防にもなる．適度な運動と休養や睡眠で心身の疲労をとるようにアドバイスする．

▎社会活動への参加の促進

　ボランティアなどの社会活動への参加は，人生の生きがいや楽しみを見つけるきっかけとなる．生きがいや楽しみをもち，張りのある生活を送るよう働きかける．

▎ストレス対処法の紹介

　自身のストレス状況に応じた対処行動が選択できるよう，リラクセーションをもたらすヨガ，マッサージ，散歩などの対処方法を紹介し，ストレスマネジメントができるよう支援する．

▎治療選択の意思決定の支援

　不定愁訴に応じた治療法を女性自身で選択することが重要となる．女性自身が自らの判断で治療の意思決定を行えるようにインフォームドコンセントを行い，女性のQOLを高めることができるよう支援する．

2 老年期の疾患

1 老年期の疾患とは

老年期とは，女性においては更年期に引き続く年齢層で，卵巣機能が完全に消失した時期以降を指す．老年期の開始は，集団や個々において，社会生活の変化や身体の変化も一様ではなく，社会状況や健康状態などによっても変化する．WHOでは45歳以上を**初老期**，65歳以上を老年期（または**高齢期**）と定義している．老人福祉法では65歳を老人福祉の開始時期としており，おおむね65歳以上という解釈になると考えられる．この時期の特徴的な疾患を老年期疾患と呼ぶが，加齢による影響も大きいものの，女性の場合には，長期のエストロゲン欠乏による変化がさまざまな疾患を複合的に生じさせる．女性の特徴である慢性的エストロゲン欠乏が強く関連している症状について述べる．

1 原因・病態

持続的なエストロゲン低下・欠乏状態で起こる症状や疾患は，**脳機能の低下**，**泌尿生殖器の萎縮症状**，**心血管疾患**，**骨粗鬆症**などが該当する（➡ p.286 図12-2 参照）

▌脳機能の低下

更年期以降の女性で脳機能に生じる最初の変化は，**記憶や認知機能の低下**である．更年期障害を訴える女性では，訴えない女性に比べ，もの忘れが頻繁になる率も有意に増加するとの報告もあり[10]，これらの機能低下の背景に低エストロゲン状態があることが示唆される．

エストロゲンは神経に対して，神経伝達物質の増加，神経細胞の保護，シナプスの形成などの作用があると考えられている．具体的には，記憶で重要な部位である海馬の血流改善作用[11]やアポリポタンパクEの抑制を介したアミロイドβタンパクの沈着抑制作用などによる記憶，認知機能の維持作用が考えられている．

以上のことから，エストロゲン低下状態の持続は，記憶や認知機能の障害に関与している可能性がある．また，血液中の遊離型，または緩いタンパク結合型で存在する内因性のエストロゲン濃度と認知機能の間には，正相関を認める報告もあり[12]，老年期になっても良好な脳機能を維持するために適切なエストロゲンの量が必要である可能性を示唆している．

▌泌尿生殖器萎縮症状

エストロゲン受容体はほぼ全身に分布しているが，泌尿生殖器の臓器や組織に特に多く存在するため[13]，欠乏したときの影響も大きく，エストロゲンの補充が治療の第一選択となる．

外陰や腟組織では，エストロゲンの作用で保たれていたコラーゲンやヒアル

ロン酸の産生が障害され，脂肪組織も失われ，弾力性や保湿保水性が低下する．腟襞は平坦となり，やがてなくなる．このようにして起こる皮膚や粘膜の萎縮により，組織は傷つきやすくなり，**外陰瘙痒感，腟炎，性交痛，性交後出血**などが起こる．これ以外に，腟では，グリコーゲンの産生低下が起こるため乳酸桿菌の増殖が抑えられ，酸性に保たれていた腟内の pH がアルカリ性に傾き，腟自浄作用が低下する．この状態で感染源を含んだ尿や便などが腟に侵入すると，炎症はさらに起きやすくなる．

　萎縮性変化は尿道や膀胱にも生じ，粘膜の菲薄化・柔軟性の欠如から，尿道炎や膀胱炎による**排尿困難，頻尿**が生じる．膀胱の弾力性欠如は**尿意切迫感**や**尿失禁**を助長する方向に進む（図12-3）．長期的エストロゲン欠乏状態で泌尿器，生殖器に生じるこれらの変化を，包括的に**閉経関連泌尿生殖器症候群**（genitourinary syndrome of menopause：**GSM**）と表現することが提言されるようになってきている（表12-6）．

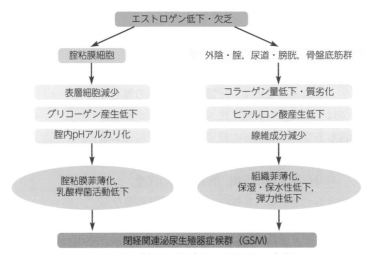

図 12-3 ■エストロゲン低下と生殖器・泌尿器の変化

樋口毅．"女性のアンチエイジング：老化のメカニズムから予防・対処法まで"．生殖器・泌尿器の老化．臨床婦人科産科．2018，72，p.1228-1234．

表 12-6 ■閉経関連泌尿生殖器症候群（GSM）

長期のエストロゲン欠乏を背景として以下の症状や所見を包括する概念． ・腟外陰萎縮症状・所見 　　乾燥感，違和感，性交障害，pH上昇，成熟指数の低下 ・下部尿路萎縮症状 　　排尿困難感，尿意切迫感，頻尿，切迫性尿失禁，腹圧性尿失禁 ・下部尿路感染症 　　尿道炎，膀胱炎

Portman, D.J. et al. Genitourinary syndrome of menopause：new terminology for vulvovaginal atrophy from the International Society for the Study of Women's Sexual Health and the North American Menopause Society. Menopause. 21, 2014, p.1063-1068 .

■ 心血管疾患

　女性における**急性心筋梗塞**の発症は，閉経を境に増加する（図12-4）．このことは，エストロゲン低下・欠乏状態がその発症に関与していることを示唆する．エストロゲンの心血管への直接的な作用には，血管内皮の再生，血管壁の炎症抑制，血管のリモデリング促進などがある．内皮細胞が産生する一酸化窒素には血管拡張機能があり，動脈における一酸化窒素産生を増加させることにより冠動脈が拡張される．

　間接的には脂質代謝の改善作用が挙げられる．エストロゲンは肝臓の**LDL受容体**を増加させることで血液中のLDL粒子を肝臓に回収し，LDLコレステロールの血中増加を抑制している[14]．また，**肝性トリグリセリドリパーゼ（HTGL）**活性の抑制によりLDLの産生も制御している[15]．さらに，エストロゲンはLDLの小粒子化を起きにくくする．小粒子化されないLDLは，LDL受容体との親和性が高く肝臓に回収されやすく，酸化作用も受けにくい．

　エストロゲン欠乏状態となる閉経以後では，上記の効果がなくなり，受容体に親和性の低い小粒子化LDLが増え，肝臓で回収されにくくなり[16]，血液中に多量に残る小粒子化LDLは，血管壁に侵入し，酸化作用を受けることでマクロファージに貪食され，血管壁に沈着する[17]．以上のように，低エストロゲンによる脂質代謝への一連の影響が，動脈壁に粥状硬化巣を形成して**動脈硬化**を生じ，進展すれば心筋梗塞などの心血管疾患を発症する．

■ 骨粗鬆症　osteoporosis

　骨は新陳代謝が盛んな臓器で，骨の中の代謝のバランスでその健常性を維持している．古くなった骨を取り除く**破骨細胞**と，その部分に新しい骨を作る**骨芽細胞**の二つの異なる細胞の均衡が保たれていることが必要で，この調整は，主に骨芽細胞と骨組織の中に存在する**骨細胞**が破骨細胞に働きかけることで行

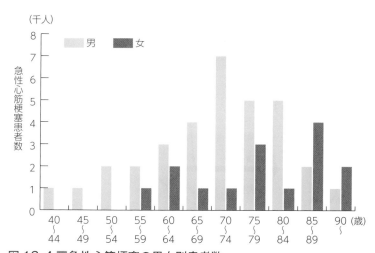

図 12-4 ■急性心筋梗塞の男女別患者数
厚生労働省．平成29（2017）年患者調査．

われている.

　骨は**骨密度**もしくは骨量という指標で評価されることが多いが，日本人女性の腰椎骨密度の年齢による推移をみると，思春期にスパートが起こり，20歳ごろに**最大骨量**を獲得し，40代中盤までその骨量を維持し，更年期とともに低下している（図12-5）．これはエストロゲンの**骨形成**の促進と**骨吸収**を抑制する働きが，欠乏により失われていくからである.

　エストロゲンの欠乏状態が，骨に対して局所的にも，全身的にも大きな影響を与えており，エストロゲンが骨を統括しているといっても過言ではない（図12-6）．エストロゲン欠乏による主な作用は，骨局所にて産生が増加するT

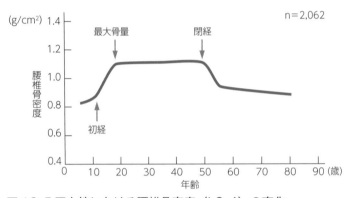

図12-5 ■女性における腰椎骨密度（L2-4）の変化

骨粗鬆症の予防と治療ガイドライン作成委員会編. 骨粗鬆症の予防と治療ガイドライン2015年版. ライフサイエンス出版, 2015, p.44-45. より一部改変.

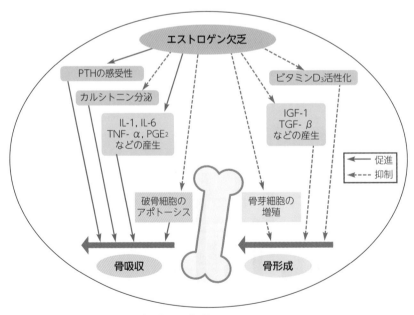

図12-6 ■エストロゲン欠乏と骨代謝

樋口毅, 水沼英樹. "閉経と骨量減少". 骨粗鬆症診療ハンドブック. 中村利孝, 松本俊夫 編. 改訂3版, 医薬ジャーナル社, 1998, p.38-44.

細胞由来の**炎症性サイトカイン**IL-1，IL-6，TNFなどによる骨吸収の亢進である．また，エストロゲンはカルシウム調節ホルモンである**副甲状腺ホルモン**（**PTH**），**カルシトニン**，**ビタミンD**にも作用し，その欠乏により骨吸収が促進される．破骨細胞のアポトーシス抑制や骨芽細胞増殖抑制などの直接的な影響を通しても骨吸収は促進する．

2 検査・診断

老年期の疾患には多くの種類があり，ここではエストロゲン低下がその発症に強く関連するものを挙げた．それぞれの診断・検査の詳細は省略するが，脳機能の低下については，加齢による影響や個々の差異が大きいことを考慮して診断を進めていく．外陰や腟の萎縮については，通常は訴えや局所の所見から診断されることが多い．脂質異常症，骨粗鬆症はそれぞれの診断基準に従い診断される．ともに診断基準とは別に，**薬物治療開始基準**もあることを理解しておく．

3 治療

外陰や腟の萎縮，骨粗鬆症では，エストロゲン投与が有用であるが，有害事象を考慮して治療の適応を考える．前者では局所投与が第一選択である．後者では，**ビスホスホネート**など他の治療薬剤の豊富なラインナップがあり，更年期障害も併存しているなどの条件が揃わなければ第一選択とならないこともある．しかし，閉経ごろからのエストロゲンの使用は，骨粗鬆症の予防や治療以外にもベネフィットが大きい．

脳機能の低下，心血管疾患では，メカニズムを考えるとエストロゲン投与が有効と考えられるが，一般的には，これらの予防や治療の第一選択とはならない．

2 老年期の疾患のある人の看護

老年期は，更年期の体調不良が改善し，寿命が延びたことによる生活習慣病のリスクが高まる時期である．老年期女性の年齢層は幅広く，多様な健康状態に対する看護の個別性は大きい．疾患が顕在化していない場合もあり，症状の出現や変化を注意深く観察する必要がある．また，疾患の症状や薬物反応が非特異的であることを理解しつつ，予備能力の低下による急激な体調の変化に備える必要もある．

検査や治療自体が老年期女性の生活の質（QOL）を低下させるリスクになることも考慮し，女性や家族の意思を尊重して関わることを忘れてはいけない．女性が自分なりに自立し，満足のできる幸せな生活を送ることを目標に，身体的・心理的両面から環境を整え，看護を展開することが大切である．

ハヴィガーストによる老年期の発達課題

ハヴィガースト（Havighurst, R.J.）は，老年期の発達課題を，①肉体的な力と健康の衰退に適応すること，②引退と収入の減少に適応すること，③配偶者

の死に適応すること，④自分と同じ年頃の人々と明るい親密な関係を結ぶこと，⑤社会的・市民的義務を引き受けること，⑥肉体的な生活を満足に送れるように準備すること，と述べている．老年期の女性がこのような発達課題を乗り越えていくためには，QOLや日常生活動作（ADL）を維持できるように統合的なアセスメントを行い，看護を実践しなければならない．

3 尿失禁
urinary incontinence

1 尿失禁とは

女性の下部尿路に起こる種々の症状群を**女性下部尿路症状**（female lower urinary tract symptoms：**FLUTS**）と総称する概念がある．FLUTSは，**蓄尿，排尿，排尿後**の各症状に分けられる．この中の蓄尿症状の中に尿失禁が含まれる．

1 分類

尿失禁とは，正常の尿禁制ができなくなった状態である．分類では切迫性尿失禁，腹圧性尿失禁，機能性尿失禁，溢流性尿失禁に分けられるが，成人女性でよく遭遇するのは，切迫性尿失禁，腹圧性尿失禁，もしくは両方の要素をもった混合性尿失禁である．

産婦人科外来患者での頻度を調べた報告では，日本人女性における尿失禁は各年齢層で一定の発症が認められるものの，やはり40歳以降で40％以上と頻度が急増していることがわかる（表12-7）．

切迫性尿失禁 urge incontinence of urine

急な尿意を感じてトイレまで我慢できずに尿失禁するタイプで，**過活動膀胱**

表 12-7 ■外来患者における尿失禁の年齢・タイプ別頻度

年齢	患者総数	尿失禁症例		尿失禁タイプの内訳 (%)			
		数	%	腹圧性	切迫性	混合性	その他
10～19	580	51	8.8	7.8	56.9	31.4	3.9
20～29	6,209	801	12.9	37.2	48.8	11.6	2.4
30～39	5,363	1,231	23.0	47.0	35.7	15.3	2.0
40～49	2,934	1,181	40.3	58.6	19.8	19.4	2.2
50～59	2,339	1,125	48.1	57.6	16.6	23.4	2.4
60～69	1,103	466	42.2	29.2	28.5	39.1	3.2
70～	711	305	42.9	23.6	38.4	35.1	3.0
計	19,239	5,160	26.8	47.1	29.7	20.9	2.4

Hirai, K. et al. Indifference and resignation of Japanese women toward urinary incontinence. Int J Gynecol Obstet. 2001, 75, p.89-91. より改変.

（overactive bladder：**OAB**），膀胱炎，脳や脊髄の障害や疾患で生じる．膀胱で適切に蓄尿できない状態で起こる病態である．

▌腹圧性尿失禁　stress incontinence of urine

　咳，くしゃみの際や，重いものを持ったり走ったりしたときに尿失禁するタイプで，尿道や骨盤の支持組織である尿道括約筋や骨盤底筋群などの障害で起こる．経腟分娩での難産や肥満が増強因子とされる．

▌混合性尿失禁　mixed incontinence of urine

　切迫性，腹圧性両方の要素をもつものを混合性尿失禁という．

2 検査・診断

　尿失禁を認める場合の診療の流れは以下のようになる．尿に関する総合的な評価をし，尿失禁については，切迫性，腹圧性両方の要素をさまざまな程度で含んでいることを想定して評価していく．

①問診で尿に障害の出るような背景因子として，糖尿病，心不全，腎不全，尿崩症の現病歴，既往歴を確認する．原則的にはまず**排尿日誌**（➡ p.341 図17-1）をつけてもらい，排尿量と水分摂取量のバランスをみる．多尿，頻尿の場合は，多飲の影響がある場合も多いことに留意する．

②原因となる器質的疾患が疑われる場合，その治療を優先させる．必要なら原因となる疾患の専門医にコンサルトする．

③**パッド試験**，**残尿測定**，尿培養，尿沈渣などを行い，排尿直後の膀胱内の残尿量が 50 ～ 100mL 以上ある場合や，反復する血尿が認められる場合には泌尿器科専門医などへのコンサルトが望ましい．

　以上の評価から，切迫性尿失禁が疑われる場合，その背景には過活動膀胱や閉経関連泌尿生殖器症候群（➡ p.296 図12-6 参照）があることが多い．過活動膀胱が疑われる場合は，**過活動膀胱症状質問票**を活用して診断し，程度を評価する（表12-8）．過活動膀胱は，尿意切迫感のあることを必須とし，切迫性尿失禁がなくても診断に至るが，女性の場合は切迫性尿失禁も併存していることが多い．

　腹圧性尿失禁が疑われる場合は，**尿道過可動**や骨盤臓器の下垂の程度を評価し，必要時，膀胱内圧検査や尿流動態検査を行う．

3 治療

　いずれの尿失禁もまずは行動療法（生活指導，**膀胱訓練**，**骨盤底筋訓練**）が基本となる．

▌過活動膀胱（OAB）

　薬物療法では，**抗コリン薬**や**β₃アドレナリン受容体作動薬**が選択される．治療効果も過活動膀胱症状質問票で評価できる．臨床的に意味のあるスコア変化は最小 3 点以上の改善である．それ以外には，仙骨神経電気刺激，骨盤底筋群磁気刺激，また，現時点では保険収載ではないが，ボツリヌス毒素を膀胱壁に注入し，末梢神経終末からのアセチルコリン放出を抑制することで膀胱の収縮

表 12-8 ■過活動膀胱症状質問票

以下の症状がどれくらいの頻度でありましたか．この1週間のあなたの状態に最も近いものを，一つだけ選んで，点数の数字を○で囲んで下さい．

質 問	症 状	点 数	頻 度
1	朝起きたときから寝るまでに，何回くらい尿をしましたか	0	7回以下
		1	8〜14回
		2	15回以上
2	夜寝てから朝起きるまでに，何回くらい尿をするために起きましたか	0	0回
		1	1回
		2	2回
		3	3回以上
3	急に尿がしたくなり，我慢が難しいことがありましたか	0	なし
		1	週に1回より少ない
		2	週に1回以上
		3	1日1回くらい
		4	1日2〜4回
		5	1日5回以上
4	急に尿がしたくなり，我慢できずに尿をもらすことがありましたか	0	なし
		1	週に1回より少ない
		2	週に1回以上
		3	1日1回くらい
		4	1日2〜4回
		5	1日5回以上
合計点数		点	

過活動膀胱の診断基準　尿意切迫感スコア(質問3)が2点以上かつ OABSS 合計スコアが3点以上
過活動膀胱の重症度判定　OABSS 合計スコア　軽度：5点以下　中等度：6〜11点　重症：12点以上
本間之夫ほか．過活動膀胱症状質問票（overactive bladder symptom score: OABSS）の開発と妥当性の検討．日本泌尿器科学会雑誌．2005，96，p.182．より改変．

を抑制する方法も有効と考えられる．

▌閉経関連泌尿生殖器症候群（GSM）

　低エストロゲン状態の影響が大きいと考えられるものには，エストロゲン製剤の投与も考慮するが，局所投与が第一選択となる．

▌腹圧性尿失禁

　唯一，β_2 受容体刺激薬の**クレンブテロール塩酸塩**が日本で保険適用のある薬剤であるが，質の高いエビデンスはなく，手術治療が選択されることが多い．原因となる因子が中部尿道の過可動なのか，骨盤臓器の下垂や脱も併発しているのかを評価し，必要ならば両方の治療を行う．中部尿道の異常には尿道スリング術が選択される．中部尿道の下方にテープを通し，そのテープの両端をどこに設置するかで術式が変わるが，テープを固定せずに適度な尿道の可動性を確保することで，尿道の不安定な過可動を抑制し腹圧性尿失禁を治療する手術

である.

▸ TVT（tension-free vaginal tape）手術

テープの端を恥骨後側に置く（図12-7）．吊り上げ効果が強いが，術中の膀胱損傷のリスクがある.

▸ TOT（trans-obturator tape）手術

テープを閉鎖孔に穿通させた位置に置く（図12-7）．TVT手術の改良型ともいえ，膀胱損傷リスクは高くないが，閉鎖孔穿通による閉鎖神経損傷などのリスクがある.

▸ TFS（tissue fixation system）手術

TFS手術はTVT手術を改良したもので，テープはTVTのときと同じく中部尿道の下方に位置し，両端は恥骨結合方向に向かうが，腟壁から2cmくらい上の左右の尿生殖隔膜にフックで引っ掛ける術式で，簡易でかつTVTやTOTのように膀胱や神経損傷を回避できる方法として認識されている．保険適用外であるが，より低侵襲な方法として行われている.

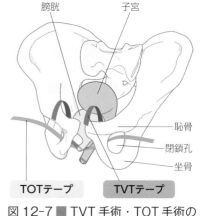

図12-7 ■ TVT手術・TOT手術のテープ位置

② 尿失禁患者の看護

1 尿失禁患者の特徴

尿失禁は，直接的に生命を脅かす症状ではないため「あまり困らない，年をとれば当然である」と軽視される傾向がある．また，人に知られたくない，羞恥心を伴う症状でもあり，日常生活に支障が出ている状態であるにもかかわらず，40歳以上の女性の医療機関受診率は10％前後と極めて低い[18]．外出を控えたり，人との付き合いを避けたりと，尿失禁は**健康関連の生活の質**（health related quality of life：**HRQOL**）を著しく低下させるため，適切なアセスメントと看護介入が必要である.

2 援助のポイント

尿失禁患者の看護には，羞恥心に配慮しながら自尊心を傷つけない対応が必要である．また，尿失禁患者の中には，尿失禁量を減らそうと極端な飲水制限をしている人もおり，脱水や脳梗塞の予防のためにも正しい知識の提供が必要である．具体的な介入は，**骨盤底筋訓練**（pelvic floor muscle training：**PFMT**）の指導や**尿ケア専用品**の紹介などの生活指導である.

▌骨盤底筋訓練（PFMT）

骨盤底筋訓練は，骨盤底筋の強度を改善するための運動として定義されている．**腹圧性尿失禁**だけでなく**切迫性尿失禁**の改善や予防にも有効であり，女性尿失禁の保存的療法の第一選択として，日本だけでなく諸外国のガイドラインにも明示されている.

骨盤底筋の収縮と弛緩の繰り返し運動で，その強度や頻度，継続期間に決まった方法はないが，骨盤底筋訓練を一定期間にわたり継続して行う**アドヒア**

ランスを維持することが重要となる．パンフレットによる口頭の説明のみでは
アドヒアランスを維持することは難しく，筋肉強度を改善させるには不十分で
ある．自宅において一人でトレーニングするよりも，理学療法士のような専門
職から定期的に集団や個別のセッションを受ける，管理されたトレーニングの
ほうがアドヒアランスの促進に効果的である．

　しかし，日本ではそのようなセッションを開催している病院や診療所は少な
い．最近，セッションの代替えとしてアプリの利用がアドヒアランスを促進さ
せ，尿失禁の改善に有効であるとの研究報告がある．

▌尿ケア専用品の紹介

　適切な尿ケア専用品のタイプ（パッド，パンツ，おむつなど）を選択できる
ように紹介し，その使い方を説明する(図12-8)．適切に使用しなければ尿路
感染症や接触皮膚炎を引き起こす原因にもなる．尿ケア専用品の中から，吸収
性や形，大きさ，価格などにより患者自身が選択できるように援助する．皮膚
トラブルにより使い捨てのものが使用できない場合は，洗濯可能（再使用可能）
な布製のパッドやショーツも市販されているので紹介する．

　尿ケア専用品を使用する患者が最も気にするのはアンモニア臭であり，周囲
の人は感じないにおいでも患者本人が気にし過ぎて悩んでいることもある．不
安が軽減されるように援助する．

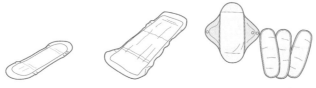

少量の尿漏れ対応パッド　　多量の尿漏れ対応パッド　　洗濯可能な尿漏れパッド

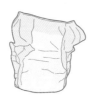 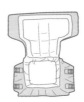

パンツ型のおむつ　　　　テープ型のおむつ

図 12-8 ▌尿ケア専用品のタイプ

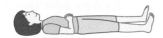

Column

骨盤底筋訓練の方法

①仰向けに寝て，足を肩幅に開く（膝を少し立ててもよい）
②身体の力を抜いて，肛門・腟・尿道付近の筋肉を締める
③ゆっくり戻す
5〜10回程度繰り返す

①足を肩幅に開いて，手は机の上に乗せる
②背中は真っすぐにし，顔を上げる
③身体の力を抜いて，肛門・腟・尿道付近の
　筋肉を締める
④ゆっくり戻す
5〜10回程度繰り返す

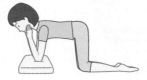

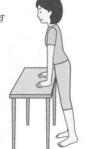

①肩幅に足を開き，床に膝をつき，肘をクッションに乗せる
②身体の力を抜いて，肛門・腟・尿道付近の筋肉を締める
③ゆっくり戻す
5〜10回程度繰り返す

①仰向けに寝て，足を肩幅に開き膝を少し立てる
②身体の力を抜いて，肛門・腟・尿道付近の筋肉を締め，
　そのまま殿部・背中をゆっくり上げる
③ゆっくり戻す
5回以上繰り返す

①お風呂の中で，片手を腹部に，
　反対の手を腟口に軽く当てる
②身体の力を抜いて，肛門・腟・
　尿道付近の筋肉を締める
③ゆっくり戻す
5回以上繰り返す

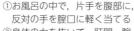
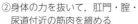
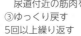

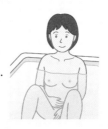

日本産婦人科医会女性保健委員会．尿失禁の診療アルゴリズム（薬物療法を中心として）．2019．

---

4 骨盤臓器脱

pelvic organ prolapse：POP

1 骨盤臓器脱（POP）とは

1 分類・原因

　骨盤臓器脱とは，骨盤内臓器が通常の位置よりも**下垂**する状態である．下垂する臓器によって呼び方が異なり，**子宮脱，膀胱瘤，直腸瘤**などに分類されるが，広義では肛門から直腸が反転する直腸脱も本疾患に含める（図12-9）．骨盤底の支持機構の破綻が原因となる．骨盤内臓器は，**腟管**が三つのレベルで支持されることで下垂を防いでいるので（図12-10），逆に，そのどの部位の障害でも骨盤臓器脱が起こりうる．

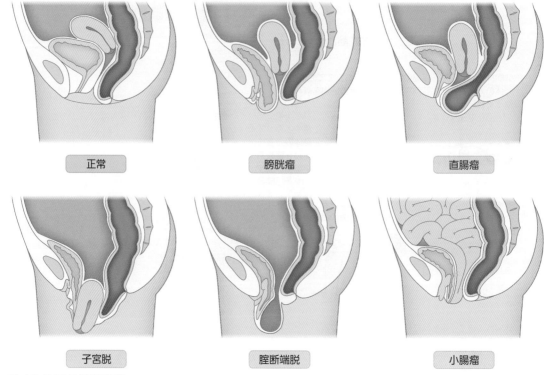

| 正常 | 膀胱瘤 | 直腸瘤 |

| 子宮脱 | 腟断端脱 | 小腸瘤 |

図 12-9 ■骨盤臓器脱

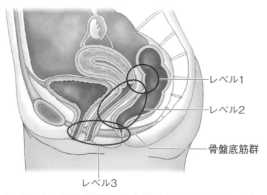

レベル1
レベル2
骨盤底筋群
レベル3

図 12-10 ■骨盤臓器を支持する腟管の三つのレベル

Delancey, J.O. Anatomy and biomechanics of gential prolapse. Chin Obstet Gynecol. 1993, 36 (4), p.897-909. より改変.

2 疫学・症候

　20歳から59歳までの女性の約30％，50代女性の約55％，出産経験者の約44％が何らかの骨盤臓器脱の症状を呈する[19]．そのリスク因子となるのは経腟分娩や肥満で，また，アジア系人種では**膀胱瘤**が多いなどの特徴がある[20]．

　尿失禁を呈することが多く，骨盤臓器脱症例の37％が尿失禁症状を訴え，骨盤臓器脱手術の35～40％は尿失禁手術を同時に行っている[21]．

3 検査・診断

　視診，内診所見でタイプの分類をし，**POP-Q 分類**で最も下垂している先進部の程度から進行を評価する（図12-11）．ステージⅢ以上は手術治療となることが多いが，所見だけでなく，必ず患者の訴えや治療希望の有無から方針を決める．また，**尿道過可動**の評価は **Q チップテスト**で行う．

4 治療

　非観血的治療と手術療法がある．非観血的治療にはカウンセリング，**骨盤底筋訓練，ペッサリー**による治療がある．

　ペッサリーは円形のもの（リングペッサリー）が主であったが，近年では非円形のものなど多くの種類がある．症例により腟内でのペッサリーの安定性には差があるので，サイズの変更が必要なこともある．適切なものを挿入した後も，長期に及ぶ場合には，ペッサリーの化学的刺激で腟粘膜のびらん，出血，炎症が起きたり，放置すると潰瘍形成や腟壁への埋没が生じることがあるので，2 ～ 3 カ月間隔で定期的な診察が必要となる．症状が進行するときには抜去して治療を行う．

　手術療法にはさまざまな方法がある．腟壁を修復する際に生体組織（自己の腟壁）を利用して補強し，子宮腟断端を吊り上げる．または，人工物質（ポリプロピレンやテフロンのメッシュ）を用いて補強するかで大きく分かれる．**メッシュ**を使う手術では，メッシュの端を固定しない **TVM**（tension-free vaginal

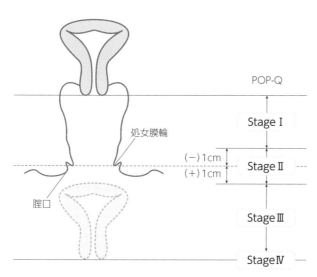

Stage Ⅰ：最下垂部位が処女膜輪より1cm以上高い位置
Stage Ⅱ：最下垂部位が処女膜輪の上下1cm以内にある
Stage Ⅲ：Stage Ⅱを超えるが，外翻していない腟が2cm以上残る
Stage Ⅳ：Stage Ⅲを超えて腟全体が外翻

図 12-11 ■ POP-Q 法による Stage 分類

Bump, R.C. et al. The standardization of terminology of female pelvic organ prolapse and pelvic floor dysfunction. Am J obstet Gynecol. 1996, 175, p.10-17. より改変.

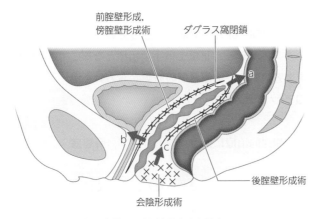

前腔壁形成,
傍腔壁形成術

ダグラス窩閉鎖

a

b

c

後腔壁形成術

会陰形成術

a, b, c はそれぞれの組織での牽引支持方向を示す.

図12-12 ■骨盤臓器脱の修復術と牽引方向

日本産科婦人科学会編. 産婦人科必修知識2016-2018. 日本産科婦人科学会. 2016, p.731. より改変.

mesh）手術が主流である．ほかには，2016年に保険収載された腹腔鏡下仙骨腔固定術という腹腔鏡下に下垂している部分（膀胱と前腔壁の間，直腸と後腔壁の間，子宮腔断端）に，メッシュを入れて縫合し，他端を仙骨前面に固定する術式も行われている．いずれの方法でも基本となるのは腔管の修復時の適切な牽引方向を考えて行うことである（図12-12）.

② 骨盤臓器脱（POP）患者の看護

骨盤臓器脱は日常生活に大きな支障を来し，尿失禁と同様に，健康関連の生活の質（HRQOL）を著しく低下させる．人に相談できず，一人で悩む患者が多い．日常生活の支障の度合いにより治療方法が異なるため，プライバシーに配慮しながら，情報収集とアセスメントを行う必要がある．

1 アセスメントの視点

陰部不快感（腔内に何かが下がってくる感じ）や陰部周辺の違和感（股間に何かが挟まっている感じ）の有無・尿失禁・頻尿・排尿困難・残便感・排便困難の有無を確認し，治療や検査の流れを説明して，不安や疑問を解消できる環境をつくることから始める．情報収集する内容には，セクシュアリティに関する内容，例えば症状が気になって性行為に及べない，などが含まれる．

2 援助のポイント

根治的には外科的療法が選択されるが，腔内に臓器がとどまっているような初期症状の場合や，高齢などにより外科的治療が困難な場合には，保存的治療が選択される．患者に寄り添いながら治療方法を選択できるように援助するカウンセリング技法も求められる．

保存的治療

　生活指導と**骨盤底筋訓練**や腟内器具（ペッサリー）の使用方法の指導が主である．腹圧により症状が悪化するため，排便時の努責，慢性的な咳，重いものを持つ，腹筋運動，締め付けのきついガードルやコルセットの使用を避けるなどといった生活様式の見直しを行う．肥満女性が体重を減少させることは骨盤臓器脱の改善につながるとの報告もある[22]．骨盤底筋訓練（➡ p.303 参照）は陰部不快感や違和感の軽減にも有効である．ペッサリーの使用中には，歩くと腟外に出てくる，腟内に違和感や疼痛を伴う，腟粘膜の摩擦により出血を起こすなどの場合がある．患者に合ったサイズや形を選択することが重要であるとともに，患者自身が自己着脱できるよう指導する必要がある．

　腟に何かを挿入するという行為に抵抗を示す日本人女性は多く，慣れるまで時間を要する．ペッサリーの交換や定期的な受診が必要であることも併せて指導する．ペッサリーがどうしても使用できない場合は，市販されているサポーターパンツやベルトなどを紹介し，デザイン性，手入れの方法，価格など製品のメリットとデメリットを伝える．いろいろ試しながら患者が自分に合うものを選択できるように援助する．

外科的治療

　手術前後の看護と術後の生活の調整が主となる．退院後もしばらくは安静が必要であり，家族や職場の理解を得られるよう調整する．排便時の努責により腹圧上昇が起こり，メッシュがずれる危険性があるため，食事や水分摂取，緩下剤の内服など日常生活指導が必要である．

！ 臨床場面で考えてみよう

Q1 更年期障害と診断され，ホルモン補充療法を行うことになった48歳の女性から「ほかに日常生活で何かできることはあるでしょうか」と質問があった．どのように対応するか．

Q2 更年期症状に対してホルモン補充療法を選択肢の一つとして勧められたが，なるべく薬には頼りたくないと話す女性に，どのような提案が考えられるか．

Q3 閉経後に，体重が増加している更年期症状を呈する肥満女性に対し，どのような提案ができるか．

Q4 高齢女性の萎縮性腟炎に対してどのような治療法が第一選択となるか．また，どのような援助ができるか．

Q5 更年期の女性に「症状も何もないのに，なぜ今，骨粗鬆症の検査が必要なのか」聞かれた．どのように対応するか．

Q6 切迫性尿失禁に対してどのような生活指導を行うか．

Q7 排尿日誌にはどのような内容を記録し，それを診断や治療にどのように活用するのか．

Q8 腹圧性尿失禁のある患者に対して骨盤底筋訓練を指導した患者から，「体操が正しく行えているのかわからない」と相談があった．どのように対応するか．

Q9 骨盤臓器脱の診断で腟内にリングペッサリーを入れた患者から，日常生活での注意点を聞かれた．どのように対応するか．

考え方の例

1 更年期障害のある患者への日常生活指導

家事は体調を考慮しながら行う．外出を控える必要はない．趣味の活動や運動など，好きなものがあれば無理のない範囲で行うとよい．適度な運動は気分転換になるだけでなく，生活習慣病の予防の面からも有効である．家族や友人など近くに支えになりうる人がいれば，その人と話をする機会をもつのもよい．

2 ホルモン補充療法以外の治療法を希望している女性に対する提案

ストレス対処方法の紹介，生活習慣の改善の支援，社会活動への参加などを提案し，女性自らの判断で自分に適した対処方法が見つけられるよう支援する．

3 体重コントロールが不良な更年期症状のある肥満女性に対する提案

体重増加の原因を探り，食生活改善および運動を提案する．定期的な運動が更年期症状の軽減に有効であることを説明する．

4 萎縮性腟炎の治療方法と援助

エストロゲン投与が治療の第一選択となる．腟炎のみの症状であれば，有害事象を考慮してエストロゲンの局所投与が望ましいが，全身投与でも効果は期待できる．看護師は，薬剤が処方された場合の適切な使用の指導，症状や治療に伴う不快感の緩和の援助，外陰部の清潔保持のための指導などを行う必要がある．治療期間は患者の訴えを評価しながら決めることとなるが，自己判断での中止ではなく主治医と相談の上，決めるのが望ましいことを説明する．

5 骨粗鬆症の検査の説明

女性の腰椎骨密度は40代半ばまで維持されているが，更年期に入るころ急激に減少し始め，老年期では低い骨密度状態となり骨粗鬆症や骨折に進展しやすい．したがって，この時期に自分の骨密度がどのくらいかを知っておくことは大切で，低ければ今後のさらなる低下に備えて予防対策を考えることができるため，骨密度などの骨粗鬆症の検査をするのが望ましいことを説明する．

6 切迫性尿失禁患者への生活指導

早めにトイレに行く習慣，速やかに着脱することが可能な着衣の工夫，トイレ環境の整備など，日常生活での一般的な指導を行う．

7 排尿日誌の活用方法

排尿時刻や排尿量，尿失禁の有無や状態などについて記録する．3日間程度記録するのが望ましい．排尿日誌により，一回排尿量，排尿回数，一日尿量（昼間排尿量，夜間排尿量），失禁回数などの実際の状況が把握できる．また，最少排尿量，最大排尿量，時間帯別の平均排尿量を把握し，最大排尿量から膀胱容量を推測することもできる．これらにより，排尿障害の状態や原因の推定と，排尿パターンを把握することができ，対処法や治療法の検討に有用な情報が得られる．

8 骨盤底筋訓練が正しくできているかの確認方法

おなかを動かさずに，肛門・腟が締まる感覚があれば正しく行えている．実際に触れて，伝わってくる筋肉の動きで確認することもできる（肛門・腟付近に触れる，清潔にした指を腟に挿入し，腟を締めて確認するなど）．鏡を使って動きを確認するのもよい．

9 リングペッサリー使用時の日常生活の注意点

リングペッサリーのサイズなどが合わないと，トイレでの努責や重いものを持った際などに再び下垂したり，下垂はしないが尿が出にくくなることもあると説明し，トイレでリングペッサリーが脱出したら流さないで拾い上げることにも注意を促す．リングペッサリーは腟内では異物であり，それによる刺激で腟壁の発赤，びらん，潰瘍ができ，そのために異常下や出血を認める場合があることを説明する．各症状が強いときには連絡すること，また，症状がなくとも2～3カ月ごとにリングの状態を評価する必要があることも伝える．

引用・参考文献

1）玉田太朗，岩崎寛和．本邦女性の閉経年齢．日産婦誌．1995，47，p.947-952.

2）日本産科婦人科学会編．産科婦人科用語集・用語解説集．改訂第4版．日本産科婦人科学会事務局，2018，p.330.

3）廣井正彦．更年期障害に関する一般女性へのアンケート調査報告．日産婦誌．1997，49，p.433-439.

4）藤澤大介ほか．日本語版自己記入式簡易抑うつ尺度（日本語版QIDS-SR）の開発．ストレス科学．2010，25，p.43-52.

5）日本産科婦人科学会・日本女性医学学会編．ホルモン補充療法ガイドライン2017年度版．日本産科婦人科学会事務局，2017，p.69.

6）日本東洋医学会．漢方治療エビデンスレポート2016．https://www.jsom.or.jp/medical/ebm/er/pdf/EKATJ2016.pdf，（参照2024-06-03）.

7）Shams, T. et al. SSRIs for hot flashes: a systematic review and meta-analysis of randomized trial. J Gen Intern Med. 2014, 29, p.201-213.

8）小原史朗ほか．中年婦人への自転車エルゴメータによる50% VO2max強度の60分間トレーニングの効果．体育科学 1976，4，p.77-88.

9）小野寺孝一，宮下充正．全身持久性運動における主観的強度と客観的強度の対応性：Rating of perceived exertionの観点から．体育学研究，1976，21，p.191-203.

10）赤松達也ほか．産婦人科外来における精神疾患合併更年期障害患者の取り扱い．日産婦誌．1996，48，p.806-812.

11）Ohkura, T. et al. Estrogen increases cerebral and cerebellar blood flows in postmenopausal women. Menopause. 1995, 2, p.13-18.

12）Yaffe, K.et al. Cognitive decline in women in relation to non-protein-bound oestradiol concentrations, Lancet. 2000, 356, p.708-712.

13）Iosif, C.S. et al. Estrogen receptors in the human female lower urinary tract. Am J Obstet Gynecol. 1981, 141, p.817-820.

14）Arca, M. et al. Hypercholesterolemia in postmenopausal women. Metabolic defects and response to low-dose lovastatin. JAMA. 1994, 271, p.453-459.

15）Wakatsuki, A. et al. Lipoprotein metabolism in postmenopausal and oophorectomized women. Obstet Gynecol. 1995, 85, p.523-528.

16）Nigon, F. et al. Discrete subspecies of humanlow density lipoproteins are heterogeneous in their interaction with the cellular LDL receptor. J Lipid Res. 1991, 32, p.1741-1753.

17）Tribble, D.L. et al. Variations in oxidative susceptibility among six low density lipoprotein subfractions of differing density and particle size. Atherosclerosis. 1992, 93, p.189-199.

18）本間之夫ほか．排尿に関する疫学的研究．日本排尿機能学会誌．2003，14（2），p.266-277.

19）Samuelsson, E.C. et al. Signs of genital prolapse in a Swedish population of women 20 to 59 years of age and possible related factors. Am J Obstet Gynecol. 1999, 180, p.299-305.

20）Hendrix, S.L. et al. Pelvic organ prolapse in the Women's Health Initiative: gravity and gravidity. Am J Obstet Gynecol. 2002, 186, p.1160-1166.

21）Tegerstedt, G. et al. Prevalence of symptomatic pelvic organ prolapse in a Swedish population. Int Urogynecol J Pelvic Floor Dysfunc. 2005, 16, p.497-503.

22）Myers. D.L. et al. Prolapse symptoms in overweight and obese women before and after weight loss. Female pelvic medicine & reconstructive surgery. 2012, 18（1），p.55-59.

23）日本産科婦人科学会・日本産婦人科医会編．産婦人科診療ガイドライン：婦人科外来編2020．日本産科婦人科学会事務局，2020.

24）Havighurst, R.J. Developmental tasks and education. 2nd & reprinted. ed. David McKay, 1953.

25）Dumoulin, C. et al. Pelvic floor muscle training versus no treatment, or inactive control treatments, for urinary incontinence in women. Cochrane Systematic Review. 2018.

26）Kinouchi, K., Ohashi, K. Smartphone-based reminder system to promote pelvic floor muscle training for the management of postnatal urinary incontinence: historical control study with propensity score-matched analysis. PeerJ. 2018, 6:e4372.

27）Asklund, I. et al. Mobile app for treatment of stress urinary incontinence: A randomized controlled trial. Neurourology & Urodynamics. 2017, 36（5），p.1369-1376

28）Abrams, P. et al. Incontinence 6th Edition. ICI-ICS. International Continence Society, 2017.

13 | セクシュアリティに関連する健康課題

1 | 性機能不全（性機能不全群）
sexual dysfunctions

1 性機能不全（性機能不全群）とは

1 定義

　性機能不全（性機能不全群）とは，性交を困難とする状態の総称であり，**性的反応の障害と性交時の疼痛**に分類される.

　米国精神医学会の精神障害の診断と統計マニュアル第5版（DSM-5）による性機能不全群には，射精遅延，勃起障害，**女性オルガスム障害，女性の性的関心・興奮障害，性器－骨盤痛・挿入障害**，男性の性欲低下障害，早漏，物質・医薬品誘発性性機能不全，他の特定される性機能不全，特定不能の性機能不全が挙げられている. 性機能不全は，国際疾病分類第11版（ICD-11）では精神疾患から「性の健康に関する状態（conditions related to sexual health）」へとカテゴリーが変更されることが決定した.

> **勃起障害**（erectile dysfunction：**ED**）は，軽症のものも含めると約1,000万人の日本人男性が罹患しているとされる. 加齢とともに有病率は上昇し，50代後半からは5割以上となる. 器質性の原因のうち，血管性の原因は陰茎海綿体動脈の動脈硬化であり，喫煙や糖尿病などが背景にあることが多い. 神経性の原因には，糖尿病性神経障害のほか，脳卒中，多発性硬化症，脊髄損傷，骨盤内手術などがある.

2 検査・診断

　各パートナーを個別に問診し，症状，喫煙やアルコール摂取，糖尿病などの合併症，うつなどの精神疾患，手術既往，使用薬剤，パートナー同士の関係性，小児期の人間関係，過去の性的経験などについて明らかにする.

▌女性

　性交痛の原因となる子宮内膜症や骨盤内感染の有無，癒着の程度などを内診，経腟超音波検査などで評価する. また，閉経後の場合は，エストロゲン低下による萎縮性の腟炎や外陰炎の状態を評価する.

▌男性

　陰茎や精巣の診察に加えて，テストステロン値の測定を行う. また，プロラクチンおよび黄体形成ホルモン（LH）の測定，甲状腺機能の評価なども行われる. さらに，各種の性機能や性嫌悪の質問紙，うつなどのスクリーニングのた

めの質問紙なども使用する.

3 治療

基礎疾患がある場合には,その治療を行う.心理カウンセリングが必要な場合には,精神科などの受診を勧める.また,挙児希望がある場合には,性機能不全の治療と並行して生殖医療が行われる.

■ 女性

子宮内膜症における性交時痛に対して鎮痛薬は効きにくい.ホルモン薬による治療で改善する例もみられるが,手術療法による癒着剝離,レーザー焼灼,深部病変の切除などが必要になる場合もある.

■ 男性

勃起障害(ED)に対しては,器質性,機能性(心因性)ともに,通常は**ホスホジエステラーゼ(PDE)-5阻害薬**であるシルデナフィル(バイアグラ®),バルデナフィル(レビトラ®),タダラフィル(シアリス®)の服用が行われ,有効性も高い.不十分な場合は,**陰圧式勃起補助具***を使用する方法がある.無効な場合には,保険適用外であるが,プロスタグランジン E_1 の尿道内挿入もしくは陰茎海綿体注射,**陰茎プロステーシス挿入術***などがある.

2 性機能不全(性機能不全群)患者の看護

性の喜び,性的な健康は人間の権利である(表13-1).その性に機能不全を抱えた患者は,自身の性的魅力や生殖能力への信頼が揺らぎ,自信や自己効力感を低下させやすい.また,相談すること自体に羞恥心を感じやすく,受診や訴えること自体がしづらいことから,支援へとつながりにくいといえる.看護師は,このような対象者の訴えづらさを理解し,看護師側からバリアを取り除くようなコミュニケーションや問診を展開することが重要である.

📖**用語解説**

陰圧式勃起補助具
陰茎に陰圧をかけて勃起させ,陰茎の根元を締めて勃起を持続させる器具のこと.

陰茎プロステーシス挿入術
プロステーシスとは人工器官のことで,陰茎にプロステーシスを挿入して勃起した状態にする.これは非可逆的な方法であり,ほかの治療が無効な場合に考慮する.

表13-1 ■性の権利宣言(World Association for Sexual Health, 2014年)

1. 平等と差別されない権利
2. 生命,自由,および身体の安全を守る権利
3. 自律性と身体保全に関する権利
4. 拷問,および残酷な,非人道的なまたは品位を傷つける取り扱いまたは刑罰から自由でいる権利
5. あらゆる暴力や強制・強要から自由でいる権利
6. プライバシーの権利
7. 楽しめて満足できかつ安全な性的経験をする可能性のある,性の健康を含む,望みうる最高の性の健康を享受する権利
8. 科学の進歩と応用の恩恵を享受する権利
9. 情報への権利
10. 教育を受ける権利,包括的な性教育を受ける権利
11. 平等かつ十分かつ自由な同意に基づいた婚姻関係または他の類する形態を始め,築き,解消する権利
12. 子どもをもつかもたないか,子どもの人数や出産間隔を決定し,それを実現するための情報と手段を有する権利
13. 思想,意見,表現の自由に関する権利
14. 結社と平和的な集会の自由に関する権利
15. 公的・政治的生活に参画する権利
16. 正義,善後策および救済を求める権利

https://www.worldsexualhealth.net/was-declaration-on-sexual-rights. (参照2024-06-03).

1 心理的支援

　性機能不全と診断された患者の中には，診断がつき，治療法があるとわかってほっと安堵する患者もいれば，羞恥心を感じる患者もいる．治療するかどうかを患者が自己決定できるよう，それぞれの患者の感情を受容する．さらに治療開始後も治療過程で生じる感情を，先入観をもたずに受け止めることが重要である．特に治療の目的が妊娠や性的パートナーを満足させることである場合は，患者自身の本音との間で葛藤することもある．看護師の役割は，患者中心の立場で本人の希望を聞き，身体的な性機能不全のみならず，全人的に患者が自らの性と向き合うことを支援することである．

2 性生活に関する支援

　性機能不全を生じさせる原因疾患が特定される場合や，性機能に影響を与え

S t u d y

性反応と性衝動

▎性反応

　性反応とは，中枢への性的な信号（視覚・聴覚的刺激，心理的刺激など）や，外性器や身体の他の部分への触覚などによる性的刺激に対する性器の反応をいう．マスターズ（Masters, W.H.）とジョンソン（Johnson, V.E.）は，性反応を，①興奮期（性器の充血と勃起），②高原（平坦）期（性的興奮が持続し，勃起も持続），③オルガスム期（性的興奮が絶頂に達し，極致感），④消退期（性器は萎縮し，性的刺激に反応しない）の四つの時期に分類した．

　男性ではよく知られているが，女性においても，小陰唇が充血し，厚みを増して外側に広がり，バルトリン腺や腟壁からの分泌液が増加し，陰核が充血して勃起する（興奮期）．腟の下1/3の部位に充血が起こって厚くなり，後腟円蓋は大きく膨らみ，陰核は上方に移動し包皮に隠れる（高原〈平坦〉期）．性的興奮が絶頂に達し，腟の下1/3付近の腟括約筋が規則的に収縮する（オルガスム期）．やがて，腟の収縮は止まり，陰核，小陰唇，腟，子宮も元に戻る（消退期）．

　また，カプラン（Kaplan, H.S.）は，興奮期の前の性欲が起こる段階を「性欲相（欲望相）」として加えた．これらの性反応は個人差が大きく，また，同じ個人でも身体的状態，精神的状態などの影響を大きく受ける．また加齢とともに低下する傾向がある．

▎性衝動

　性衝動（sexual desire, sex drive, *libido*）とは，性欲に関する衝動，湧き起こる性的欲求であり，その人の置かれる人間関係と密接に関係している．また，社会や宗教，身体・精神的健康度，薬物などの影響を受ける．

　性衝動の評価には，14項目から成る尺度であるSexual Desire Inventory（SDI）がある．また，女性用の尺度として，Female Sexual Function Index（FSFI），Sexual Interest and Desire Inventory-Female（SIDI-F）などがある．

参考文献

1) Masters, W.H.; Johnson, V.E. Human sexual response. little brown, 1966.
2) Kaplan, H.S. The New Sex Therapy：Active Treatment of Sexual Dysfunctions. Phychology Press, 1974.

る障害がある場合，疾患や障害自体への治療やカウンセリングはなされても，患者の性生活への配慮がなされていないことがある．患者らしい性生活が可能な状態か，患者との信頼関係を築いた上で患者の性生活，その満足度（QOL）や性パートナーとのコミュニケーション状況について，問題が生じていないかを確認する視点が重要である．これは，「性機能不全」と診断されていない患者一般に対しても同様である．

　性に関するカウンセリング技法を必要とする場面は，受傷や手術後の性生活の変化を説明・指導するときや，思春期のマスターベーションや性の疑問に答えるとき，患者カップルを単位として性機能障害の症状を軽減する場合など，幅広い．

3　カウンセリングを行う側の課題

　患者の「性の悩み」を聞くことに，看護師が葛藤や羞恥心を覚えることがある．相談される側にバリアがあることは，患者の相談しにくさにつながる．特に異性からの性的な相談に戸惑う看護師は少なくない．性機能不全のカウンセリングを行うのは同性のほうが良いという根拠はないが，看護師自身に戸惑いが強い場合は，チームで支援することに加え，性の権利や，性に関係の深い解剖・生理学についての理解を深めることが乗り越える助けとなる．看護職の中でも助産師は，性に関する支援に対して心の葛藤が少ないとの報告がある．まだ少数ではあるが，性機能不全の患者に対するカウンセリングに当たる者として**セックスカウンセラー**，**セックスセラピスト**などを養成する学会もある．

2　性同一性障害

gender identity disorder：GID

1　性同一性障害（GID）とは

1　性の決定と性自認

　性を決定する要素は多様である（図13-1）．**生物学的性**（sex）には，身体の性があり，①性染色体，②内・外性器の解剖，③性ステロイドホルモンのレベルなどから決定される．また，**社会的性**（gender）には，**指定された性**（assigned gender：戸籍や保険証の性別など社会から割り当てられた性別），**性役割**（gender role：男性として，女性として果たしている役割），**性別表現**（gender expression：服装や髪形などの表現）などがあり，多岐にわたる．

　さらに，**性の自己認識**（gender identity：**性自認**とも呼ばれ，物心ついたころから表れる「自分は男（または女）」という認識），**性的指向**（sexual orientation：恋愛や性交の対象となる性別）などの要素もあり，これらは，社会的性の側面もある一方で，生物学的性の側面も知られており，関連遺伝子などに関する医学的研究も行われている．性自認は「心の性」，性的指向は「好き

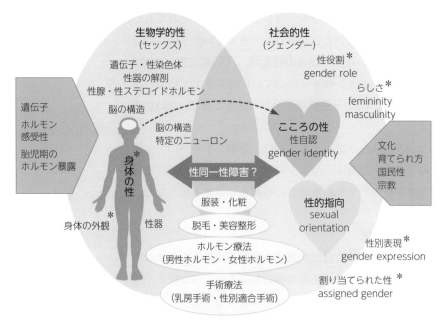

第三者からも，また，自分自身でも認識される身体の外観は，服装，化粧，髪形などにより変えることも可能であり，また，脱毛，ホルモン療法，顔面の整形などの治療も行われる．

＊第三者から確認できるもの

図 13-1 ■「性」の多様な要素

になる性」とも呼ばれ，現在の気持ちや生活状況，幼少時からのエピソードなどを本人や家族から十分に聴き取ることから判断される．

2 トランスジェンダーと性同一性障害

　身体の性と性自認とが一致しない場合は**トランスジェンダー**（transgender）と呼ばれ，医療施設を受診した場合の診断名として**性同一性障害**（gender identity disorder：**GID**）がある．Male to Female（**MTF**，トランスウーマン：身体的性は男性，性自認は女性）と Female to Male（**FTM**，トランスマン：身体的性は女性，性自認は男性）とに分類される．

> 米国精神医学会の精神障害の診断と統計マニュアル第 5 版（DSM-5）では，性同一性障害が**性別違和**（gender dysphoria）に改称され，世界的には「障害」というイメージを払拭する流れがある．DSM-5 では，指定された性と性自認が一致せず性別違和をもつ性分化疾患（disorders of sex development：DSD）症例も含むと改訂された．WHO の国際疾病分類第 11 版（ICD-11）でも gender incongruence：**性別不合**（仮訳）に改称され，個人の経験する性と割り当てられた性別との顕著かつ持続的不一致と定義された．また，精神疾患から「性の健康に関する状態」というカテゴリーへ移動される（2022 年 1 月 1 日発効）．

■ 性同一性障害当事者数と受診するまでの経験

　2015（平成 27）年末までに医療施設を受診した性同一性障害当事者の推計数（FTM 19,617 人，MTF 9,042 人，日本精神神経学会）から存在率を計算す

plus α

性的マイノリティ
性の要素のうち一つ以上が少数派である人々は性的マイノリティと呼ばれる．
L（lesbian，レズビアン），G（gay，ゲイ），B（bisexual，バイセクシュアル）に T（transgender，トランスジェンダー：性同一性障害を含む社会学的概念）を加えた LGBT という言葉がある．
性交に伴う感染症のリスクやその予防を考える文脈で使用される MSM（men who have sex with men，または males who have sex with males：男性との性交を行う男性）という言葉もある．

ると，10万人当たりFTM当事者14.7人，MTF当事者30.6人となる．

　岡山大学ジェンダークリニック受診例の性別違和を感じた時期は，小学校入学前が56.6％，中学生までが89.7％で，初診時までに，**自殺念慮**を58.6％，自傷・自殺未遂を28.4％，不登校を29.4％が経験している[2]．抑うつや対人恐怖といった不安症などの精神科合併症はMTF当事者の24.1％，FTM当事者の11.4％にみられ，人間関係や社会制度との摩擦が契機と推測される．

3 検査・診断

　診療は，精神科医・産婦人科医・泌尿器科医・形成外科医などの医師，看護スタッフ，臨床心理士などの医療チーム（**ジェンダークリニック**）で行われる[3]．精神科医は，本人や家族から現在の状態や成育歴を聴取し，性自認（心の性）を確定する．産婦人科医や泌尿器科医は，外性器・内性器の検索（超音波検査，MRIなど），染色体検査（Gバンド分染法など），ホルモン検査を行い身体の性を確定する．身体の性（あるいは，それをもとに指定された性）と性自認とが一致しない場合に，性同一性障害と診断する．

4 治療

　心の性を身体の性に合わせる治療は無効で，無理に行うと抑うつや自殺につながるとされ，身体の性を心の性に近づける治療が行われる．2018（平成30）年4月から，性同一性障害学会認定医の在籍する認定施設において手術療法が保険適用となったが，**ホルモン療法**は自費診療であるため，混合診療となる例が多いという課題がある．治療は，原則として診療チームや外部委員を含む適応判定会議での承認後に開始される[3]．

▌ MTF 当事者

　ホルモン療法では，**エストロゲン製剤**（デポ製剤の筋肉内注射10～20mg/2～4週ごと，または，エストラジオール貼付0.72～1.44mg/2日ごと貼り替え，エストラジオール内服0.5～1mg/日，結合型エストロゲン2.5～3.75mg/日など）が投与され，**抗アンドロゲン製剤**が併用されることもある[4]．40歳以上や血栓症のハイリスク例には注射や貼付薬が勧められる．乳房発達は2～3年にわたるため豊胸術の要否は経過をみて決定する．ひげの減少や声の女性化は少ない．陰茎勃起の減少，性欲減退は高率にみられる．精子減少は不可逆的なためパートナーへの十分な説明と同意が必要である．血清テストステロン値は女性レベル（60ng/dL未満）を目標にする．深部静脈血栓症などの発生に注意する．手術療法では，精巣除去，陰茎切断，さらに陰嚢や陰茎の皮弁，腸管などを使用した**造腟術**が行われる．

▌ FTM 当事者

　ホルモン療法では，**アンドロゲン・デポ製剤**の筋肉内注射（125～250mg/2～4週ごと）が行われる[4]．月経は速やかに停止し，陰核は腫大する．筋肉質になり，ひげや体毛が増加し，声は低音となる．乳房の縮小は少ない．頭頂部の頭髪の減少，にきび・毛嚢炎を生じやすくなる．多血症，インスリン抵抗性に

注意する．手術療法では，乳房切除術や子宮・卵巣摘出術が行われる．希望例には，尿道延長術の後，前腕部や大腿部の皮弁により陰茎を形成する．

▌思春期の当事者

日本精神神経学会のガイドラインでは，性ホルモン療法は 18 歳以上，小児期からの経過観察例では 15 歳以上とされている[3]．**GnRH アゴニスト製剤**などによる**二次性徴抑制療法**はタナー（Tanner）2 期（9 ～ 13 歳ごろ）から可能である．診断確定後は，エストロゲン製剤，あるいは，アンドロゲン製剤の漸増投与により第二次性徴を起こす[2, 4]．

▌生殖医療

家族形成には，子どもをもつパートナーとの結婚，養子，第三者の関与した生殖医療などの選択肢が考えられる．戸籍上の男性となり結婚した FTM 当事者と妻が，提供精子による人工授精（AID）により子どもをもつ例は増加している．海外では，自身の配偶子の凍結や代理母による生殖医療も行われている．

② 性同一性障害（GID）当事者への看護

1 性同一性障害者の性別の取扱いの特例に関する法律

日本では，2003（平成 15）年に**性同一性障害者の性別の取扱いの特例に関する法律**（以下，**GID 特例法**）が制定され，これを契機に性自認などが非典型の，いわゆる性的マイノリティの人々への理解が深まる契機となった．出生時に割り当てられた性別とは別の性別であると持続的な確信をもち，性別変更を希望する場合，以下の 5 要件を満たした人が家庭裁判所に申請することができる．

① 18 歳以上であること
② 現に婚姻をしていないこと
③ 現に未成年の子がいないこと
④ 生殖腺がないこと，または生殖腺の機能を永続的に欠く状態にあること
⑤ その身体について他の性別に係る身体の性器に係る部分に近似する外観を備えていること

2 トランスジェンダーへの支援

性別を変更することや性別適合手術を望んでいる当事者がいる一方で，性別に違和感があっても必ずしも治療を望んでいない場合もある．また，性別違和で医療機関を受診して治療を選択する当事者の中には，性別変更のためにやむなく治療を受けようとする人もいる．そのため不可逆的な治療の前には，その人が十分な情報提供と説明を受けて自己決定ができているか，医師と共にチームで見守ることが必要である．近年，GID 特例法にある性腺除去の手術要件に対しては，国際機関などが不妊手術の強制に当たるとして非難している．

治療を望む場合は，その人が自分らしく生きられるように，本人の希望を受け止め，患者とのラポールとサポートが重要となる．性同一性障害に対する治

plus α

成年年齢
2018（平成 30）年の民法の改正により成年年齢が 20 歳から 18 歳に引き下げられ，2022（令和 4）年 4 月 1 日から施行されている．

療には，一部を除いて公的医療保険は適用されない．患者が経済的に困窮していないかに留意し，必要があれば福祉部門の紹介ができるように情報提供の準備をしておく．ラポールを築くために必要な看護師の態度を以下に挙げる．

・SOGI*に関する理解を深める．
・性的マイノリティの**アライ***（ally）であることを心掛ける．
・診察室，待合室などに理解を示すリーフレットなどを掲示しておく．
・患者の性別，性自認に関する情報をどの範囲まで共有してよいか確認し，許可なく第三者に公開しない．
・多様な性別表現*を尊重する．

▌ 小児の当事者への支援

　性同一性障害によってカウンセリングやホルモン治療を受ける患者の中には小児もいる．出生時に割り当てられた性別ではなく，性自認に基づいた性別で過ごす児童・生徒の場合，第二次性徴の発現により学校生活を送る上で不都合が生じることも多くなるため，可逆的な治療（二次性徴抑制療法）が開始されることもある．出生時の性別と性自認が別の性別の小児・生徒が，学校などでいじめや暴力を受け，登校しづらくなる場合も多い．性別違和のある小児は，こうした困難さを抱えながら医療機関に通っているということを念頭に置き，受容的態度で接し，その子が自分らしく過ごすことができ，エンパワメントが図れるように支援することも，重要な看護である．

3 性暴力・性犯罪

1 性暴力・性犯罪とは

1 定義

　性暴力とは，望まない性的な行為全般をいう．**性犯罪**には，強制性交等（強姦），強制わいせつ，わいせつ目的略取誘拐などの性暴力的犯罪のほか，痴漢，のぞき，盗撮，児童買春，児童ポルノ製造，公然わいせつなどがあり，また，性犯罪に類似した違法行為として，淫行，児童ポルノ単純所持などがある．

2 認知件数

　強制性交等（平成 29 年の刑法改正前は強姦及び準強姦，改正後は強姦，準強姦，準強制性交等及び監護者性交等を含む）の認知件数は，2003（平成 15）年の 2,472 件をピークに，その後，おおむね減少傾向にあったが，刑法改正により対象が拡大した 2017（平成 29）年は 1,109 件と増加に転じ，以降は増加傾向にある（図13-2）．2022（令和 4）年における監護者性交等の認知件数は 82 件であり，検挙件数は 79 件であった[5]．

　強制わいせつ（平成 29 年の刑法改正前は準強制わいせつを含み，改正後は

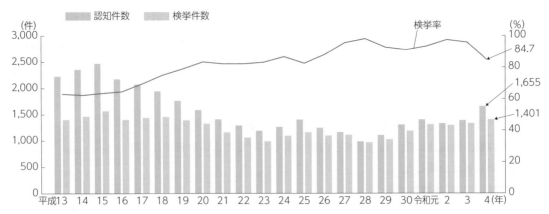

注1　警察庁の統計による.
注2　「強制性交等」は，平成28年以前は平成29年法律第72号による刑法改正前の強姦をいい，平成29年は強制性交等および
　　同改正前の強姦をいう.

図13-2 ■強制性交等 認知件数・検挙件数・検挙率の推移（平成13〜令和4年）

法務省. 令和5年版犯罪白書. https://www.moj.go.jp/content/001410095.pdf,（参照2024-06-03）.

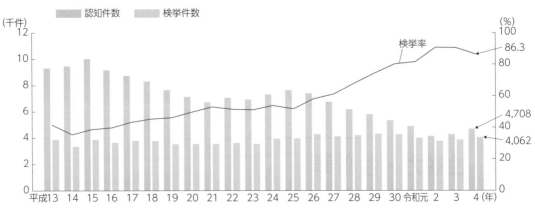

注　警察庁の統計による.

図13-3 ■強制わいせつ 認知件数・検挙件数・検挙率の推移（平成13〜令和4年）

法務省. 令和5年版犯罪白書. https://www.moj.go.jp/content/001410095.pdf,（参照2024-06-03）.

準強制わいせつ及び監護者わいせつを含む）の認知件数は1999（平成11）年から急増し，2003年に1万29件となった後，2009年まで減少，その後は増減しながら減少傾向にあったが2021年から増加している（図13-3）．検挙率は2002（平成14）年の35.5％からは上昇傾向にあり，2022年は86.3％となった.

3 対応

　性暴力・性犯罪被害者に対して「悪いのはあなたではない」という態度で，安心・安全の確保，意思の尊重，有用なリソースの提供などを行い，被害者の心身の回復を目指す．被害者支援のリソースとして，各都道府県の女性センター等の電話相談，警察の性犯罪被害相談電話「#8103（ハートさん）」，民間団体の相談窓口，**性犯罪・性暴力被害者のためのワンストップ支援センター**などがある.

plus-α

誤った社会通念
若い女性だけが被害にあう，挑発的な服装や行動，嫌なら抵抗できたなど，いわゆる「強姦（レイプ）神話」と呼ばれる性暴力に関する誤った社会通念は，被害者を追い込むことになる．また，強姦（強制性交等）は，見知らぬ人からというイメージをもちやすいが，約6割が顔見知りによる犯行であるという認識をもつことなども，予防の観点からは重要である.

被害後すぐの産婦人科受診により，**緊急避妊薬**のレボノルゲストレル（ノルレボ®など）の内服（原則，72時間以内）や，精液の採取や暴行の状況を示す創部の記録などの証拠保全を，被害者の心理面に配慮しながら行う．意識障害など，薬物の飲食物への混入などの疑いがあれば，それに対する対応や証拠保全も必要になる．費用に関しては，警察の性犯罪に関する公費負担制度や民間の支援制度なども利用できる可能性がある．

その後も妊娠や各種の性感染症の検査などを行う．また，長期的な支援のためには，精神科受診なども考慮する．

2 性暴力・性犯罪被害にあった人への看護

性暴力や性虐待を受けた人への看護には，被害者への身体的・心理的・社会的ケアに加えて，暴力という犯罪の証拠の確保なども含まれる．これを**フォレンジック看護**（forensic nursing）といい，こうした看護に当たる看護師は，専門的なトレーニングを受けることが望ましい．なぜならこの分野の看護実践には，看護学のほかに法医学，刑事法学が基盤として必要となるからである．しかし同時に，性暴力は性別・年齢にかかわらず誰もが被害者になりうることから，すべての看護師が学んでおくべき看護であるともいえる．「患者中心」「エビデンスに基づく」看護の視点は，性暴力被害にあった人への看護においても必須であり，すべての看護に共通するものである．看護師は，被害者の身体的・心理的な保護と安全の確保を第一に，そして被害者の意思を尊重しながら証拠の採取とその記録や保存に努め，適切なケアを行う．警察や法医学者らとの連携が必要であり，そのためのネットワークを備えもつことも重要である[7]．

1 性暴力被害者支援

性暴力では身体（主に性器）の損傷，すなわち裂傷，紅斑，擦過傷，出血，浮腫などがみられる場合があるほか，妊娠，性感染症罹患など，種々の影響がある．これらが発現する時期や治癒時期は異なるため，性暴力の受傷時期や期間を把握する必要性が高く，継続的な医療機関への受診や心身への支援を要する．また，被害からの回復には長期間を要し，その期間は抑うつ，自殺，危険行動のリスクが高いことを念頭に置く必要がある．

看護師が被害者に出会う場面としては，救急外来や，望まない妊娠の可能性から検査に訪れる場合などがある．性暴力被害は語りにくく，外見から被害の実態が見えにくいこと，また被害が長期に及んでいる場合などでは，被害の影響が複雑になる傾向もあることから，他者にその被害の深刻さが理解されにくい．また，被害を明らかにすることで周囲の人からの**二次（的）被害***をこうむりやすく，被害者が支援者と信頼関係を築くには多くの困難がある．

看護師はこうした特徴を理解し，被害者のさまざまな表出や反応に対応できるよう準備し，被害者に寄り添い，支援し続けながら，被害者にとって安心できる関係を築くことが重要である．性暴力被害者は時に自身を責めることがあ

plus α

性犯罪・性暴力被害者のためのワンストップ支援センター
被害直後から医師による心身の治療，相談・カウンセリングなどの心理的支援，捜査関連の支援，法的支援などの専門的な支援を，可能な限り1カ所で行うことで，主に被害者の心身の負担軽減と被害の潜在化防止を目的としている．

性暴力被害者支援看護師（SANE）
性暴力被害に遭った人へのケアには，専門的知識と技術をもつ人が当たるべきであると，アメリカ各地およびカナダで広まった専門職をいう．日本では，2000年にSANE養成講座が始まり，所定のカリキュラムを修了することで認定される．養成講座では，性暴力の実態や被害者への具体的な支援の方法，法的措置への対応方法などを学ぶ．

用語解説

二次（的）被害
行為の直接的な結果である一次（的）被害に対して，医療機関の受診や捜査・裁判等での不適切な対応，周囲の人々の無神経な言動やうわさ・中傷，好奇の目，マスコミの取材や報道によるプライバシーの侵害など，被害後にさらに傷つく体験をすること．

表 13-2 ■平成 29（2017）年の改正刑法の要点

条　項	改正前	改正後	解　説
第 177 条, 第 178 条第 2 項, 第 181 第 2 項, 第 241 条関係	強姦	強制性交等	「強姦」を廃し，「強制性交等」とした.
	女子	人	性別を不問とし，同性間や男子への性暴力を含めた.
	姦淫	性交，肛門性交または口腔性交	「姦淫」を廃し，「性交，肛門性交または口腔性交」とし，肛門性交や口腔性交も含めた.
	強姦の罪とし，3 年以上の有期懲役	強制性交等の罪とし，5 年以上の有期懲役	刑を 3 年以上から 5 年以上に引き上げた.
	強姦等の罪で死傷させた者は，無期または 5 年以上の懲役	強制性交等の罪で死傷させた者は，無期または 6 年以上の懲役	刑を 5 年以上から 6 年以上に引き上げた.
	強盗が女子を強姦したとき	強盗を犯したものが強制性交等を犯したとき，もしくは強制性交等を犯した者が強盗を犯したとき	「強盗強姦」の罪は，強姦が先の場合は成立しなかったが，強盗と強制性交等の先後を問わず強盗・強制性交等の罪に問える.
新法第 179 条	（新設）	監護者わいせつおよび監護者性交等	罪として「監護者わいせつおよび監護者性交等」を追加し，18 歳未満の者に対し，その者を現に監護する者であることによる影響力があることに乗じてわいせつな行為または性交等をした者を罰する.
旧法第 180 条	親告罪	（削除）	強制性交，準強制性交，強制わいせつ，準強制わいせつの罪を親告罪（被害者の告訴がなければ公訴できない）とする規定を削除した.

り，また周囲の心無い言葉がそれに追い打ちをかけることがある．これは，性暴力は被害者に責任があるという偏見の根深さを示している．看護師は，どんな状況でも被害者が悪いのではないこと，被害者がどんな場面でも尊重されるべきであることを体現する役割を負っている.

2 関係法規

　性暴力や性虐待に関連する法律には，刑法，児童虐待の防止に関する法律（児童虐待防止法），配偶者からの暴力の防止及び被害者の保護等に関する法律（DV 防止法）などがある．2017（平成 29）年の性犯罪に関する改正刑法の内容を表13-2 に示した．法の運用については，過去の裁判例（判決）を参照する必要があり，看護師として日ごろから性暴力や性虐待に関する裁判等に関心をもっておくべきである.

！ 臨床場面で考えてみよう

Q1 40 代前半の女性が，性交痛がひどく，性交渉ができないのでパートナーとうまくいかなくなるのではないかと心配している．どのような治療が考えられるか.

Q2 中学 1 年生の女子が，制服のスカートを履くのが嫌で学校に行けないと，母親に連れられて相談に来た．どのような対応が必要か.

Q3 総室（大部屋）に入院している女性から，性別違和があり，女性の総室に入院していることがつらいと打ち明けられた．どのような対応が考えられるか.

Q4 警察の性犯罪被害相談電話にレイプ被害を訴えて連絡してきた20代女性が，婦人警官に付き添われ産婦人科を受診した．産婦人科ではどのような対応が必要か.

考え方の例

1 女性の性機能不全に対する治療

子宮内膜症に対してはホルモン療法や手術療法，萎縮性腟炎に対してはエストロゲン投与など，原疾患の治療を行う．また，抑うつがみられれば治療を行うが，選択的セロトニン再取込み阻害薬（SSRI）は性機能障害に関与していることが知られているため，性機能への影響の少ない抗うつ薬に変更する．女性の性的反応についてカップルに説明することは有用である．精神療法としては，認知行動療法，マインドフルネスなどが行われている.

2 性別違和をもつ思春期の子どもへの対応

第二次性徴とともに性別の違和感が増強した場合には，自殺や不登校，抑うつ症状などに留意するとともに，学校と連携して，チームで子どもへの各種の対応を検討する（文部科学省平成27年4月30日通知「性同一性障害に係る児童生徒に対するきめ細かな対応の実施等について」参照）．専門施設での観察を行いながら，必要ならばGnRHアゴニストなどによる二次性徴抑制療法を施行する．医療スタッフは，本人や家族，学校関係者，場合によっては周囲の子どもたちに適切な情報提供を行う.

3 性別違和のある患者への対応

訴えをよく聴き，訴えの内容を病棟で共有する場合は，患者にその必要性を説明する．必ずしも個室に移ることを望んでいるわけではない場合もある．個室にすれば解決すると安易に考えず，患者が最も心配していることと，入院中の安楽がそれによりどのように妨げられているのかを，アセスメントした上で，患者自身が自己決定できるよういくつかの対応を提案する．また性別違和について医療的ケアを必要としているのか，他科につなげてほしいかどうかも，意思確認できると良い.

4 産婦人科を受診したレイプ被害女性への対応

身体の診察と，各種の性感染症の検査などを行う．被害から72時間以内であれば，緊急避妊薬の内服で妊娠を防ぐ．また，被害者の心理面に配慮しながら，精液などの採取や暴行の状況を示す創部の記録などの証拠保全を行う.

引用・参考文献

1）日本性科学学会編．セックス・セラピー入門 GUIDANCE TO SEX THERAPY：性機能不全のカウンセリングから治療まで．金原出版，2018.

2）中塚幹也．封じ込められた子ども，その心を聴く：性同一性障害の生徒に向き合う．ふくろう出版，2017.

3）日本精神神経学会／性同一性障害に関する委員会．性同一性障害に関する診断と治療のガイドライン第4版．https://www.jspn.or.jp/uploads/uploads/files/activity/gid_guideline_no4_20180120.pdf，（参照2024-06-03）.

4）Hembree, W.C. et al. Endocrine Treatment of Gender-Dysphoric/Gender-Incongruent Persons：An Endocrine Society Clinical Practice Guideline. J Clin Endocrinol Metab. 2017, 102, p.3869-3903.

5）法務省．令和5年版犯罪白書．https://www.moj.go.jp/housouken/housouken03_00127.html，（参照2024-06-03）.

6）警察庁．令和4年の刑法犯に関する統計資料．https://www.npa.go.jp/toukei/seianki/R04/r4keihouhantoukeisiryou.pdf，（参照2024-06-03）.

7）加納尚美ほか編．フォレンジック看護 FORENSIC NURSING：性暴力被害者支援の基本から実践まで．医歯薬出版，2016.

3

事例で学ぶ女性生殖器疾患患者の看護

14 | 子宮内膜症患者の看護

患　者：Aさん，21歳女性，会社員（事務職）．短大卒業後に就職し，一人暮らしをしている．実家は車で1時間のところで，両親と高校生の妹がいる．

現病歴：16歳ごろから月経痛が強くなり，月経時に市販の鎮痛薬（イブプロフェン）を内服して対処していた．最近の数カ月は，さらに疼痛が増強し，鎮痛薬を服用しても効果が得られず，会社を休むなど社会的な影響が出ていた．婦人科を受診したところ，右卵巣チョコレート囊胞（6×5cm）と診断された．囊胞の大きさ，疼痛の程度，挙児希望を考慮し，腹腔鏡下右卵巣チョコレート囊胞摘出術を行うことになった．術後は，ホルモン療法（低用量エストロゲン・プロゲスチン配合薬）を行う予定である．

既往歴：特記事項なし

妊娠・出産歴：なし

月経歴：初経11歳，月経周期26〜28日型，5日間持続．

体　格：身長162cm，体重60kg．

排　泄：排尿8〜10回/日，排便1回/3日（2年前から市販の下剤を服用）

入院時（手術前日）：体温36.5℃，脈拍66回/日，血圧104/60mmHg，ヘモグロビン（Hb）11.8g/dL，ヘマトクリット（Ht）37.2％，腫瘍マーカー（CA125，53U/mL．性器出血なし，下腹部痛なし（月経終了後3日目）．

疾患に対する思い：「将来は彼と結婚して，子どもを産みたいと思っている．この病気の場合，少し妊娠しにくいこともあると医師から聞いた．もし将来妊娠しにくいとしたら，彼に申し訳なく思う．女性であれば自然に妊娠できると漠然と思っていた．私の病気は卵巣癌になりやすいとも聞いたけど，若いので，そのリスクは低いと聞いて少し安心している」

治療に対する思い：「手術をして毎月の生理痛がなくなるならうれしい．手術の内容についても納得している．ただ，手術は初めてなので，傷の痛みは少し不安．再発が心配なので，ホルモン療法でその可能性を低くしたい．薬の副作用については，医師から話を聞いている」

家族のサポート：　入院中は実母が身の回りのことをしてくれる．退院後もしばらくは，実母が自宅に来て家事を手伝ってくれる．

社会復帰：退院1週間後には会社に復帰予定．

手術経過：予定通り全身麻酔で腹腔鏡下右卵巣チョコレート囊胞摘出術が実施

された．右卵管・右卵巣に軽度の癒着があったため，癒着剝離術を受けた（r-ASRM 分類 stage Ⅲ）．手術中のバイタルサインは安定し，麻酔覚醒後の呼吸状態も問題なく経過した．手術時間 1 時間，出血量50mL.

術後経過

1 日目：朝までは体温 37.3 ～ 37.8℃で経過したが，その他のバイタルサインや呼吸状態に異常はみられなかった．それ以降は安定しており，血液検査の結果は，白血球 7,800/mm³，赤血球 530 万/μL，Hb11.5g/dL，Ht35.5%であった．昼食から食事が開始された．腹腔内ガス貯留による腹部膨満感の訴えがあり，腸蠕動音は弱い状態であった．創部痛のため早期離床は進まず，鎮痛薬を内服（2 回/日）．

2 日目：排ガスを確認．早期離床が進み始めた．

3 日目：排便あり．1 日目から食事は 8 ～ 10 割摂取され，水分摂取も良好であった．経過は良好で退院が近づいている．

1 アセスメント

表 14-1 ■アセスメントの視点

身体的側面	精神的側面	社会的側面
☐ 自覚症状（月経痛，骨盤痛，性交痛，過多月経，貧血，悪心・嘔吐，便秘，血便，血尿などの有無と発症開始時期，症状の程度，頻度など） ☐ 自覚症状への対処法（鎮痛薬内服の有無，頻度，効果） ☐ 月経（初経年齢，月経周期，月経持続日数，経血量，基礎体温） ☐ 子宮内膜症の状況（位置，進行度，癒着の有無と程度など） ☐ 血液検査，超音波検査，MRI などの所見 ☐ 妊娠・出産歴（妊娠・分娩回数，分娩様式） ☐ 既往歴 ☐ 排尿・排便状況	☐ 疾患への思い（疾患への理解，疼痛への不安，日常生活への影響に対する思いなど） ☐ 治療への思い（治療方針の理解，手術やホルモン療法への思い，不安の有無） ☐ 妊孕能への思い（挙児希望の有無，将来の妊娠への不安） ☐ 子宮内膜症の再発に対する思い ☐ 卵巣癌合併のリスクに対する思い ☐ 性に対する価値観 ☐ 自己肯定感，自尊感情 ☐ 精神的ストレスの有無 ☐ 精神的ストレスへの対処方法	☐ 症状による日常生活への影響（仕事，食事，運動，睡眠，性生活など） ☐ セルフケア能力 ☐ 治療による経済的問題の有無 ☐ 家族やパートナーとの関係性（家族やパートナーの疾患や治療への理解，価値観，挙児希望） ☐ 家族やパートナー，友人のサポート状況

2 看護計画

▌看護目標

・術後合併症（深部静脈血栓症，イレウス）予防のためのセルフケアを行うことができる．

・ホルモン療法の副作用とその対処方法を理解し，継続して取り組むことができる．

・子宮内膜症の再発に対する不安を表出できる．

・将来の妊孕能に関する不安を表出できる.

▌ 看護計画

▶ 術後合併症予防

・深部静脈血栓症・イレウスのリスクや症状を説明する.

・深部静脈血栓症やイレウス症状出現時は，看護師に伝えるように説明する.

・弾性ストッキング装着の必要性と装着時の不快感について説明し，不快症状
  があれば看護師に伝えるように説明する.

・下肢運動や早期離床の必要性を説明する.

・体位変換の介助，下肢の運動や早期離床を促す.

・創部痛が強い場合の疼痛緩和を行う.

・疼痛緩和法を説明する.

・排ガス・排便を促すセルフケア方法を説明する.

・腹部マッサージや温罨法を行う.

・水分摂取を促す.

・必要時，医師と相談の上，下剤の使用を考慮する.

▶ ホルモン療法開始に向けて

・不安を表出しやすいよう環境を整え，訴えを傾聴する.

・必要時，医師に治療内容，期間についての説明を依頼する.

・ホルモン療法の効果，副作用，期間についての医師の説明に対する補足説明
  を本人と家族に行う.

・ホルモン療法の副作用出現時の対処法について，本人と家族・パートナーに
  説明する.

・外来スタッフに引き継ぎ，継続的に支援できる体制を整える.

▶ 再発の不安への対応

・不安を表出しやすいよう環境を整え，訴えを傾聴する.

・定期的な受診やホルモン療法の継続が必要であることを本人・家族・パート
  ナーに説明する.

・外来スタッフに引き継ぎ，継続的に支援できる体制を整える.

・必要時は，自助グループを紹介する.

▶ 妊孕能の不安への対応

・不安を表出しやすいよう環境を整え，訴えを傾聴する.

・手術の結果や今後の見通しについて，適宜，医師から説明を受けられるよう
  に調整する.

・必要時，妊孕能や性生活に関する医師の説明に対する補足説明を行う.

・人生の選択や今後の治療法の意思決定に必要な情報提供や相談を行う.

・感情の表出，家族やパートナーと話し合うことの重要性を説明する. 必要時，
  家族やパートナーと話し合う機会が得られるように仲介役となる.

③ 看護の実際

▶ 術後合併症予防

　血栓症予防のための弾性ストッキングの使用，下肢運動，早期離床の必要性について術前に説明され，理解は良好であった．弾性ストッキングは適切に使用され，使用による障害はみられなかった．術後1日目は創部痛により早期離床が進まなかったが，疼痛コントロールと，体動時に腹圧をかけない工夫をすることで早期離床が進んだ．深部静脈血栓症およびイレウスの徴候は生じなかった．

▶ ホルモン療法開始に向けて

　副作用については，事前に医師から説明されていたことに加え，疑問や不安があれば傾聴しながら補足説明を行った．キーパーソンである実母やパートナーへもホルモン療法による副作用の説明を行うとともに，副作用出現時の援助や内服継続のサポートが必要であることを説明した．実母やパートナーの理解は良好であり，サポートに対する前向きな発言がみられた．退院後，術後8日目からホルモン療法（低用量エストロゲン・プロゲスチン配合薬）が開始される予定である．

▶ 再発の不安への対応

　医師から術後のホルモン療法の継続が再発予防のために必要であることが説明され，その必要性を理解していた．入院中には「再発するかもしれないという不安はあるが，治療をちゃんと続けて再発しないことを祈ろうと思います」との発言があった．

▶ 妊孕能の不安への対応

　疾患に関連した妊孕能低下の可能性について，パートナーにそのことを申し訳なく思うと話していたため，退院前に，パートナーと話し合う機会を設けた．その後，「手術によって妊娠の可能性が高まったのかはわからないけど，妊娠ができない訳ではない．彼もそのことを理解して受け入れてくれている」と明るい顔で話した．

④ 看護の評価

　創部の疼痛コントロール，合併症の予防と異常の早期発見に努めた結果，創部に発赤・腫脹・滲出液はみられず，術後合併症の発症もなく，術後4日目に退院となった．

　退院前に，妊孕能に関するAさんの思いについてパートナーと話し合う機会をつくることで，お互いの思いを確認することができた．その後，Aさんから，将来の妊娠についての前向きな発言もみられた．

　ホルモン療法の開始は退院後になるため，外来受診時に副作用の出現やセルフケアの状況，内服の継続について経過観察が必要である．また，時間が経過

するにつれて再発の不安など，感情の変化を来すことがあるため，訴えを傾聴し，不安の軽減に努め，継続して支援する必要がある.

5 事例を振り返って

　Aさんのように，若年で挙児希望がある場合に選択される保存手術では，身体面へのケアに加え，再発への不安に対する支援など心理面へのケアの視点が非常に重要である．また，疾患やその治療が，女性としての自己の価値観の低下を招いたり，その後の人生設計やパートナーとの関係性にも影響したりすることがあるため，看護師は患者の思いを傾聴し，適切な情報提供を行うとともに，家族やパートナーとの関係性の調整を行う必要がある.

　子宮内膜症は，根治手術を行わない限り，受診と薬物療法を長期間にわたり継続することになる．受診や内服の継続には家族のサポートも重要であり，看護師は家族などの重要他者を含めて，状況の説明や支援を行うことが大切である.

15 | 子宮頸癌患者の看護

事例紹介

患　者：Bさん，43歳女性．夫（45歳）と2人の娘（小学6年生，4年生）の4人暮らし．税理士の資格をもち，夫と二人で税理士事務所を経営している．

現病歴：2カ月ほど前，不正出血があり近医を受診したところ，子宮頸部細胞診で扁平上皮癌の疑い（SCC）を認めたため，専門の病院を紹介された．コルポスコピー下の頸部組織診の結果，扁平上皮癌であった．CT，MRIにより子宮頸部に限局する1.5×1.0×1.2cmの腫瘍を認め，医師から子宮頸癌ⅠB1期の診断と二つの治療方法（放射線療法，手術療法）の説明を受けた．手術療法を選択し，腹腔鏡下広汎子宮全摘術，両側付属器摘出術，骨盤内リンパ節郭清による入院となった．

既往歴：なし

体　格：身長159cm，体重46.5kg．

入院時：これまで忙しさもあり，検診は受けていなかった．入院中は，自身の母が泊まり込みで娘たちの世話をしてくれる予定．夫は仕事のためあまり面会に来られないが，Bさんは「当分仕事は一人で頑張ってもらわなきゃね」と語った．

手術経過：予定通り手術を実施．砕石位．麻酔時間8時間5分，手術時間6時間57分，気腹時間6時間50分．輸液量1,760mL，出血量160mL，尿量380mL．ダグラス窩にドレーンを挿入して帰室．

術後経過

当　日：痛みは，非ステロイド性抗炎症薬（NSAIDs）の定期的な点滴投与にて体動時に少しある程度．バイタルサインは安定．ドレーン排液は淡血性，少量．

1日目：第1歩行後に気分不良を訴えたが，その後，落ち着いたので午後から第2歩行も実施した．

2日目：食事が開始され，ほぼ全量摂取した．夜から緩下剤の内服開始．

3～6日目：積極的に離床を進めている．緩下剤を服用し，術後3日目に1度排便があったが，その後2日間はない．腹部膨満感あり．緩下剤を増量し，様子をみている．6日目ごろから陰部と下肢に腫れが出てきている．空いている時間にはパソコンやスマートフォンを触っており，夜遅くまで仕事をしている様子である．

7日目：膀胱留置カテーテルを抜去し，排尿訓練を開始する．初回の自尿は45mL，残尿120mL．水分摂取は500mL/日程度．「ちょっとは出たのでよかった」と発言あり．

① アセスメント

表 15-1 ■アセスメントの視点

身体的側面	精神的側面	社会的側面
□ 年齢 □ 自覚症状と現病歴 □ 既往歴 □ 内服薬 □ 妊娠・出産歴 □ 月経周期，閉経の有無 □ 術前検査の結果 □ 体格（身長，体重） □ 排便・排尿状況	□ 疾患の受け止め □ 治療の受け止め □ 挙児希望 □ 不安や疑問，心配なこと	□ 職業，働き方 □ 家庭での役割 □ 家族の反応

② 看護計画

▎看護目標

・創部感染の予防と早期発見のための自己管理行動を理解し，実践できる．
・腹腔内の手術操作によるイレウスのリスクを考慮し，緩下剤内服や食事の工夫により，定期的な排便が得られるよう自己管理できる．
・排尿障害の状況を把握し，感染予防をしながら自分なりの効果的な排尿の方法を見いだし，社会生活の復帰に自信がもてる．
・リンパ節郭清後の身体変化を理解し，リンパ浮腫の早期発見と悪化予防のため，日常生活を調整できる．
・卵巣切除による症状の出現があれば効果的な対処を医療者と共に考えることができる．
・手術による身体変化に伴う性生活への影響が理解できる．

▎看護計画

▶ 感染の予防と早期発見

・創感染および手術に関連する感染症とその徴候について説明する．
・創の洗い方，陰部保清のための注意点を説明する．
・感染管理に向けた行動を実施するための工夫や，予測される問題点などを話し合う．

▶ イレウスの予防

・イレウスの原因・症状等について説明し，症状に気付いた際は医療者に知らせてほしいことを伝える．
・排便回数と性状，緩下剤の使用と量を記録する必要性を説明する．
・緩下剤の作用と内服時の注意点について説明し，排便の性状に合わせて，どのように緩下剤を調整したらよいか説明する．
・食事と水分の摂取量，腸蠕動音，排便状況に照らして，緩下剤の使用の増減に関して一緒に考える．

・腸の運動を促進する工夫（離床する，腰部を温める，リラックスするなど）を伝える．

・ゆっくりよく噛んで食べることの必要性と効果について説明する．

・食事の工夫について説明する．

▶ **排尿機能の回復に向けたケア**

・手術による身体変化や排尿のメカニズムについて説明する．

・感染予防の必要性を説明する．

・排尿に関してセルフモニタリングできるよう記録を促す．

・尿意がなくても定期的に排尿を試みるよう伝える．

・水分を一日当たり 2,000mL を目安に摂取するよう伝える．

・排尿を促す方策（体位，ビデによる温水刺激，流水音など）を提案する．

・手圧や腹圧をかけすぎないよう注意を促す．

・患者の排尿に関するセルフモニタリング状況を確認し，一緒により良い対策や工夫を考える．

・その時々の患者の気持ちの理解に努める．

・残尿が 50mL 以上の場合など，必要に応じて自己導尿の方法を説明する．

▶ **リンパ浮腫のケア**

・リンパ節郭清の影響について説明する．

・リンパ浮腫の徴候について説明する．

・リンパ浮腫を悪化させる原因と予防方法（スキンケア）について説明する．

・下肢の周囲径を測定して，変化について一緒に把握する．

・下肢のむくみを感じた際は，臥位で下肢を挙上するよう促す．

・生活上の注意点（下着や靴の選び方など）を伝える．

・自身の生活の中で改善すべきことを一緒に考える．

・セルフマッサージの方法を説明する．

▶ **卵巣欠落症状への対応**

・ホルモン補充療法（HRT）の適応の有無を評価するための情報を確認する．

・HRT の適応があり施行する場合は，乳癌検診を勧めるとともに，肝機能や凝固機能の異常の有無を定期的な診察により確認する必要性を伝える．

・HRT の突然の中止は身体に影響があるため，中止の時期についても医師に相談する必要があることを伝える．

▶ **セクシュアリティへの関わり**

・性生活は医師の許可を得てから再開することを説明する．

・今までよりも腟の湿潤が少なくなることを伝え，性生活の際に痛みがあるときはゼリーの使用を勧める．

・疑問や不安はどんなことでも伝えてほしいと伝える．

・必要に応じてじっくり話を聴く時間をつくる．

③ 看護の実際

▶ **感染の予防と早期発見**

　感染予防の必要性を手術による身体変化を踏まえて説明した．日々，創の保清が実践できるよう関わり，また，外陰部の拭き方も指導した．シャワーの際には患者が自主的に創部を観察して，看護師に報告してくれた．外陰部の保清も排便時には必ず行っていると伝えてくれた．

▶ **イレウスの予防**

　イレウスの症状とその予防のための方法を説明した．自主的に散歩をしている姿がたびたび認められた．緩下剤を調節していくことで，排便が1〜2日に1回程度認められるようになった．食物繊維を一度に取りすぎないなどの食べ方や食事の調整方法を伝えると，「おなかにやさしい生活を送らなくてはいけないんですね」と理解を示した．

▶ **排尿機能の回復に向けたケア**

　尿意はよくわからないとのことで，3〜4時間ごとに排尿を試み，排尿量測定と残尿量測定を行った．当初は，排尿量と残尿量を合わせても100mLに満たないことがあったため，飲水を促した．うまく排尿ができて残尿が少ないとき，そうでなかったときなど，それがなぜなのかを話し合いながら，どうするとうまく排尿できるのかを一緒に考えた．出にくいときには，いったん，歩き回ってから排尿するなど，いろいろな方法を試し工夫していくうちに，残尿量が50mLを切るようになり，測定を終了することができた．

▶ **リンパ浮腫のケア**

　リンパ浮腫の早期発見と悪化予防について説明をしたところ，「スキンケアの習慣はないけど頑張ります」と述べ，保湿剤の塗布を行っていた．また，下肢を挙上している場面がたびたび見られた．「本当に浮腫が出るなんてショック」という発言があり，患者がリンパ浮腫を気にしている様子がみられたが，セルフマッサージは「難しそう」と言い，自分でやっているようなそぶりはなかった．

▶ **卵巣欠落症状への対応**

　夜間に仕事をしていることについて尋ねると，「あれもやらなくちゃ，これもやらなくちゃと気持ちが焦って眠れない．仕事をしているほうが落ち着く」と話しながらポロポロと涙を流した．患者の気持ちが落ち着くまでそばに寄り添い，「焦って眠れず，おつらいんですね」と声を掛けた．「これも手術で卵巣がなくなっちゃったからかな」と自ら卵巣欠落に結びつける発言があった．ほかに気になる症状があれば知らせてほしいと伝えた．

▶ **セクシュアリティへの関わり**

　入院中，患者から性生活に関する発言はなかったが，退院指導のときに今後の性生活のことを情報提供すると，「そうなんですね，わかりました」と答え，

「正直，とてもそんな気にはなれないけどね」と苦笑した．

④ 看護の評価

▶ 感染の予防と早期発見

　患者自身が早期に腹部の創を見られるようになり，自ら創の観察を行い報告してくれるようになった．また，陰部の保清も問題なくできていた．そのため，腹部に負荷をかける動作を控えることで創の治癒促進につながることや，入浴は医師の許可を得てから行うことなどの説明を追加すると，「買い物は宅配にしようかな．娘たちにお手伝いしてもらおう」と自分なりに対処を考えられ，退院後の生活における感染についての自己管理ができていた．

▶ イレウスの予防

　術後の消化管の状態に配慮した食生活や緩下剤の使用の意義を理解し，実践できるようになった．自宅での生活においては入院中と食生活が変わる可能性もあるため，対処するための知識を身に付けていけるよう，引き続き関わっていく．

▶ 排尿機能の回復

　自己排尿がある程度確保でき，残尿量が軽減したため自己導尿を行う必要はなかったが，下腹部の違和感程度しか尿意がない．患者は「できるだけ時計を見てトイレに行くようにする」と述べているが，今後の多忙な生活の中で，時間を意識しながら排尿をしていくことの難しさが考えられるため，患者と共にその対策を考えていく必要がある．

▶ リンパ浮腫のケア

　リンパ浮腫の悪化予防のため，多忙と考えられる生活の中で，無理のない範囲で患者ができることを続けられるよう，一緒に考えていく必要がある．浮腫があってもBさんらしい生活が送れるよう，ボディイメージの変化をとらえ気持ちを丁寧に聴きながら関わっていく．セルフマッサージについては，一緒にやってみることも検討する．

▶ 卵巣欠落症状への対応

　卵巣欠落症状が出たときの対応として，BさんのHRT適応の可否を医師に確認し，適応できることがわかった．医師よりBさんに治療へのニーズについて確認していくことになった．引き続き，Bさんの心身の症状をとらえ，タイミングを逃さず介入していく必要がある．

▶ セクシュアリティへの関わり

　セクシュアリティへの影響について，患者自身はまだあまり考えられていないようだった．今は考えられなくても，これからその影響を実感する場面が訪れるかもしれない．そのときに，パートナーの気持ちも踏まえながら患者が今後に向き合えるよう，いつでも相談が受けられるような関わりが大切である．

5 事例を振り返って

　手術後の患者への関わりは，術後合併症の予防・早期発見とリンパ浮腫など後遺症も含め手術による身体の変化に対して，患者が心身共に適応できることが大切となる．また，悪性腫瘍の場合は，今後の治療への不安，再発への不安や死の恐怖などの精神的苦痛へのケアが加わる．

　特に30〜40代の女性が子宮頸癌となり手術を受ける場合，身体変化による影響は多岐にわたる．排尿障害，リンパ浮腫，卵巣欠落症状，生殖器（子宮・卵巣）の喪失に適応できるような関わりが術後の看護には求められる．患者の病気との付き合いはこれから先も年単位で続いていく．患者が今後も家族のサポートを受けながら自分らしいと思える生活ができるよう，患者だけでなく家族を含めた全体をとらえ，支援していく必要がある．

16 | 乳癌患者の看護

事例紹介

患　者：Cさん，52歳女性，主婦．夫（55歳）と息子（24歳）の3人暮らし
で，結婚後は専業主婦として家族を支えてきた．ガーデニングが趣味
で，昨年からは家庭菜園も始めている．

現病歴：乳癌検診で要精査の所見が見つかり，精密検査の結果，stageⅠの右乳
癌と診断された．1カ月後に右乳房温存手術とセンチネルリンパ節生
検を行ったところ，術中に腋窩リンパ節の転移が確認され，腋窩リン
パ節郭清が追加された（stageⅡa）．

既往歴：なし

術後の経過：経過は順調で，ドレーンも抜去され，退院が近づいている．現在
は，リンパ節郭清に伴う腋窩の痛みと上腕内側の知覚障害がある．痛
みに対しての鎮痛薬の使用は，本人の意向で控えている．

今後の治療：乳房温存手術では術後放射線療法が行われる．さらに，Cさんの
乳癌タイプがホルモン受容体（エストロゲン受容体，プロゲステロン
受容体）陰性・HER2陰性のトリプルネガティブのため，術後化学療
法が必要になることが術前から説明されている．放射線療法，化学療
法は退院後に外来で実施．

退院に向けて：Cさんに気がかりなことを尋ねたところ，次のような発言があっ
た．「元気になるためだから，頑張らないといけませんよね．でも，本
当はこれからのことが不安です．私の乳癌はあまり性質が良くないと
聞きました．もっと早く見つけていたら，リンパ節にも転移しなかっ
たでしょうか．ここ数年は息子の大学卒業や就職で慌ただしくて，検
診を後回しにしていたんです．手術の前は，家族がこれからの治療を
頑張ればいいと励ましてくれて，自分でもそう考えるようにしていた
んですけど，リンパ節の転移まで見つかって…．胸が残せたことはあ
りがたいと思ってますが，これからはリンパ浮腫も心配しないといけ
ないんですよね．ガーデニングもやめたほうがいいのかなと思ってま
す．今まで元気に過ごしていたのに，急に病人になってしまって…．
痛みがあって，利き手なのに腕を動かすことも怖いです」

① アセスメント

表 16-1 ▓アセスメントの視点

身体的側面	精神的側面	社会的側面
□ 全身状態（循環，呼吸，栄養・代謝など） □ 創部の状態と創痛・鎮痛薬の使用 □ 患側上肢の運動機能・感覚機能 □ 患側上肢の浮腫と皮膚の状態 □ 上記による生活動作や機能面への影響 □ 温存乳房の変形 □ 乳癌の病態と癌治療の見通し	□ 乳癌と治療に関する理解度・認識 □ 身体感覚とボディイメージの変容 □ 今後の癌治療や癌の再発・転移に対する不安 □ 不安や気がかりによって生じる生活への支障度 □ 対処のパターンと周囲のサポート	□ 生活行動の変化とその重要性 □ 自身の役割認識と周囲の反応 □ 周囲の人との関係性 □ 生活環境

② 看護計画

▌看護目標

　ボディイメージの変容を受け止めながら，患側上肢の機能回復とリンパ浮腫の予防・早期発見に努め，今後の療養に取り組むことができる．

▌看護計画

・乳癌の罹患に対する思い，今後の癌治療や癌の再発・転移に対する不安を表出できるような環境を整える．

・これまでの検査や治療に取り組んできた努力を承認する．

・不安や疑問を言葉にできるよう促し，生活上の注意点を整理する．

・必要に応じて，乳癌や癌治療に関する説明を補足する．

・本人の希望する生活や療養のあり方について，一緒に目標設定を行う．

・患側上肢の挙上運動や肩関節運動などが定期的に行えるよう，痛みの評価を行いながら，鎮痛薬の使用についてもＣさんと相談し，納得できる方法を支援する．

・退院後も日常生活に取り入れられるリハビリテーションについて検討する．

・今後の治療・療養も，医療者が支援を継続することを保証する．

・夫や息子など周囲との相互理解を促し，周囲のサポートを得られるよう支援する．

③ 看護の実際

▌思いの表出を促す

　Ｃさんの疾患に対する思いを聴いたところ，「一人息子がやっと落ち着いたところだった．本当は，これからは少し自分の好きなことに時間をかけてもいいかなと思って家庭菜園を始めたの」と教えてくれた．Ｃさんは「傷が小さいほうが早く元気になれるかと思って」と，温存手術に決めた理由を語った．しかし，リンパ節転移が見つかったことで「性質の悪い癌だと言われているのに，

また悪い情報で…．元気になるために治療をしているのに，本当に元気になれるのか不安になった」と，思いを表出した．

▌患者がもつ力を高める

看護師は，Cさんの思いを受け止めつつ，手術に臨むまでの経過や術後の回復過程を，Cさん自身が実感できるように働きかけた．Cさんは自分が乗り越えてきたことにも目を向けられるようになり，「今後の治療も頑張りたい」と，治療に対する決意を改めて語った．そのためには，心身の調子を整えることが大切とCさん自らが話し，退院後の生活を想像しながら，優先順位や生活状況・生活環境に応じた日常ケアの方法について相談した．

▌セルフケア支援（リハビリテーションとリンパ浮腫のケア）

患側上肢のリハビリテーションについて，必要性や方法を復習し，鎮痛薬も活用しながら安心して取り組める方法を検討した．正常範囲の可動域を獲得するにはまだ時間を要するが，可動域は少しずつ拡大している．リンパ浮腫についても，発症や悪化のきっかけとなる感染の予防のために，スキンケアの方法や早期発見の重要性などを理由やポイントを添えて伝えることで，Cさん自身が自分の生活に照らし合わせて質問ができるようになった．

また，退院指導の内容を夫とも共有することをCさんと計画している．

④ 看護の評価

Cさんは，リンパ節郭清が追加されたことによって，術後も続く治療や思うように回復しない身体感覚，今後付き合い続けることになるリンパ浮腫のリスクなどを意識し，乳癌の状態や今後起こることへの不安が高まっていた．そんなCさんから「退院して病理結果を待つ間，髪を短くしておこうかな」と術後化学療法に備えようとする言葉が聞かれた．看護実践を通じて，Cさんが自分の身体や今後の療養生活をコントロールするという感覚を高めることができ，ボディイメージの変容を受け止める力や主体的に治療・療養に参加する力を引き出すことにつながったと考える．

また，患側上肢の機能回復とリンパ浮腫の予防・早期発見に努める具体的な方略を身につけることができた．Cさんは退院後の生活を具体的にイメージしながら，その後の乳癌治療にも自ら取り組んでいく準備を進めている．

⑤ 事例を振り返って

乳癌は早期から再発予防を意図した治療戦略が立てられる疾患である．個別化医療も進み，乳癌の性質に応じた治療の選択肢が提示できるようになってきた．これらは，治療成績の向上につながっている一方で，患者にとっては一連のがん治療を診断時から意識して療養に臨まなければならないことを意味している．そのため，看護師にも，治療・療養のプロセスを見通し，患者の体験全体を理解して支援することが求められるようになった．さらに，患者の今の気

がかりや不安を理解しつつ，その背景にある思いや価値観，これまでの生き方を知り，その人にとっての生活の質を測る指標を把握し，それらを治療・療養のプロセスに重ね合わせて包括的に支援する力が求められている．

17 | 子宮脱で尿失禁を有する患者の看護

事例紹介

患　者：Dさん，65歳女性．
現病歴：2～3年前，入浴時に腟の付近に球状のものを触れた．その後も同じ
　　　　ようなことが何度かあったが，特に痛みはなく日常生活に支障がなかっ
　　　　たため放置していた．股間の異物感が徐々に出てきて，長時間立ち仕
　　　　事をしたり，重い物を持ち上げたりすると異物感が増強し，ショーツ
　　　　と擦れて出血するようになった．腟付近に触れるものを指で腟内に押
　　　　し込むと異物感は軽快する．
　　　　最近では，突然強い尿意に襲われトイレに行くのが間に合わず，尿が
　　　　漏れる状態が続いている．夜も熟睡できず，買い物もままならない．
　　　　趣味の旅行にも行けるような状態ではなく，自宅に閉じこもるように
　　　　なった．心配した娘が付き添い来院した．

1 アセスメント

表 17-1 ■アセスメントの視点

身体的側面	精神的側面	社会的側面
□ 既往歴（糖尿病，精神神経障害，放射線療法，膀胱炎，骨盤内手術） □ 内服薬 □ 体格（身長，体重） □ 喫煙歴 □ 便秘の有無 □ 尿失禁症状（排尿回数，夜間排尿回数，尿失禁種類，量，頻度，発症時期，頻尿，排尿困難の有無） □ 出産歴（妊娠分娩回数，分娩様式，新生児体重） □ 月経周期，閉経年齢 □ 腟周辺の違和感や不快感の有無 □ 疼痛の有無 【医師診察所見】 □ 腟内診，直腸診（骨盤底筋緊張，筋肉腫瘤，肛門括約筋緊張，子宮脱の程度，痔核） □ 視診（外陰部，会陰と腟の萎縮の有無）	□ 自覚症状をどのように受け止めているか □ 社会的側面の障害をどのように受け止めているか □ 精神症状（不安，抑うつ，ストレス）の有無と程度 □ 精神的サポートの有無 □ 社会的サポートの有無 □ ストレスの対処方法 □ 患者および家族の治療方法に対する希望や意思	□ 日常生活の障害度 □ 仕事の障害度 □ 家事（炊事，洗濯，掃除）の障害度 □ 身体活動（歩行，ジョギング，水泳など）の障害度 □ 睡眠の障害度 □ 娯楽（映画，コンサート）の活動状況 □ 30分以上の移動（車やバス）状況 □ 友人に会うなどの社会生活の障害度 □ 対処方法（指で腟内に押し込む，パッドの使用） □ パートナーや家族との関係 □ セクシュアリティへの影響

② 看護計画

▌看護目標
・子宮の下垂や脱出の程度が改善する.
・尿失禁の症状が改善する.
・排尿のコントロールができる.
・保存的療法を継続して実施することができる.
・必要に応じた補助具の自己管理ができる.

▌看護計画

まずは，患者の排尿パターンを問診することから始める．効率的に排尿パターンの情報を収集するには**排尿日誌**が役立つ．排尿日誌とは24時間の排尿状態を記録するものである（図17-1）．排尿回数と時間，尿失禁回数と量，水分摂取量，パッド使用，尿失禁状況（どのような状況で尿が漏れたか）などの情報を収集することが可能である.

尿失禁分類の診断は尿流動体検査により行うが，この検査は患者に侵襲を伴うため，事前に検査の説明などが必要である．簡易的な質問票で尿失禁分類を行うことも可能である．質問票として**ICIQ-SF**や**尿失禁に関するスコア化された問診票**が使用されている（表17-2，表17-3）.

情報収集されたデータによりアセスメントを行い，患者に合った生活指導，骨盤底筋訓練の指導，補助具の選択と管理を援助する.

③ 看護の実際

Dさんは切迫性尿失禁と診断され，HRQOLが著しく低下している状態であった．Dさんは，子宮脱の外科的療法に不安が強く保存的療法を希望したため，リングペッサリーと骨盤底筋訓練を併用して，社会的側面の障害の改善に努めた.

▌リングペッサリーの自己着脱の指導

Dさんは，最初はリングペッサリーの自己着脱に不安を示し使用に消極的であった．しかし，定期的な通院と練習を繰り返すことで，リングペッサリーの自己管理が可能となり，子宮脱も改善した.

▌骨盤底筋訓練の指導と補助具選択の援助

Dさんは尿意を催してからトイレに行く途中で尿を漏らすこともあったが，骨盤底筋訓練の外来に欠かさず通院することで，排尿のタイミングをコントロールすることができるようになった．尿失禁量に応じて適切なパッドも使用でき，今では不安もなく趣味の旅行を楽しんでいる.

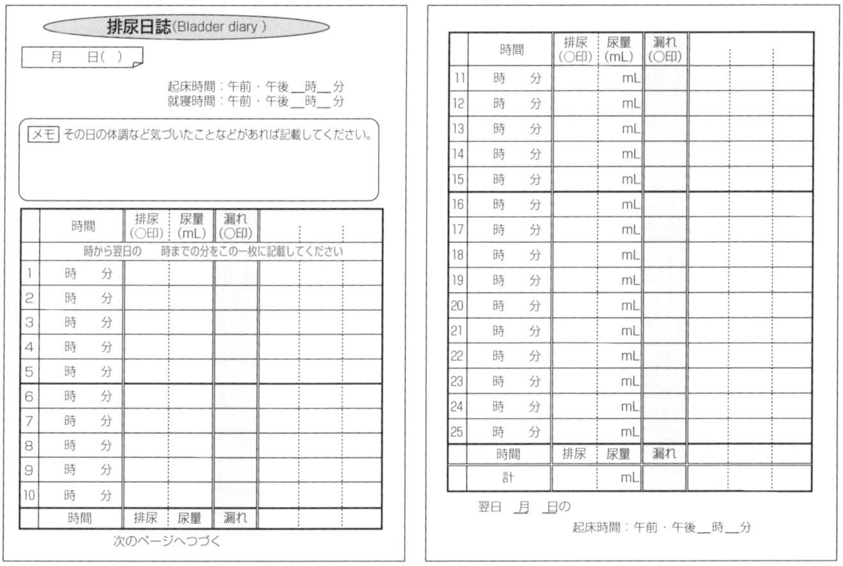

排尿日誌（Bladder diary）

月　日（　）

起床時間：午前・午後＿＿時＿＿分
就寝時間：午前・午後＿＿時＿＿分

メモ　その日の体調など気づいたことなどがあれば記載してください。

	時間		排尿 （○印）	尿量 （mL）	漏れ （○印）		
		時から翌日の　時までの分をこの一枚に記載してください					
1	時	分					
2	時	分					
3	時	分					
4	時	分					
5	時	分					
6	時	分					
7	時	分					
8	時	分					
9	時	分					
10	時	分					
	時間		排尿	尿量	漏れ		

次のページへつづく

	時間		排尿 （○印）	尿量 （mL）	漏れ （○印）		
11	時	分		mL			
12	時	分		mL			
13	時	分		mL			
14	時	分		mL			
15	時	分		mL			
16	時	分		mL			
17	時	分		mL			
18	時	分		mL			
19	時	分		mL			
20	時	分		mL			
21	時	分		mL			
22	時	分		mL			
23	時	分		mL			
24	時	分		mL			
25	時	分		mL			
	時間		排尿	尿量	漏れ		
	計			mL			

翌日＿＿月＿＿日の

起床時間：午前・午後＿＿時＿＿分

図 17-1 ■排尿日誌

排尿日誌作成委員会. “排尿日誌”. 日本排尿機能学会. http://japanese-continence-society.kenkyuukai.jp/special/?id=15894,（参照 2024-06-03）.

表17-2■International Consultation on Incontinence Questionnaire-Short Form（ICIQ-SF）

1. どれくらいの頻度で尿が漏れますか？（ひとつの□をチェック）

　□ なし　[0]
　□ おおよそ 1 週間に 1 回あるいはそれ以下　[1]
　□ 1 週間に 2 〜 3 回　[2]
　□ おおよそ 1 日に 1 回　[3]
　□ 1 日に数回　[4]
　□ 常に　[5]

2. あなたはどれくらいの量の尿漏れがあると思いますか？
（あてものを使う使わないにかかわらず，通常はどれくらいの尿漏れがありますか？）

　□ なし　[0]
　□ 少量　[2]
　□ 中等量　[4]
　□ 多量　[6]

3. 全体として，あなたの毎日の生活は尿漏れのためにどれくらいそこなわれていますか？

　　0　1　2　3　4　5　6　7　8　9　10
　まったくない　　　　　　　　　　　　　　　　　非常に

4. どんなときに尿が漏れますか？（あなたにあてはまるものすべてをチェックしてください）

　□ なし：尿漏れはない
　□ トイレにたどりつく前に漏れる
　□ 咳やくしゃみをしたときに漏れる
　□ 眠っている間に漏れる
　□ 体を動かしているときや運動しているときに漏れる
　□ 排尿を終えて服を着たときに漏れる
　□ 理由がわからずに漏れる
　□ 常に漏れている

2001 年第 2 回 International Consultation on Incontinence にて作成，推奨された尿失禁の症状・QOL 質問票．尿失禁における自覚症状・QOL 評価質問票として，質問 1 〜 3 までの点数を合計して，0 〜 21 点で評価する．点数が高いほど重症となる．
後藤百万ほか. 尿失禁の症状・QOL 質問票：スコア化 ICIQ-SF. 日神因性膀胱会誌. 2001, 12, p. 227-231.

表 17-3 ■尿失禁に関するスコア化された問診票

	stress score	urge score
1. あなたは尿が漏れることが，どのくらいありますか？		
①まれに	1	
②時たま	1	
③毎日，1日何回も		1
④持続的		1
2. どのようなときに尿が漏れましたか？		
①咳やくしゃみをしたとき	1	
②座っていたり，横になっているとき		1
3. 尿を漏らしたときの量はどうでしたか？		
①数滴～少量と少なかった	1	
②比較的多かった		1
4. 毎日どのくらいの間隔でトイレに行きますか？		
①3～6時間ごとに	3	
②1～2時間ごとに		2
5. 夜寝てからもトイレに行きますか？		
①一度も行かないか，一度だけ行く	3	
②2回以上，または頻繁に何度も行く		3
6. 夜寝ているときに尿を漏らしたことがありますか？		
①ない	1	
②よくある		1
7. 尿意を感じたとき，我慢できますか？		
①我慢できる	3	
②すぐに（10～15分で）トイレに行かないと漏れてしまう	2	
③我慢できずに漏れてしまう		3
8. トイレに行く途中で尿を漏らしてしまったことがありますか？		
①全くないか，またはまれにしかない	3	
②ほとんどいつも漏れる		3
9. 突然強い尿意を感じて，そのため我慢できずに尿を漏らしたことがありますか？		
①ない	3	
②時たま，またはよくある		3
10. 出している尿を途中で止めたり出したりできますか？		
①できる	1	
②できない		2
11. 排尿した後，残尿感（尿がまだ残っているような感じ）は全くないですか？		
①はい	1	
②いいえ		1
12. トイレに行きたいぐらいの尿意が頻回にありますか？		
①全くない	3	
②ある		3
③非常にある		2
13. 出産経験はありますか？		
①はい		
②いいえ		1
14. あなたにとって尿が漏れることはどうですか？		
①時たま悩ませるだけか，あまり気にならない	1	
②非常に困っている		1
15. あなたの体重はどれくらいですか？		
①65kgより軽い		
②65kg以上	1	

stress score				
19-26	a			
13-18	b	e		
7-12	c	f	h	
0-6	d	g	i	j
	0-6	7-12	13-18	19-26
	urge score			

腹圧性尿失禁：a，b，c
切迫性尿失禁：g，i，j
混合性尿失禁：e，f，h
溢流性尿失禁：d

石河修ほか．更年期女性の尿失禁．日本醫事新報．2000，3995，p.25-29．Ishiko, O. et al. The urinary incontinence score in the diagnosis of female urinary incontinence. Int J Gynaecol Obstet. 2000，68（2），p.131-137．Ishiko, O. et al. Classification of female urinary incontinence by the scored incontinence questionnaire. Int J Gynaecol Obstet. 2000，69（3），p.255-260.

4 看護の評価

　子宮脱の程度も改善し，尿失禁症状も軽快している．低下していた HRQOL も旅行を楽しめるぐらいに改善している．受診のたびに引き続き，骨盤底筋訓練のアドヒアランスを維持できるような声掛けやフォローをする必要がある．

5 事例を振り返って

　D さんは，リングペッサリーの自己着脱に時間がかかったものの最終的には自己管理ができるようになった．しかし，より高齢の女性となると外来での管理と頻回の通院が必要となり，また骨盤底筋訓練のアドヒアランスを維持するのも難しい．女性が日常生活を楽しく明るく送ることができるように，患者の悩みを傾聴して，寄り添うことを心掛けたい．

※以下に掲載のない出題基準項目は，他巻にて対応しています．

疾病の成り立ちと回復の促進

目標Ⅳ．各疾患の病態と診断・治療について基本的な理解を問う．

大項目	中項目（出題範囲）	小項目（キーワード）	本書該当ページ
16．生殖機能	A．生殖器系の疾患の病態と診断・治療	女性生殖器の疾患（子宮筋腫，子宮内膜症，卵巣嚢腫）	p.144, 148, 150, 163, 170, 173, 201, 210, 224
		乳腺の疾患（乳腺炎，乳腺症）	p.229, 232, 234
		腫瘍（乳癌，子宮体癌，子宮頸癌，卵巣癌，前立腺癌）	p.179, 192, 201, 210, 220, 236
		生殖機能障害（月経異常，更年期障害）	p.20, 32, 126, 129, 138, 262, 276, 285

成人看護学

目標Ⅶ．各機能障害のある患者の特徴および病期や障害に応じた看護について基本的な理解を問う．

大項目	中項目（出題範囲）	小項目（キーワード）	本書該当ページ
21．性・生殖・乳腺機能障害のある患者の看護	A．原因と障害の程度のアセスメントと看護	性・生殖機能障害（性ホルモンの異常と症状）	p.20, 32, 126, 129, 138, 247, 255, 262, 310
		性ホルモン欠落症状	p.32, 285
	B．検査・処置を受ける患者への看護	ヒトパピローマウイルス＜HPV＞検査	p.47, 182
		経腟超音波検査，腹部超音波検査	p.42
		乳房超音波検査	p.68
		マンモグラフィー	p.67
	C．治療を受ける患者への看護	勃起障害治療	p.310
		性交障害治療	p.258, 311
		乳癌手術	p.112, 119
		女性生殖器手術	p.81
		ホルモン療法	p.109
	D．病期や機能障害に応じた看護	女性生殖器の疾患（子宮筋腫，子宮内膜症，卵巣腫瘍）	p.146, 149, 159, 167, 172, 177, 206, 218, 226, 324
		腫瘍（乳癌，子宮体癌，子宮頸癌，卵巣癌，精巣腫瘍）	p.188, 199, 206, 218, 222, 243, 329, 335

INDEX

表紙・本文デザイン：(株) ひでみ企画

図版・イラスト：(有) デザインスタジオEX

組版：(株) データボックス

ナーシング・グラフィカ EX　疾患と看護⑨

女性生殖器

2020年1月15日発行　第1版第1刷©
2024年7月20日発行　第1版第4刷

編　者　苛原 稔　渡邊 浩子
発行者　長谷川 翔
発行所　株式会社メディカ出版
　　　　〒532-8588
　　　　大阪市淀川区宮原3-4-30
　　　　ニッセイ新大阪ビル16F
　　　　電話　06-6398-5045（編集）
　　　　　　　0120-276-115（お客様センター）
　　　　https://store.medica.co.jp/n-graphicus.html
印刷・製本　株式会社広済堂ネクスト

「ナーシング・グラフィカ」で学ぶ、自信

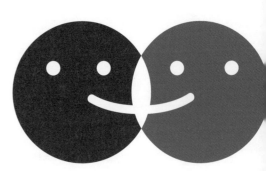

看護学の新スタンダード
NURSINGRAPHICUS

独自の視点で構成する「これからの看護師」を育てるテキスト

人体の構造と機能	① 解剖生理学 ② 臨床生化学
疾病の成り立ちと回復の促進	① 病態生理学 ② 臨床薬理学 ③ 臨床微生物・医動物 ④ 臨床栄養学
健康支援と社会保障	① 健康と社会・生活 ② 公衆衛生 ③ 社会福祉と社会保障 ④ 看護をめぐる法と制度
基礎看護学	① 看護学概論 ② 基礎看護技術Ⅰ コミュニケーション／看護の展開／ヘルスアセスメント ③ 基礎看護技術Ⅱ 看護実践のための援助技術 ④ 看護研究 ⑤ 臨床看護総論
地域・在宅看護論	① 地域療養を支えるケア ② 在宅療養を支える技術
成人看護学	① 成人看護学概論 ② 健康危機状況／セルフケアの再獲得 ③ セルフマネジメント ④ 周術期看護 ⑤ リハビリテーション看護 ⑥ 緩和ケア

老年看護学	① 高齢者の健康と障害 ② 高齢者看護の実践
小児看護学	① 小児の発達と看護 ② 小児看護技術 ③ 小児の疾患と看護
母性看護学	① 概論・リプロダクティブヘルスと看護 ② 母性看護の実践 ③ 母性看護技術
精神看護学	① 情緒発達と精神看護の基本 ② 精神障害と看護の実践
看護の統合と実践	① 看護管理 ② 医療安全 ③ 災害看護
疾患と看護	① 呼吸器 ② 循環器 ③ 消化器 ④ 血液／アレルギー・膠原病／感染症 ⑤ 脳・神経 ⑥ 眼／耳鼻咽喉／歯・口腔／皮膚 ⑦ 運動器 ⑧ 腎／泌尿器／内分泌・代謝 ⑨ 女性生殖器

NURSINGRAPHICUS **EX**

グラフィカ編集部SNS
@nsgraphicus_mc
ぜひチェックしてみてください！

X（旧Twitter）

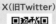